许叔微医书全注

主　编　窦志芳　郭晓峰

副主编　赵　琼　刘　宁　黄金花　陈富丽

编　委　（按姓氏笔画排序）

　　　　王益寿　任锡禄　孙羽中　张世霞

　　　　张思妍　尚佳丽　赵雨薇　赵嘉琳

　　　　贺文彬　韩俊莉　臧　希　潘伟娟

科 学 出 版 社

北 京

内 容 简 介

许叔微是宋代著名医家，其所著《伤寒百证歌》《伤寒发微论》《伤寒九十论》《普济本事方》四书，是许氏数十年医疗经验的结晶，采方简要，理论清晰，有较高的实用价值。作者将许氏所引古医籍的原文悉数列出，便于读者能够更好地学习许氏著作。校勘过程中将竖排版改为横排版；对书中古今字、异体字，改为今字和正体字；对书药物用量，保持原书之貌，不做改动。

本书可供中医学临床、科研人员使用，也可供爱好中医古籍者使用。

图书在版编目（CIP）数据

许叔微医书全注 / 窦志芳，郭晓峰主编. —北京：科学出版社，2025.3
ISBN 978-7-03-078769-9

Ⅰ. R2-52

中国国家版本馆 CIP 数据核字第 2024WY9925 号

责任编辑：郭海燕　王立红 / 责任校对：刘　芳
责任印制：徐晓晨 / 封面设计：陈　敬

科 学 出 版 社 出版
北京东黄城根北街 16 号
邮政编码：100717
http://www.sciencep.com

固安县铭成印刷有限公司印刷
科学出版社发行　各地新华书店经销
*
2025 年 3 月第 一 版　开本：787×1092　1/16
2025 年 3 月第一次印刷　印张：21 3/4
字数：378 000
定价：**168.00 元**
（如有印装质量问题，我社负责调换）

编写说明

　　许叔微是宋代著名医家，其所著《伤寒百证歌》《伤寒发微论》《伤寒九十论》《普济本事方》四书，流传甚广。

　　《伤寒百证歌》中，许氏将《伤寒论》中证候等内容编列为 100 种，用七言歌诀的形式加以阐析，并引据古典医籍进行注释。《伤寒发微论》中，许氏历述伤寒七十二证证治，阐解某些伤寒证候的用药法，并扼要地辨析了伤寒、中风、风温等病的脉证，常给人以启发。《伤寒九十论》为我国现存最早的医案专著，详细记载了许氏经治的病案 90 例，许氏在《内经》《难经》《伤寒论》的基础上，结合作者个人的见解加以剖析，论述精要，具有很重要的参考价值。《普济本事方》共收录方剂三百余首，按病种分为 25 门。这四本书是许氏数十年医疗经验的结晶，采方简要，理论清晰，具有较高的实用价值。

　　我们在阅读本书过程中发现，许氏在其原作中引用了大量《内经》《中藏经》《千金方》等古医籍的论述，虽然有的在文中作了相关补述，但有的不太全面，有的没有补述，对于不熟悉这些古医籍的读者理解其原作带来很大的障碍，有鉴于此，作者将许氏所引古医籍的原文悉数列出，便于读者能够更好地学习许氏著作。

　　其中《伤寒百证歌》《伤寒发微论》《伤寒九十论》底本为 1993 年人民卫生出版社的《许叔微伤寒论著三种》。《普济本事方》底本为 1959 年上海科学技术出版社《普济本事方》。校勘过程中将竖排版改为横排版；对书中古今字、异体字，改为今字和正体字；对书中药物用量，保持原书之貌，不做改动。

　　由于时间仓促，精力有限，书中可能会有疏漏之处，希冀读者批评指正，以便再版时修订完善。

编　者

2024 年 4 月

目 录

《伤寒发微论》

《伤寒百证歌》

《伤寒九十论》

《普济本事方》

《伤寒发微论》

重雕元刻《伤寒百证歌》《发微论》叙

　　《新编张仲景注解伤寒百证歌》五卷、《发微论》二卷，题曰：白沙许叔微知可述。《直斋书录解题》云：许叔微《伤寒歌》三卷，凡百篇，皆本仲景法。又有《治法八十一篇》，《仲景脉法三十六图》，《翼伤寒论》二卷，《辨类》五卷。皆未见。

　　《四库提要》云：叔微，字知可，真州人，绍兴二年进士，医家谓之许学士，不知所历何官也。案：《伤寒歌》即《百证歌》，三与五盖字之误；《翼伤寒论》即《发微论》也。叔微，扬州仪征人，少孤力学，于书无所不读，而尤邃于医。建炎初，剧贼张遇破真州，已而疾疫大作，知可遍历里门，视病与药，十活八九。仕至徽州、杭州教官，迁京秩。见影宋抄本乾道庚寅张邾序，及《独醒杂志》《西溪丛话》、张杲《医说》。知可所著《类证普济本事方》十卷，《宋史艺文志》《书录解题》《文献通考》《四库全书》皆著录，余仅见于《书录解题》。《脉法类辨》久佚。《八十一法》当即张月霄《藏书志》著录之《伤寒九十论》。《百证》《发微》，元、明以来不甚显，《四库》未收，阮文达、张月霄亦皆未见，惟钱遵王《读书敏求记》著于录。遵王元刊今归于余。夫医家之有仲景，犹儒家之有孔子也；医书之有《伤寒论》，犹儒书之有《四书》也。宋时为其学者，有成无己之《注》、李梴之《要旨》、王实之《证治》、韩祗和之《微旨》、庞安常之《总病论》、朱翼中之《活人书》、钱闻礼之《百问歌》，虽皆各有所长，而知可之书，为最能得其意。《百证歌》七字韵言，意赅言简。《发微论》探微索赜，妙悟通神。于以叹知可之学之深且邃，非薄技偏长，执一是之见者所可及也。明万历辛亥，有乔山堂坊刻，合为四卷，证以元刊，不但面目全非，窜改亦复不少，此明人刊板之通病，医书尤甚者耳。余虑其误俗医而害人命也，重摹元刻以广其传，后之治医家言者，由是以求仲景之书，庶见免废人之诮乎。

　　光绪本年，岁在重光大荒落季冬之月既生霸归安陆心源撰。

卷 上

论伤寒七十二证候

循衣摸床

仲景云：伤寒吐下后不解，不大便五六日至十余日，发潮热，不识人，循衣妄撮，微喘直视，脉弦者生，涩者死。华佗曰：病人循衣缝，谵语者，不可治。仲景云：小便利者可治。

注

《伤寒论》第 212 条：伤寒若吐若下后不解，不大便五六日，上至十余日，日晡所发潮热，不恶寒，独语如见鬼状。若剧者，发则不识人，循衣摸床，惕而不安，微喘直视。脉弦者生，涩者死。微者，但发热谵语者，大承气汤主之。若一服利，止后服。

《中藏经·卷中·察声色形证决死法第四十九》：病人五脏已夺，神明不守，声嘶者，死。病人循衣缝，谵语者，不可治。

瞪目直视

仲景云：直视摇头，此为心绝。又云：狂言，反目直视，肾绝也。

注

《伤寒论·辨脉法》：阳反独留，形体如烟熏，直视摇头，此心绝也。
《伤寒论·辨脉法》：溲便遗失，狂言，目反直视者，此为肾绝也。

汗出如油

仲景云：脉浮而洪，身汗如油，喘而不休，此为命绝也。

注

《伤寒论·辨脉法》：脉浮而洪，身汗如油，喘而不休，水浆不下，体形不仁，乍静乍乱，此为命绝也。

两手撮空

仲景云：吐下不解，大便不利，潮热，摸床撮空，皆宜大承气。服后脉弦者生，涩者死。华佗云：阴阳俱绝，掣衣撮空妄言者，死也。

注

《伤寒论》第212条：伤寒若吐若下后不解，不大便五六日，上至十余日，日晡所发潮热，不恶寒，独语如见鬼状。若剧者，发则不识人，循衣摸床，惕而不安，微喘直视。脉弦者生，涩者死。微者，但发热谵语者，大承气汤主之。若一服利，止后服。

《中藏经·卷中·察声色形证决死法第四十九》：阴阳俱绝，目匡陷者死……阳绝阴结，精神恍惚，撮空裂衣者，死。

瘛疭不言

痓病者，如发痫之状，瘛疭不言。《千金方》：热病七八日，其脉不软不散，当瘛疭。三四日，汗不出者，死也。

注

《备急千金要方》：热病七八日，脉不软不散，当喑，喑后三日，汗不出者死。

舌卷囊缩

仲景云：厥阴受病，则舌卷烦满而囊缩。扁鹊云：舌卷囊缩者，必死。《千金》云：阴阳病，卵肿，缩腹中，舌出数寸而死。

注

《伤寒论·伤寒例》：尺寸俱缓者，厥阴受病也，当六七日发，以其脉循阴器络于肝，故烦满而囊缩。此三经皆受病，已入于腑，可下而已。

《难经·二十四难》：足厥阴气绝，即筋缩引卵与舌卷。

鼻中煤烟

宋迪《阴证诀》云：阴毒渐深，则鼻中黑如煤烟。

指甲黑青

宋迪《阴证诀》云：阴毒甚，则指甲黑青。扁鹊云：手足爪甲下肉黑者，死。

注

《备急千金要方·脉法》：病患手足爪甲下肉黑者，八日死。

目盲见鬼

《难经》云：脱阳者见鬼，脱阴者目盲。

注

《难经·论脉》：脱阳者，见鬼；脱阴者，目盲。

九窍出血

仲景云：少阴病强发汗，必动血，或从口鼻耳目出，是谓下厥上竭，为难治。

注

《伤寒论》第 294 条：少阴病，但厥无汗，而强发之，必动其血，未知从何道出，或从口鼻，或从目出者，是名下厥上竭，为难治。

环口黧色

仲景云：环口黧色，柔汗发黄，此为脾绝也。

注

《伤寒论·辨脉法》：环口黧黑，柔汗发黄者，此为脾绝也。

转筋入腹

霍乱证，转筋入腹者，鸡矢白汤主之。

注

《金匮要略·趺蹶手指臂肿转筋阴狐疝蛔虫病脉证治第十九》：转筋之为病，其人臂脚直，脉上下行，微弦，转筋入腹者，鸡屎白散主之。

评

鸡屎白散仲景用之治疗转筋入腹，霍乱吐利之甚，阴液大伤，筋脉失养而转筋入腹，可用鸡屎白散滋阴清热利湿。

吃噫哕啘

仲景云：寸口脉微而涩，根叶枯槁而寒慄，咳逆，唾腥，呕吐涎沫也。又云：脉滑则为哕。仲景：伤寒咳逆上气，其脉散者死，谓其形损故也。

注

《伤寒论·辨脉法》：伤寒咳逆上气，其脉散者死，谓其形损故也。

《伤寒论·平脉法》：寸口脉微而涩，微者卫气衰，涩者荣气不足。卫气衰，面色黄；荣气不足，面色青。荣为根，卫为叶。荣卫俱微，则根叶枯槁而寒栗，咳逆，唾腥，吐涎沫也。

膈内拒痛

仲景云：膈内拒痛，胃中空虚，心下因硬，则为结胸。此陷胸证也。

注

《伤寒论》第 134 条：太阳病，脉浮而动数，浮则为风，数则为热，动则为痛，数则为虚。

头痛发热，微盗汗出，而反恶寒者，表未解也。医反下之，动数变迟，膈内拒痛，胃中空虚，客气动膈，短气躁烦，心中懊㦬，阳气内陷，心下因硬，则为结胸，属大陷胸汤证。若不结胸，但头汗出，余处无汗，剂颈而还，小便不利，身必发黄。

评

膈内拒痛，是结胸证的一种表现，严重者可以见到从心下至少腹硬满而痛不可近，是由于太阳误下后邪气与体内痰水等有形之物相结而成。

发黄疸热

《万全》云：阳明病，瘀热在里，必发黄。凡发黄，寸口无脉，鼻气冷，皆不可治。

咽干声嗄

狐蜮，湿䘌证也。狐则咽干，蜮则声嗄。

评

狐蜮之病，由于感受湿热虫毒而引起。仲景曰："蚀于喉为蜮，蚀于阴为狐……蚀于上部则声嗄……蚀于下部则咽干"。蚀于上部用甘草泻心汤，蚀于下部用苦参汤外洗。

瘛疭口噤

仲景云：瘛疭，面赤，目脉赤，摇头，卒口噤，背反张者，痉病也。又：风温被火灸，如惊痫、瘛疭。《万全》云：伤寒痉者，由肺热转于肾，转而为痉也。

注

《金匮要略·痉湿暍病脉证治第二》：病者身热足寒，颈项强急，恶寒，时头热，面赤目赤，独头动摇，卒口噤，背反张者，痉病也。

筋惕肉瞤

仲景云：脉微弱，汗出恶风，误服大青龙汤，令人筋惕肉瞤。伤寒吐下后，心下逆满，发汗则动经，身为振摇。

注

《伤寒论》第38条：太阳中风，脉浮紧，发热恶寒，身疼痛，不汗出而烦躁者，大青龙汤主之。若脉微弱，汗出恶风者，不可服之，服之则厥逆，筋惕肉瞤，此为逆也。

《伤寒论》第67条：伤寒若吐、若下后，心下逆满，气上冲胸，起则头眩，脉沉紧，发汗则动经，身为振振摇者，茯苓桂枝白术甘草汤主之。

评

大青龙汤证为外有风寒，里有郁热之证，大青龙汤方中麻黄用至六两，麻桂相配，为发汗之峻剂，脉见浮紧。若脉微弱，汗出恶风，误用大汗，本有阳气不足，再误用辛温大汗，汗出不止，遂至亡阳脱液，筋肉得不到温濡而筋惕肉瞤。

苓桂术甘汤证为脾虚水停，当用温阳利水之法，误用汗法，筋脉失于温濡则身为振振摇，此与筋惕肉瞤之因同。

叉手冒心

仲景云：发汗过多，其人叉手自冒心，心下悸，欲得按者，桂枝甘草汤。仲景云：未持脉时，病人叉手自冒心，所以然者，以重发汗，虚，故如此。

注

《伤寒论》第 64 条：发汗过多，其人叉手自冒心，心下悸，欲得按者，桂枝甘草汤主之。

《伤寒论》第 75 条：未持脉时，病人手叉自冒心，师因教试令咳而不咳者，此必两耳聋无闻也。所以然者，以重发汗，虚，故如此。发汗后，饮水多必喘，以水灌之亦喘。

评

汗为心之液，汗过多心阳不足，心下则悸而欲叉手护之，以桂枝甘草汤辛甘化阳，温复心阳为治。

发斑瘾疹

阳毒，面赤发斑如锦文者，升麻汤。仲景云：风气相搏，则为瘾疹，身体为痒。痒者，名泄风。

注

《金匮要略·水气病脉证并治第十四》：脉浮而洪，浮则为风，洪则为气，风气相搏，风强则为隐疹，身体为痒，痒为泄风，久为痂癞。

癫狂不定

《难经》云：重阳者狂，重阴者癫。仲景云：太阳病热结膀胱，其人如狂者，桃核承气汤。小便利，其人如狂，血证谛也。

注

《伤寒论》第 106 条：太阳病不解，热结膀胱，其人如狂，血自下，下者愈。其外不解者，尚未可攻，当先解其外；外解已，但少腹急结者，乃可攻之，宜桃核承气汤。

《伤寒论》第 125 条：太阳病身黄，脉沉结，少腹硬，小便不利者，为无血也。小便自利，其人如狂者，血证谛也，抵当汤主之。

评

太阳蓄血证因太阳表邪不解，循经入腑与血结于下焦，心主血脉，心主神志，"血在下如狂"，故蓄血证见如狂、发狂之证，此为太阳蓄血证的辨证要点之一。此外，还当见到小便自利，小腹硬满。

耳聋胁痛

仲景云：少阳受病，胸胁痛而耳聋。仲景云：未持脉时，其人叉手自冒心，师因教令咳，而不咳，必两耳无闻也。所以然者，以重发汗，虚，故如此。

注

《伤寒论》第75条：未持脉时，病人手叉自冒心，师因教试令咳而不咳者，此必两耳聋无闻也。所以然者，以重发汗，虚，故如此。发汗后，饮水多必喘，以水灌之亦喘。

《伤寒论》第264条：少阳中风，两耳无所闻，目赤，胸中满而烦者，不可吐下，吐下则悸而惊。

评

胸胁为少阳之位，故少阳病见胸胁苦满、胸胁痛。少阳之脉，上抵头角，下耳后，入耳中，故少阳受病，胸胁痛而耳聋。

上气喘急

太阳阳明皆有喘证，或水停心下亦喘。阴证喘者，必喘而加急。

注

《伤寒论》第35条：太阳病，头痛发热，身疼腰痛，骨节疼痛，恶风无汗而喘者，麻黄汤主之。

《伤寒论》第18条：喘家作，桂枝加厚朴杏子佳。

《伤寒论》第43条：太阳病，下之微喘者，表未解故也，桂枝加厚朴杏子汤主之。

《伤寒论》第40条：伤寒表不解，心下有水气，干呕发热而咳，或渴，或利，或噎，或小便不利，少腹满，或喘者，小青龙汤主之。

《伤寒论》第242条：病人小便不利，大便乍难乍易，时有微热，喘冒不能卧者，有燥屎也，宜大承气汤。

评

《临证指南医案》曰：喘证之因，在肺为实，在肾为虚，仲景太阳喘证和阳明喘证为实，太阳喘证有卫闭营郁的麻黄汤证；卫强营弱，肺气不降的桂枝加厚朴杏子汤证；外寒内饮，寒饮犯肺的小青龙汤证；阳明喘证燥屎内结阳明，热邪上冲于作喘的大承气汤证。阴证喘以肾虚为主，以肾不纳气为主，其证喘而更急。

小腹硬满

小腹硬满，小便不利者，膀胱有客热也。小腹硬满，小便利者，血证也。

注

《伤寒论》第125条：太阳病身黄，脉沉结，少腹硬，小便不利者，为无血也。小便自利，其人如狂者，血证谛也，抵当汤主之。

评

太阳蓄血证和蓄水证均可见小腹硬满，但太阳蓄水证，太阳表邪不解循经入腑，影响膀胱气化，以小便不利和消渴为主。太阳蓄血证，病在血分，以如狂或发狂等神志症状为主，未影响膀胱气化，故小便自利。

唾脓咯血

仲景云：脉浮热甚而反灸之，必咽燥咯血。仲景云：吐血不止，柏叶汤。

注

《伤寒论》第 115 条：脉浮热甚，而反灸之，此为实，实以虚治，因火而动，必咽燥吐血。《金匮要略·惊悸吐衄下血胸满瘀血病脉证治第十六》：吐血不止者，柏叶汤主之。

评

脉浮热盛，此为热证，反用灸法，以热助热，故咽燥咯血。此时当凉血泻热为主，可以泻心汤。《金匮要略·惊悸吐衄下血胸满瘀血病脉证治》有"心气不足，吐血、衄血，泻心汤主之"。若为脾阳不足，脾不统血之吐血，则用柏叶汤温中止血。

上吐下利

仲景云：发热恶寒，而复吐利者，霍乱也。

注

《伤寒论》第 383 条：问曰：病发热头痛，身疼恶寒，吐利者，此属何病？答曰：此名霍乱。霍乱自吐下，又利止，复更发热也。

评

霍乱是一种突发呕吐下利为主要临床表现的一类病证。一般认为仲景分为寒霍乱和热霍乱两种，前者用理中丸，温中散寒，健脾燥湿以止利；后者用五苓散，外疏内利，表里两解以止利。

二便不通

少阴小便不利者，真武汤。阳明大便不利者，承气汤。

注

《伤寒论》第 316 条：少阴病，二三日不已，至四五日，腹痛，小便不利，四肢沉重疼痛，自下利者，此为有水气，其人或咳，或小便利，或下利，或呕者，真武汤主之。

《伤寒论》第 208 条：阳明病，脉迟，虽汗出不恶寒者，其身必重，短气，腹满而喘，有潮热者，此外欲解，可攻里也。手足濈然汗出者，此大便已硬也，大承气汤主之。若汗多，微发热恶寒者，外未解也，其热不潮，未可与承气汤。若腹大满不通者，可与小承气汤，微和胃气，勿令至大泄下。

评

少阴病小便不利者，多见于肾阳虚，温煦膀胱失职，膀胱气化不利而小便不利，以真武汤温肾阳利水气。此处大便不利指大便秘结。阳明病大、小承气汤证和调胃承气汤三证，均可见到大便秘结，三承气汤均用大黄通下热结。

振振欲擗地

仲景云：太阳病发汗，汗出不解，其人仍发热，心下悸，头眩身瞤动，欲振振擗地者，真武汤。

评

振振欲擗地与身瞤动引起的原因相同，均由阳虚水犯，筋脉失于温濡所致。

遗尿失溺

仲景云：溲便遗失，狂言，反目直视，肾绝也。风温证，下之则直视失溲。

注

《伤寒论•辨脉法》：溲便遗失，狂言，目反直视者，此为肾绝也。

《伤寒论》第6条：太阳病，发热而渴，不恶寒者，为温病。若发汗已，身灼热者，名风温。风温为病，脉阴阳俱浮，自汗出，身重，多眠睡，鼻息必鼾，语言难出。若被下者，小便不利，直视失溲，若被火者，微发黄色，剧则如惊痫，时瘛疭，若火熏之。一逆尚引日，再逆促命期。

扬手掷足

仲景云：太阳中风，以火劫，则手足躁扰。又云：六七日，三部脉至，大烦，手足躁扰者，欲解也。

注

《伤寒论》第111条：太阳病中风，以火劫发汗，邪风被火热，血气流溢，失其常度。两阳相熏灼，其身发黄。阳盛则欲衄，阴虚小便难。阴阳俱虚竭，身体则枯燥，但头汗出，剂颈而还，腹满微喘，口干咽烂，或不大便，久则谵语，甚则至哕，手足躁扰，捻衣摸床。小便利者，其人可治。

《伤寒论•辨脉法》：病六七日，手足三部脉皆至，大烦而口噤不能言，其人躁扰者，必欲解也。

评

太阳中风，用火攻取汗，以热助热，热炽津枯，阳热亢盛，扰动心神则手足躁扰。六七日，手足三部脉皆至，是阳回于四末也，此为阳气来复之象，故云欲解。

谵语郑声

仲景云：实则谵语，虚则郑声。郑声者，重语也。直视谵语而喘满者，死。

心下痞鞕

仲景云：病发于阴而下之早则为痞。

注

《伤寒论》第 131 条：病发于阳，而反下之，热入因作结胸；病发于阴，而反下之，因作痞也。所以成结胸者，以下之太早故也。结胸者，项亦强，如柔痉状，下之则和，宜大陷胸丸。

评

"病发于阴"，指病发于里。病发于里，若非阳明腑实之证，亦不可攻下，误用攻下，则损伤脾胃之气，脾胃升降失常，无力斡旋中焦而阻于以下，则会形成心下痞证。

心中懊憹

仲景云：心中懊憹，栀子汤主之。

注

《伤寒论》第 76 条：发汗后，水药不得入口为逆，若更发汗，必吐下不止。发汗吐下后，虚烦不得眠，若剧者，必反复颠倒，心中懊憹，栀子豉汤主之。

《伤寒论》第 221 条：阳明病，脉浮而紧，咽燥口苦，腹满而喘，发热汗出，不恶寒反恶热，身重。若发汗则燥，心愦愦反谵语。若加温针，必怵惕烦躁不得眠。若下之，则胃中空虚，客气动膈，心中懊憹，舌上胎者，栀子豉汤主之。

《伤寒论》第 228 条：阳明病，下之，其外有热，手足温，不结胸，心中懊憹，饥不能食，但头汗出者，栀子豉汤主之。

评

栀子豉汤证为无形邪热留扰胸膈不去，而致心中烦乱，有无可奈何之感，亦可见到心中结痛、胸中窒。用栀子、豆豉清宣胸中无形之热，有"火郁发之"之义。

舌上滑苔

仲景云：湿家，舌上滑苔者，丹田有热，胸中有寒。又云：藏结滑苔者，不可攻也。又云：阳明证，懊憹，舌上滑苔者，栀子汤。

注

《金匮要略·痉湿暍病脉证治第二》：湿家，其人但头汗出，背强，欲得被覆向火，若下之早则哕，或胸满，小便不利，舌上如胎者，以丹田有热，胸上有寒，渴欲得饮而不能饮，口燥烦也。

《伤寒论》第130条：脏结无阳证，不往来寒热，其人反静，舌上胎滑者，不可攻也。

《伤寒论》第221条：阳明病，脉浮而紧，咽燥口苦，腹满而喘，发热汗出，不恶寒反恶热，身重。若发汗则燥，心愦愦反谵语。若加温针，必怵惕烦躁不得眠。若下之，则胃中空虚，客气动膈，心中懊恼，舌上胎者，栀子豉汤主之。

评

寒湿在表，阳气被郁之湿病，误用下法，损伤脾胃阳气，而形成上热下寒之证，故见舌上滑苔。脏结之证为肾阳虚衰，阴寒内盛之证，舌苔多滑，法当温阳散寒，不可用攻下之法，更伤阳气。本证为阳明热证白虎汤证，误用下法，邪热留扰胸膈，而成栀子豉汤证，舌苔当见黄白相兼，或黄腻苔。

脚挛啮齿

风痹热证，属阳也，承气汤主之。

注

《金匮要略·痉湿暍病脉证治第二》：痉为病，胸满口噤，卧不着席，脚挛急，必齘齿，可与大承气汤。

评

本证为阳明里热炽盛，灼伤津液，经脉失养之证，当用大承气汤通腑泄热，急下存阴。本证当有大便秘结。

脐上下筑动

发汗后，脐下悸者，欲作奔豚。

注

《伤寒论》第65条：发汗后，其人脐下悸者，欲作奔豚，茯苓桂枝甘草大枣汤主之。

项强几几

太阳病项背强几几，反汗出恶寒者，桂枝汤；无汗者，葛根汤也。

评

项背强几几，《伤寒论》凡两处，一处为桂枝加葛根汤证，项背强几几，伴见汗出恶风。一处为葛根汤证，证见项背强几几，伴无汗。

气上冲胸

太阳病，下之后，其气上冲者，与桂枝汤。

注

《伤寒论》第15条：太阳病，下之后，其气上冲者，可与桂枝汤，方用前法。若不上冲者，不得与之。

评

此处气上冲，是正气抗邪的表现。

外气怫郁

二阳并病，小发汗，面色缘缘正赤者，阳气怫郁，当解之熏之。

注

《伤寒论》第48条：二阳并病，太阳初得病时，发其汗，汗先出不彻，因转属阳明，续自微汗出，不恶寒。若太阳病证不罢者，不可下，下之为逆，如此可小发汗。设面色缘缘正赤者，阳气怫郁在表，当解之熏之。若发汗不彻，不足言，阳气怫郁不得越，当汗不汗，其人躁烦，不知痛处，乍在腹中，乍在四肢，按之不可得，其人短气，但坐以汗出不彻故也，更发汗则愈。何以知汗出不彻？以脉涩故知也。

脚膝挛拳

伤寒脉浮，自汗出，恶寒，脚挛急，反与桂枝汤，此误也。

评

脉浮，汗出，恶寒为太阳中风表虚的桂枝汤证，但见脚挛急，非桂枝汤证，故不能桂枝汤，用之则为误治。

大便黑坚

阳明证，其人喜忘，必有蓄血。所以然者，本以久瘀血，屎须硬，大便反易，其色黑。

评

本证为阳明蓄血证，虽与太阳蓄血证临床表现不尽相同，但病机均为血与热结，故都用抵当汤泄热逐瘀。血属阴，其性濡润，离经之血与燥屎相混，所以大便虽硬而易解，此为阳明蓄血证的辨证要点之一。

手足逆冷

有热厥，有冷厥。冷厥者，求得病便四肢冷。热厥者，手足虽冷，半日复热也。

评

冷厥因阳气不足，不能温煦四末而四肢冷，热厥因阳气被郁，不能温煦四末而冷，待阳气得舒，则四末复热。

漱水不咽

阳明但欲漱水不咽者，必衄。又，湿家丹田有热，胸中有寒，渴欲得水而不能饮，口燥烦也。

注

《伤寒论》第 202 条：阳明病，口燥但欲漱水，不欲咽者，此必衄。

《金匮要略·痉湿暍病脉证治第二》：湿家，其人但头汗出，背强，欲得被覆向火，若下之早则哕，或胸满，小便不利，舌上如胎者，以丹田有热，胸上有寒，渴欲得饮而不能饮，口燥烦也。

评

仲景明言"口燥但欲漱水不欲咽者，为有瘀血"，阳明白虎汤证多见大渴而欲饮水，此处渴而不欲饮水为有瘀血，为热入营分之象，热迫血行，故见衄。湿病见丹田有热，胸中有寒之证，为上寒下热，湿遏热伏之象，下热则口燥烦，湿在上，为但欲漱水不欲咽。

额上冷汗

湿家，额上汗出微喘。阴证，亦额上手背皆有冷汗。

评

湿家当用微汗之法，若误用下法，则见额上汗出而微喘，此为虚阳上浮而阴气下脱之证。阴证见额上手背有冷汗，为阳气欲脱之象。

烦躁发渴

太阳大汗出后，大烦，渴不解，宜白虎加人参汤。

评

大渴，大热，大汗出，为阳明白虎加人参汤之证，故宜与白虎加人参汤清热益气生津。

肉上粟起

太阳病，宜以汗解，反以冷水噀其热，却不得法，弥更益烦，肉上粟起。

注

《伤寒论》第 141 条：病在阳，应以汗解之，反以冷水潠之，若灌之，其热被劫不得去，弥更益烦，肉上粟起，意欲饮水，反不渴者，服文蛤散；若不瘥者，与五苓散。寒实结胸，无热证者，与三物小陷胸汤。

咽喉干痛

伤寒脉浮，咽中干痛而吐逆者，甘草半夏汤主之。又云：少阴证者，必咽痛。

评

手少阴心经……其支脉夹咽；足少阴经肾经……其入肺中，循喉咙，夹舌本，心肾二经经脉循行均与咽相关，因此少阴证者，必咽痛。咽痛用甘草汤、桔梗汤、半夏散及汤进行治疗。论中未提及甘草半夏汤。

多眠好睡

此证大约有四：少阴、狐蜮、风温及小柴胡证。

夜不得眠

此证大约有六，具在歌中。

心下悸动

伤寒脉结代，心下悸动者，炙甘草汤主之。

腹中雷鸣

仲景云：寒气相搏，则为雷鸣。心下痞硬，胁下有水气，腹中雷鸣者，生姜泻心汤证。

注

《伤寒论》第157条：伤寒汗出，解之后，胃中不和，心下痞硬，干噫食臭，胁下有水气，腹中雷鸣，下利者，生姜泻心汤主之。

评

胁下有水气指肠中有水气。生姜泻心汤证因胃虚气滞，水谷停留，湿热壅聚，中焦气机痞塞，水气不化而流于肠间，故而腹中雷鸣作响，心下痞硬。

下利溏垢

寒则鸣溏，热则垢腻。

潮热不常

仲景云：潮热者实也。大抵潮热有三证，具在歌中。

寒热往来

此证有三：一者中风证，小柴胡汤；二者热入血室证，刺期门；三者状如温疟，黄龙汤证。

身体肿满

风湿证，身微肿者，甘草附子汤。

注

《伤寒论》第 175 条：风湿相搏，骨节疼烦，掣痛不得屈伸，近之则痛剧，汗出短气，小便不利，恶风不欲去衣，或身微肿者，甘草附子汤主之。

郁冒不仁

仲景云：寒则为厥，郁冒不仁。

注

《伤寒论·平脉法第一》：诸乘寒者，则为厥，郁冒不仁，以胃无谷气，脾涩不通，口急不能言，战而栗也。

评

郁冒指昏迷，不省人事。不仁指身体麻木，不知痛处。"厥者，阴阳气不相顺接便为厥"，寒性收引、凝滞，感受寒邪，阳气不能布散，气血阴阳不能行于全身，阴阳气不能交接，故为厥，而郁冒不仁。

额上脉陷

衄家不可发汗，发汗则额上脉陷，脉紧急，直视不得眴，不得眠。眴，胡绢切，目摇也。

注

《伤寒论》第 86 条：衄家不可发汗，汗出必额上陷，脉急紧，直视不能眴，不得眠。

评

衄家为素体有鼻出血的病人，这种病人素体津液不足，不可发汗，"汗血同源"，误发其汗，则血少，额上脉陷为血液不足之象。

身重难转

风湿相搏，桂枝加白术证。三阳合病，白虎加人参、柴胡加牡蛎龙骨证。

鼻中衄血

阳明病，口燥，但欲漱水不咽者，必衄。衄家不可发汗，宜小干地黄汤。

注

《伤寒论》第 202 条：阳明病，口燥但欲漱水，不欲咽者，此必衄。

《伤寒论》第86条：衄家不可发汗，汗出必额上陷，脉急紧，直视不能眴，不得眠。

评

阳明病热证，口燥欲饮水，若口燥但欲漱水，不欲咽，此非阳明病热证，为邪热入于血分之象，与温病热入营血相类，故可见衄血。汗血同源，衄家之人不可发其汗，当用小干地黄汤。地黄为君，清热凉血，清血分之热。

手背冷汗

宋迪云：额上手背有冷汗者，阴毒也。

下利脓血

仲景云：少阴下利便脓血者，桃花汤主之。

注

《伤寒论》第306条：少阴病，下利便脓血者，桃花汤主之。

吐逆不止

吐有冷热二证，有胃热吐者，有胃冷吐者。

注

《金匮要略·呕吐哕下利病脉证治第十七》：食已即吐者，大黄甘草汤主之。
《金匮要略·腹满寒疝宿食病脉证治第十》：腹中寒气，雷鸣切痛，胸胁逆满，呕吐，附子粳米汤主之。

面垢背寒

中暍，则面垢背寒。

评

阳明主面，白虎汤证病机为阳明里热炽盛，结实未成，里热壅盛，故面垢，里热炽盛，耗气伤津，则可见背恶寒，以白虎加人参汤主之。中暍为感受暑热之邪，暑为阳邪，与阳明病里热炽盛，耗伤津液白虎加人参汤证病机相类。

腹胀满闷

发汗后，腹胀满者，厚朴五物汤。下后，心烦腹满，卧起不安者，栀子厚朴汤。又云：不转矢气而下之，必腹满。

咳嗽涎盛

或上焦有热，或水停心下，皆嗽。

注

《金匮要略·肺痿肺痈咳嗽上气病脉证治第七》：火逆上气，咽喉不利，止逆下气，麦门冬汤主之。

《伤寒论》第41条：伤寒，心下有水气，咳而微喘，发热不渴。服汤已渴者，此寒去欲解也。小青龙汤主之。

评

心肺阴虚有热的肺痿症见咳嗽上气，痰涎壅盛，治以麦门冬汤清养肺胃，降逆下气。此属热证。而小青龙汤治疗外寒内饮之咳嗽，其涎清稀如水。

头疼恶心

头疼恶心，身不疼痛者，食积也；身疼痛者，伤寒也。

注

《金匮要略·腹满寒疝宿食病脉证治第十》：脉紧，头痛，风寒，腹中有宿食不化也。

《伤寒论》第35条：太阳病，头痛发热，身疼腰痛，骨节疼痛，恶风无汗而喘者，麻黄汤主之。

干噫食臭

胃中不利，心下痞硬，干噫食臭，胁下有水气者，生姜泻心汤。无水者，食积也。

注

《伤寒论》第157条：伤寒汗出，解之后，胃中不和，心下痞硬，干噫食臭，胁下有水气，腹中雷鸣，下利者，生姜泻心汤主之。

评

表证误汗，伤及脾气，脾胃升降失常，气机痞塞于中，则心下痞硬。脾胃失和，运化失常，则干噫食臭。

身痒如虫行

阳明病，当汗而反无汗，其身如虫行皮中之状，为其久虚故也。

注

《伤寒论》第196条：阳明病，法多汗，反无汗，其身如虫行皮中状者。此以久虚故也。

评

阳明里热熏蒸，逼迫津液外泄，所以多汗。反无汗而身痒，如虫行皮中之状，是因为正虚津液不足，欲汗不得，所以称此为久虚故也。

鼻鸣干呕

太阳中风证，鼻鸣干呕者，桂枝汤主之。太阳阳明合病，鼻鸣干呕者，葛根汤主之。

洒淅憎寒

仲景云：阴气上入阳中，则洒淅恶寒也。

注

《伤寒论·辨脉法》：问曰：病有洒淅恶寒而复发热者何？答曰：阴脉不足，阳往从之；阳脉不足，阴往乘之。曰：何谓阳不足？答曰：假令寸口脉微，名曰阳不足，阴气上入阳中，则洒淅恶寒也。

评

正常情况下阴阳处于平衡状态，即阴平阳秘，若寸口脉微，此为阳不足，阳不足则阴胜，而阴气上入阳中，则见洒淅恶寒之状。阳气与阴相争，故见发热。

腰脊疼痛

仲景云：一二日太阳受病，则头项痛，腰脊强。

注

《伤寒论·伤寒例》：尺寸俱浮者，太阳受病也，当一二日发。以其脉上连风府，故头项痛，腰脊强。

腹胁时痛

仲景云：伤寒五六日，中风，或腹中痛，或胁下痞硬者，小柴胡证。又，腹中痛，小建中汤。胁下痛，十枣汤。

浑身壮热

仲景云：阳明受病，则身热目痛，鼻干不得卧。又，太阳中风与伤寒皆发热。

以上七十二证，或必死，或可治，浅深虽不同，要之对证用药，斯过半矣。

论桂枝汤用赤白芍药不同

仲景桂枝汤加减法，凡十有九证，但云芍药。《圣惠方》皆用赤芍药。孙尚药方皆用白芍药。《圣惠》乃太宗朝命王怀隐等编集。孙兆为累朝医师，不应如此背戾。然赤白补泻，极有利害。常见仲景桂枝第四十七证云：病发热汗出，此为荣弱卫强，故使汗出，欲救邪风，宜桂枝汤。盖风伤卫而邪乘之，则卫强，荣虽不受邪，终非适平也，故卫强则荣弱。仲景以桂枝发其邪，以芍药助其弱，故知用白芍药也。荣既弱而不受病，乃以赤芍药泻之，决非仲景意。至于小建中，为尺迟血弱而设也，举此皆用白芍药，而仲景亦止称芍药，可以类推矣。

注

《伤寒论》第 12 条：太阳中风，阳浮而阴弱。阳浮者，热自发，阴弱者，汗自出。啬啬恶寒，淅淅恶风，翕翕发热，鼻鸣干呕者，桂枝汤主之。

《伤寒论》第 95 条：太阳病，发热汗出者，此为荣弱卫强，故使汗出，欲救邪风者，宜桂枝汤。

《伤寒论》第 100 条：伤寒，阳脉涩，阴脉弦，法当腹中急痛，先与小建中汤，不瘥者，小柴胡汤主之。

《伤寒论》第 102 条：伤寒二三日，心中悸而烦者，小建中汤主之。

评

仲景时期芍药未分赤白，白芍药补和赤芍药泻，二者截然不同。仲景桂枝汤用白芍以治营弱，以补为主，故非赤芍药。小建中汤为脉迟而血弱之证而设，以调补阴阳为主，且是桂枝汤倍芍药加饴糖而成，故为白芍药，而非赤芍药。可以推断仲景称芍药，为白芍。

论伤寒慎用圆子药

仲景论中百一十三方，为圆者有五：理中、陷胸、抵当、麻仁、乌梅是已。理中、陷胸、抵当，皆大弹圆，煮化而服之，与汤无异。至于麻仁治脾约证，乌梅治湿𧏾证，皆欲必达下部，故用小圆。其他皆欲入经络，逐邪毒，破坚癖，导瘀血燥屎之类，须凭汤剂以涤除也。余见俗医用小圆药巴豆以下邪毒而杀人者，不可胜数。盖巴豆止导食积而不能去热毒，既下之后，藏气虚，而邪毒宛然犹在，更再以大黄、朴硝下之，鲜不致毙。大抵下药，欲其必中，必当一服而止也，故不可不慎欤。

注

《伤寒论》第 396 条：大病瘥后，喜唾，久不了了，胸上有寒，当以丸药温之，宜理中丸。

《伤寒论》第 131 条：病发于阳，而反下之，热入因作结胸；病发于阴，而反下之，因作痞也。所以成结胸者，以下之太早故也。结胸者，项亦强，如柔痉状，下之则和，宜大陷胸丸。

《伤寒论》第 126 条：伤寒有热，少腹满，应小便不利；今反利者，为有血也，当下之，不可余药，宜抵当丸。

《伤寒论》第 247 条：趺阳脉浮而涩，浮则胃气强，涩则小便数，浮涩相抟，大便则硬，其脾为约，麻子仁丸主之。

《伤寒论》第338条：伤寒脉微而厥，至七八日肤冷，其人躁无暂安时者，此为脏厥，非蛔厥也。蛔厥者，其人当吐蛔。今病者静，而复时烦者，此为脏寒，蛔上入其膈，故烦，须臾复止；得食而呕，又烦者，蛔闻食臭出，其人常自吐蛔。蛔厥者，乌梅丸主之。又主久利。

论桂枝麻黄青龙用药三证

仲景论表证，一则桂枝，二则麻黄，三则青龙。桂枝治中风，麻黄治伤寒，青龙治中风见寒脉、伤寒见风脉。此三者，人皆能言之，而不知用药对病之妙处，故今之医者不敢用仲景方，无足怪也。且脉浮而缓者，中风也，故啬啬恶寒，淅淅恶风，翕翕发热，仲景以桂枝对之。脉浮紧而涩者，伤寒也，故头痛发热，身疼腰痛，骨节疼痛，恶风，无汗而喘，仲景以麻黄对之。至于中风脉浮紧，伤寒脉浮缓，仲景皆以青龙对之。何也？予尝深究三者，审于证候脉息，相对用之无不应手而愈。何以言之？风伤卫，卫，气也。寒伤荣，荣，血也。荣行脉中，卫行脉外。风伤卫，则风邪干阳气，阳气不固，发越而为汗，是以自汗而表虚，故仲景用桂枝以发其邪，用芍药以助其血。盖中风则病在脉之外，其病稍轻，虽同曰发汗，特解肌之药耳。故桂枝证云：今遍身染染，微似有汗者益佳，不可令如水流离，病必不除。是知中风不可大发其汗，大发其汗，则反动荣血，邪乘虚而居其中，故不除也。寒伤荣，则寒邪干阴血，而荣行脉中者也，寒邪居脉中，则非特荣受病也。邪自内作，则并与卫气犯之，久则浸淫及骨，是以汗不出而烦冤。仲景以麻黄大发其汗，又以桂枝辛甘助其发散，而欲其内外之邪，荣卫之病故尔。大抵二药皆发汗，而桂枝则发其卫之邪，麻黄并与荣卫而治之，固有浅深也。何以验之？仲景桂枝第十九证云：病尝自汗出者，以为荣气和，荣气和者，外不谐，以卫气不共荣气谐和故耳。荣行脉中，卫行脉外，复发其汗，荣卫和则愈，宜桂枝汤。又，第四十七证云：发热汗出者，此为荣弱卫强，故使汗出，欲救邪风，宜桂枝汤。是知中风汗出者，荣和而卫不和也。又，第一卷云：寸口脉浮而紧，浮则为风，紧则为寒，风则伤卫，寒则伤荣，荣卫俱病，骨节烦疼，当发其汗。是知伤寒脉浮紧者，荣卫俱病也。麻黄汤中并桂枝而用，此仲景之意欤！至于青龙，虽治伤寒见风脉、伤风见寒脉，然仲景云：汗出恶风者，服之则筋惕肉瞤。故青龙一证尤难用，必须形证谛当，然后可行。王实止以桂枝麻黄各半汤代之，盖慎之者也。

注

《伤寒论》第12条：太阳中风，阳浮而阴弱，阳浮者，热自发；阴弱者，汗自出。啬啬恶寒，淅淅恶风，翕翕发热，鼻鸣干呕者，桂枝汤主之。

《伤寒论》第 35 条：太阳病，头痛、发热、身疼、腰痛、骨节疼痛、恶风、无汗而喘者，麻黄汤主之。

《伤寒论》第 53 条：病常自汗出者，此为荣气和。荣气和者，外不谐，以卫气不共荣气谐和故尔。以荣行脉中，卫行脉外。复发其汗，荣卫和则愈。宜桂枝汤。

《伤寒论》第 95 条：太阳病，发热、汗出者，此为荣弱卫强，故使汗出。欲救邪风者，宜桂枝汤。

《伤寒悬解·脉法上篇》：寸口脉浮而紧，浮则为风，紧则为寒，风则伤卫，寒则伤营，营卫俱伤，骨节烦疼，当发其汗也。

《伤寒论》第 38 条：太阳中风，脉浮紧，发热、恶寒、身疼痛、不汗出而烦躁者，大青龙汤主之；若脉微弱，汗出恶风者，不可服之。服之则厥逆、筋惕肉瞤，此为逆也。大青龙汤方。

《伤寒论》第 39 条：伤寒脉浮缓，身不疼，但重，乍有轻时，无少阴证者，大青龙汤发之。

《伤寒论》第 23 条：太阳病，得之八九日，如疟状，发热恶寒，热多寒少，其人不呕，清便欲自可，一日二三度发。脉微缓者，为欲愈也；脉微而恶寒者，此阴阳俱虚，不可更发汗、更下、更吐也；面色反有热色者，未欲解也，以其不能得小汗出，身必痒，宜桂枝麻黄各半汤。

论两感伤寒

仲景论两感伤寒云：凡伤于寒，热虽甚，不死。若两感于寒而病者，必死。又云：两感病俱作，治有先后，发表攻里，本自不同。既云必死，又云治有先后，何也？大抵此病表里双传，脏腑俱受，得此者十不全一，故云必死。然仲景岂以己见而重诬后人哉？故有发表攻里之说，以勉后世，恐万世之下，一遇大圣而得之者，不欲绝望于后人也，则仲景仁心可知矣。

注

《伤寒论·伤寒例》：凡伤于寒，则为病热，热虽甚，不死。若两感于寒而病者，必死。

《伤寒论·伤寒例》：凡两感病俱作，治有先后，发表攻里，本自不同。

论伤寒以真气为主

伤寒不问阴证阳证、阴毒阳毒，要之真气完壮者易医，真气虚损者难治。谚云：伤寒多死下虚人，诚哉是言也！盖病人元气不固，真阳不完，受病才重，便有必死之道。何也？阳病宜下，真气弱则下之多脱；阴病宜温，真气弱则客热便生。故医者难于用药，非病不可治也，主本无力也。《素问》称岐伯云：阳胜则身热，腠理闭，喘粗，为之俯仰，汗不出而热，齿干以烦冤腹满死，能冬不能夏。阴胜则身寒汗出，身常清，数慄而寒，寒则厥，厥则腹满死，能夏不能冬。黄帝曰：

调此二者奈何？岐伯曰：能知七损八益，则二者可调。盖阳胜而汗不出者，伤寒也；阴胜身寒而汗出者，中风也；二者须知七损八益而已。盖女子二七天癸至，至七七止，男子二八精气溢，至八八而止。妇人月事以时下，故七欲损；男子精欲满而不竭，故八欲溢，如此则男子女人身常无病也。自身无病，真气完固，虽有寒邪，易于用药，故曰二者可调。是知伤寒以真气为主。

注

《素问·阴阳应象大论》：帝曰：法阴阳奈何？岐伯曰：阳胜则身热，腠理闭，喘粗为之俯仰，汗不出而热，齿干以烦冤，腹满死，能冬不能夏。阴胜则身寒汗出，身常清，数慄而寒，寒则厥，厥则腹满死。能夏不能冬。此阴阳更胜之变，病之形能也。

《素问·阴阳应象大论》：帝曰：调此二者奈何？岐伯曰：能知七损八益，则二者可调，不知用此，则早衰之节也。

论治伤寒须依次第

仲景《论》中虽云不避晨夜，即宜便治，医者亦须顾其表里，待其时日。若不循次第，虽暂时得安，损亏五脏，以促寿期，何足尚也。昔范云为梁武帝属官，得时疫热疾，召徐文伯诊视。是时武帝有九锡之命，期在旦夕，云欲预盛礼，谓文伯曰：可便得愈乎？文伯曰：便差甚易，政恐二年外不复起尔。云曰：朝闻道，夕死可矣，况二年乎！文伯于是先以火煅地，布桃柏叶、布席，置云其上，顷刻汗出，以温粉裹之，翌日遂愈。云甚喜，文伯曰：不足喜。后二年果卒。夫取汗先期，尚促寿限，况不顾表里，不待时日，便欲速愈者耶！今病家不耐病，才病三四日，昼夜督汗，医者随情顺意，鲜不致毙。故予感此而以为龟鉴也。

评

《伤寒论·伤寒例》虽云："凡作汤药，不可避晨夜，觉病须臾，即宜便治，不等早晚，则易愈矣。"但是仲景指出：尺中脉微、尺中迟者，不可发汗。下利清谷不止，身疼痛者，当先救里，后治表。古人云"不发虚人之汗"，须待表里实，才可发汗。

论仲景缓迟沉三脉

仲景云：卫气和，名曰缓；荣气和，名曰迟；缓迟相搏名曰沉。《注》云：缓者四肢不收，迟者身体俱重，沉者腰中直，腹内急痛。若然则三者皆病脉也，安得谓之和？注者乃以《脉诀》中沉缓迟论之，不知仲景伤寒脉与杂病脉异。何以言之？上文云：卫荣盛为高、章、纲。卫荣弱为慄、卑、损。至此三脉谓之和，则不盛不弱，乃平和脉。盖伤寒之脉，高、章、纲者阳证类，慄、卑、损者阴证类，即是而言，则缓、迟、沉者，阴阳向安之脉也。不特此尔，下文云：寸口脉缓而迟，缓则阳气长，迟则阴气盛，阴阳相抱，荣卫俱行，刚柔相得，非安平而何。

注

《伤寒论·平脉法》：寸口卫气盛，名曰高；荣气盛，名曰章；高章相搏，名曰纲。卫气弱，名曰慄；荣气弱，名曰卑。慄卑相搏，名曰损。卫气和，名曰缓；荣气和，名曰迟。迟缓相搏，名曰沉。

《伤寒论·平脉法》：寸口脉缓而迟，缓则阳气长，其色鲜，其颜光，其声商，毛发长；迟则阴气盛，骨髓生，血满，肌肉紧薄鲜硬。阴阳相抱，荣卫俱行，刚柔相搏，名曰强也。

（陈富丽）

卷 下

论表里虚实

伤寒治法，先要明表里虚实，能明此四字，则仲景三百九十七法可坐而定也。何以言之？有表实，有表虚，有里实，有里虚，有表里俱实，有表里俱虚，予于表里虚实歌中尝论其事矣。仲景麻黄汤类为表实而设也，桂枝汤类为表虚而设也，里实则承气之类，里虚则四逆理中之类是也。表里俱实，所谓阳盛阴虚，下之则愈也；表里俱虚，所谓阳虚阴盛，汗之则愈者也。尝读《魏志·华佗传》，有府吏倪寻、李延共止，俱头痛身热，所苦正同。佗曰：寻当下之，延当发汗。或难其异，佗曰：寻外实，延内实，故治之宜殊，此所谓能明表里虚实者也。

评

仲景《伤寒论》以表虚之证以桂枝汤解肌祛风，调和营卫；表实之证以麻黄汤发汗解表，宣肺平喘；里实之证以承气里通下里实；里虚之证以理中汤温中散寒。

至于阳虚阴盛，和阳盛阴虚，结合《难经》来理解，"伤寒有汗出而愈，下之而死者，有汗出而死，下之而愈者，何也？然阳虚阴盛，汗出而愈，下之即死，阳盛阴虚，汗出而死，下之而愈。"结合上下文，可知"阳虚阴盛""阳盛阴虚"系指外感病，广义伤寒发生发展过程中的两种不同情况。《素问·通评虚实论》指出："邪气盛则实，精气夺则虚"，邪实有寒（阴）热（阳）之不同。正虚有气血阴阳之异和正气被遏（相对之虚）正气虚衰之别。

"阳盛阴虚"：阳盛指邪气盛，阴虚指卫气被邪气所郁遏而虚，非正气不足。外感寒邪，卫阳被遏，此时当用辛温发汗之法，以祛邪外出，解除郁遏。如用下法，则引邪内陷，加重病情。

"阳虚阴盛"：指外感病入里化热，传入阳明，大肠腑气不通，阳虚指正气虚，阴盛指入里之邪与肠中糟粕相合而言。

论桂枝肉桂

仲景桂枝汤用桂枝者，盖取桂之枝梢细薄者尔，非若肉桂之肉厚也。盖肉桂厚实，治五脏用之者，取其镇重也。桂枝轻扬，治伤寒用之，取其发散也。今人例用之，是以见功寡。

评

桂枝汤所用桂为桂枝，桂枝具有解肌祛风之功，非若肉桂之味厚者。

论 滑 脉

仲景云：翕奄沉，名曰滑，沉为纯阴，翕为正阳，阴阳和合，故名曰滑。古人论滑脉，虽云往来前却，流利展转，替替然与数相似，曾未若仲景三语而足也。翕，张也，言脉升而开张也。忽焉而沉，言脉降而复也。奄，言奄忽之间，与奄观铚艾同义。仲景论滑脉，可谓谛当矣。然其言雅，恐浅识者未易晓。

论用大黄药

大黄虽为将军，然荡涤蕴热，推陈致新，在伤寒乃为要药，但欲用之当尔。大柴胡汤中不用，诚脱误也。王叔和云：若不加大黄，恐不名大柴胡。须是酒洗生用为有力。昔后周姚僧垣，名善医，帝因发热，欲服大黄，僧垣曰：大黄乃是快药，然至尊年高，不宜轻用。帝弗从，遂至危笃。及元帝有疾，召诸医，咸谓至尊至贵，不可轻脱，宜用平药，可渐宣通。僧垣曰：脉洪而实，此有宿食，非用大黄，必无差理。元帝从之，果下宿食而愈。此明夫用与不用之异也。

评

《神农本草经》曰："大黄，味苦寒，主下瘀血，血痹寒热，破癥瘕积聚，留饮宿食，荡涤肠胃，推陈致新，通利水谷，调中化食，安和五脏。"酒洗入阳明，有引经之用，专走肠胃而泻实邪。《伤寒论》三承气汤均有攻下腑实之功，用大黄均用酒洗。

论阴不得有汗

仲景第四卷十七证云：脉虽沉紧，不得为少阴病。所以然者，阴不得有汗，今头汗出，故知非少阴也。又云：脉阴阳俱紧而又汗出，为亡阳，此属少阴。大抵阴虚者多汗，而此言阴不得有汗，何也？余尝深究虚汗之证，亦自有阴阳之别。阳病自汗有九证，皆有治法。唯阴毒则额上手背有冷汗，甚者如水洗。然此是阳虚阴盛，亡阳而将脱也，其死必矣。仲景此篇方论，半在表，半在里，故先曰汗出为阳微，此则虚汗阳微故也，非阴证无汗，不得有汗也，有汗则九死一生。由是言之，阳得有汗，阴不得有汗，以意逆志，是为得之。

注

《伤寒论》第148条：伤寒五六日，头汗出，微恶寒，手足冷，心下满，口不欲食，大便硬，脉细者，此为阳微结，必有表，复有里也，脉沉亦在里也。汗出，为阳微；假令纯阴结，不得复有外证，悉入在里，此为半在里半在外也。脉虽沉紧，不得为少阴病。所以然者，阴不得有汗，今头汗出，故知非少阴也，可与小柴胡汤；设不了了者，得屎而解。

《伤寒论》第283条：病人脉阴阳俱紧，反汗出者，亡阳也，此属少阴，法当咽痛而复吐利。

论林亿疑白虎有差互

仲景称：伤寒若吐下后七八日不解，热结在里，表里俱热者，白虎加人参汤主之。又云：伤寒脉浮，发热无汗，其表不解，不可与白虎汤。又云：脉浮滑，此以表有热，里有寒，白虎汤主之。国朝林亿校正谓仲景于此表里自差矣，是大不然。大抵白虎能除伤寒中暍，表里发热，故此前后二证，或云表里俱热，或云表热里寒，皆可服之宜也。中一证称表不解不可服者，盖以脉浮，无汗，发热，此全是伤寒表证，宜麻黄、葛根之类也，安可用白虎？亿但见所称表里不同，便谓差互，是亦不精不思之过也。

评

白虎汤辛寒清热，以治阳明里热炽盛之证。方中以石膏辛寒清热，知母滋阴清热，甘草、粳米防石膏、知母苦寒伤胃。《伤寒论》第176条：伤寒脉浮滑，此以表有热，里有寒，白虎汤主之。"里有寒"之说素来有争议，不管如何，用白虎汤必须是阳明里热燥盛之证，方为的对，对于此争议不必强解，具体应用时只须"随证治之"即可。

论弦动阴阳二脉不同

仲景云：脉大浮数动滑，此名阳也；脉沉涩弱弦微，此名阴也。《脉决》以动脉为阴，以弦脉为阳，何也？此是开卷第一行疑处，而世人不知讲。予谓《脉诀》所言，分七表八里而单言之也，此之所论，兼众脉而合言之也。大抵杂病各见一脉，唯伤寒必兼众脉而见。何以言之？仲景之意，若曰浮大者阳也，兼之以动数滑之类，安得不为阳？沉细者阴也，兼之以涩弦数之类，安得不为阴？故仲景论动脉则曰：阳动则汗出，阴动则发热。数脉见于关上，上下无头尾，如豆大，厥厥动摇，名曰动也。又结胸证云：脉浮而动，浮则为风，动则为痛。故兼数与浮而言动脉，则阳脉阳病也宜矣。仲景论弦脉则曰：弦者状如弓弦，按之不移，弦则为减。又曰：支饮急弦。又少阴证云：手足寒，脉弦迟。故此兼迟而言，弦则为阴脉阴病也宜矣。故仲景伤寒脉不可与杂病脉同日而语。今阳证往往浮大而厥厥动摇，其沉细而弦者，必阴证也，何疑之有哉！不特此也，至如曰高、曰章、曰纲、曰慄、曰卑、曰损，有纵有横，有逆有顺，趺阳太溪之类极多，予尝撰《仲景三十六种脉法图》。故知治伤寒，当以仲景脉法为本。

注

《伤寒论》第134条：太阳病，脉浮而动数，浮则为风、数则为热、动则为痛、数则为虚；头痛发热、微盗汗出，而反恶寒者，表未解也。医反下之，动数变迟，膈内拒痛，胃中空虚，客气动膈，短气躁烦，心中懊侬，阳气内陷，心下因硬，则为结胸，大陷胸汤主之。若不结胸，但头汗出，余处无汗，剂颈而还，小便不利，身必发黄，大陷胸汤。

《伤寒论》第324条：少阴病，饮食入口则吐；心中温温欲吐，复不能吐。始得之，手足寒、脉弦迟者，此胸中实，不可下也，当吐之；若膈上有寒饮，干呕者，不可吐也，当温之，宜四逆汤。

《伤寒论·辨脉法》：问曰：脉有阴阳，何谓也？答曰：凡脉大、浮、数、动、滑，此名阳也；脉沉、涩、弱、弦、微，此名阴也。

《伤寒论·辨脉法》：阴阳相搏，名曰动。阳动则汗出，阴动则发热。形冷、恶寒者，此三焦伤也。若数脉见于关上，上下无头尾，如豆大，厥厥动摇者，名曰动也。

《伤寒论·辨脉法》：脉浮而紧者，名曰弦也。弦者状如弓弦，按之不移也。脉紧者，如转索无常也。

《伤寒论·平脉法》：风则浮虚，寒则牢坚；沉潜水畜，支饮急弦；动则为痛，数则热烦。设有不应，知变所缘。

论中风伤寒脉

仲景以浮缓脉为中风脉，浮涩而紧为伤寒脉。中风有汗，伤寒无汗。何也？《内经》云：滑者阴气有余也；涩者阳气有余也。阳气有余则身热无汗，阴气有余则多汗身寒。大抵阴阳欲其适平而已，阳气不足，阴往乘之，故阴有余。阴气不足，阳往从之，故阳有余。风伤于卫，则荣不受病，故阳不足而阴有余，是以中风脉浮而缓，必多汗也。寒伤于荣，则卫未受病，故阴不足而阳有余，是以伤寒脉浮涩而紧，亦为无汗也。仲景辨二者脉证，亦有所受者矣。

注

《伤寒论》第2条：太阳病，发热、汗出、恶风、脉缓者，名为中风。

《伤寒论》第3条：太阳病，或已发热，或未发热，必恶寒、体痛、呕逆、脉阴阳俱紧者，名为伤寒。

《素问·脉要精微论》：诸过者，切之，涩者阳气有余也，滑者阴气有余也。阳气有余为身热无汗，阴气有余，为多汗身寒，阴阳有余，则无汗而寒。推而外之，内而不外，有心腹积也。推而内之，外而不内，身有热也。推而上之，上而不下，腰足清也。推而下之，下而不上，头项痛也。

论表证未罢未可下

仲景云：凡伤寒之病，多从风寒得之，始表中风寒，入里则不消矣。拟欲攻之，当先解表，乃可下之。若表已解而内不消，大满大实，坚有燥屎，自可除下之，虽四五日，不能为祸也。不宜下而便攻之，内虚热入，协热遂利，烦躁诸变，不可胜数，轻者困笃，重者必死矣。元本重复，浅识者难晓，故予删正此一段，而其理易明也。大抵风寒入里不消，必有燥屎，或大便坚秘，须是脉不浮，不恶风寒，表证罢，乃可下之。大便不通，虽四五日未能为害，若不顾表而便下之，遂为协热利也。

注

《伤寒论·伤寒例》：凡伤寒之病，多从风寒得之。始表中风寒，入里则不消矣。未有温覆而当不消散者。不在证治，拟欲攻之，犹当先解表，乃可下之。若表已解，而内不消，非大满，犹生寒热，病不除。若表已解，而内不消，大满大实，坚有燥屎，自可除下之，虽四五日，不能为祸也。若不宜下，而便攻之，内虚热入，协热遂利，烦躁诸变，不可胜数，轻者困笃，重者必死矣。

论中暑脉不同

仲景云：脉虚身热，得之伤暑。又云：其脉弦细芤迟，何也？《素问》曰：寒伤形，热伤气。盖伤气而不伤形，则气消而脉虚弱，所谓弦细芤迟，皆虚脉也。仲景以弦为阴，而朱肱亦云：中暑脉细弱，则皆虚脉也，可知矣。

注

《伤寒论·伤寒例》：脉盛身寒，得之伤寒；脉虚身热，得之伤暑。

《素问·阴阳应象大论》：寒伤形，热伤气，气伤痛，形伤肿。故先痛而后肿者，气伤形也；先肿而后痛者，形伤气也。

论伤寒须早治

仲景云：凡作汤药，不可避晨夜，觉病须臾，即宜便治，不等早晚，则易愈矣。如或差迟，病即传变，虽欲除治，必难为力。今之医者不究根源，执以死法，必汗之于四日之前，必下之于四日之后，殊不知此大纲也。又云：甚者，病不服药，犹得中医，此为无医处而设也。苟大小便不通，可待其自差乎？盖前后不得溲，必腹胀，不过数日而死矣。又况结胸、瘀血、发狂、发黄、发斑之类，未有勿药而喜者。智者知变，愚者执一，所以取祸也。须是随病浅深，在表在里，早为治疗，如救火拯溺，庶易差也。《素问》云：邪风之至，疾如风雨，故善治者治皮毛，其次治肌肤，其次治筋脉，其次治六腑，其次治五脏。治五脏者，半死半生也。扁鹊望齐桓侯而走者，其以此欤?

注

《伤寒论·伤寒例》：凡作汤药，不可避晨夜，觉病须臾，即宜便治，不等早晚，则易愈矣。若或差迟，病即传变，虽欲除治，必难为力。

《素问·阴阳应象大论》：故邪风之至，疾如风雨，故善治者治皮毛，其次治肌肤，其次治筋脉，其次治六腑，其次治五脏。治五脏者，半死半生也。

论发热恶寒

仲景云：假令寸口脉微，名曰阳不足，阴气上入阳中，则洒淅恶寒也。尺脉弱，名曰阴不足，阳气下陷入阴中，则发热也。此谓元受病而然也。又云：阳微则恶寒，阴弱则发热。此医发其汗，使阳气微，又大下之，令阴气弱。此谓医所病而然也。大抵阴不足，阳往从之，故阳内陷则发热。阳不足，阴往乘之，故阴上入阳中则恶寒。阴阳不归其分，故寒热交争，是以发热而恶寒也。故孙思邈云：有热不可大攻之，热去则寒至矣。

注

《伤寒论·辨脉法》：问曰：病有洒淅恶寒而复发热者何?答曰：阴脉不足，阳往从之；阳脉不足，阴往乘之。曰：何谓阳不足?答曰：假令寸口脉微，名曰阳不足，阴气上入阳中，则洒淅恶寒也，曰：何谓阴不足?答曰：假令尺脉弱，名曰阴不足，阳气下陷入阴中，则发热也。

《伤寒论·辨脉法》：师曰：病人脉微而涩者，此为医所病也。大发其汗，又数大下之，其人亡血，病当恶寒，后乃发热，无休止时。夏月盛热，欲著复衣；冬月盛寒，欲裸其身。所以然者，阳微则恶寒，阴弱则发热，此医发其汗，令阳气微，又大下之：令阴气弱。

论 风 温 证

仲景云：太阳病，发热而渴，不恶寒者，为温病。若发汗已，身灼热者，名风温。风温为病，脉阴阳俱浮，自汗出，身重，多眠睡，鼻息必鼾，语言难出。若被下者，小便不利，直视失溲；若被火者，微发黄色，剧则如惊痫，时瘛疭。又云：阳脉浮滑，阴脉濡弱，更遇于风，变成风温。大抵温气大行，更感风邪，则有是证。今当春夏，病此者多，医作伤寒漏风治之，非也。不可火，不可下，不可大发汗，而仲景无药方，古法或谓当取手少阴火，足厥阴木，随经所在而取之，如麻黄薏苡仁汤、葳蕤汤之辈。予以谓败毒、独活、续命减麻黄去附子益佳。

注

《伤寒论》第 6 条：太阳病，发热而渴，不恶寒者，为温病。若发汗已，身灼热者，名风温。风温为病，脉阴阳俱浮、自汗出、身重、多眠睡、鼻息必鼾、语言难出。若被下者，小便不利，直视失溲；若被火者，微发黄色，剧则如惊痫，时瘈疭；若火熏之。一逆尚引日，再逆促命期。

《伤寒论·伤寒例》：阳脉浮滑，阴脉濡弱者，更遇于风，变为风温。

论 湿 疟 证

仲景云：若脉阴阳俱盛，重感于寒者，变成温疟。故朱肱、初虞世以小柴胡、白虎之类加桂以治之，此则仲景所谓温疟。疟之一证也，今庸医见前人有此治法，不问是何疟证，但见发寒发热，一概治之，疏矣！大抵疟证多端，有暑疟、有食疟、瘅疟、脾寒。而《千金》又有五脏所受不同，六腑之中止有胃疟一证，种类最多，安得一概而论？瘅疟者但热不寒，当用白虎。食疟者中有伏积，当下而去之。至于中暑、脾寒，此二证若水火相反。《素问》曰：夏伤于暑，秋为痎疟。又曰：夏暑汗不出者，秋成风疟。盖暑伏于中，得秋气乃发，故先热后寒，热多寒少，头昏痛。虚则发战，汗出一时乃止。盖心恶暑，心不受邪而包络受之。包络众涎所聚，暑伏于涎，心岂若脾寒，厚朴草果所能祛也；岂若温疟，柴胡黄芩所能除也；非砒沙脑麝之属不能入。故暑疟、脾寒，患者多而医不识病，妄投以药，邪未退，真气先受病，所以连绵不瘥也。予曾精意深究疟病一科，须是辨脉察证，穷究得病之渊源，故十治十中，无有失者。众人以疟为难治，予独以为易，要在辨其种类，识其先后。《素问·疟论》甚有妙处，当思而得之。

注

《伤寒论·伤寒例》：若脉阴阳俱盛，重感于寒者，变成温疟。

《金匮要略·疟病脉证并治第四》：师曰：阴气孤绝，阳气独发，则热而少气烦冤，手足热而欲呕，名曰瘅疟。若但热不寒者，邪气内藏于心，外舍分肉之间，令人消铄脱肉。

《素问·疟论》：帝曰：疟先寒而后热者，何也？岐伯曰：夏伤于大暑，其汗大出，腠理开发，因遇夏气凄怆之水寒，藏于腠理皮肤之中，秋伤于风，则病成矣。夫寒者，阴气也，风者，阳气也。先伤于寒而后伤于风，故先寒而后热也，病以时作，名曰寒疟。

《素问·疟论》：帝曰：先热而后寒者，何也？岐伯曰：此先伤于风而后伤于寒，故先热而后寒也，亦以时作，名曰温疟。其但热而不寒者，阴气先绝，阳气独发，则少气烦冤，手足热而欲呕，名曰瘅疟。

（陈富丽）

《伤寒百证歌》

卷 一

第一证
伤寒脉证总论歌

大浮数动滑阳脉，阴病见阳生可得。

沉涩弦微弱属阴，阳病见阴终死厄。

仲景云：脉大、浮、数、动、滑，此名阳也。脉沉、涩、弱、弦、微，此名阴也。阴病见阳脉者生，阳病见阴脉者死。

阴阳交互最难明，轻重斟量当别白。

脉虽有阴阳，须看轻重，以分表里。在下文。

轻手脉浮为在表，表实浮而兼有力。

但浮无力表中虚，自汗恶风常淅淅。

伤寒，先要辨表、里、虚、实，此四者为急。仲景云：浮为在表，沉为在里。然表证有虚有实。浮而有力者，表实也，无汗不恶风。浮而无力者，表虚也，自汗恶风也。

重手脉沉为在里，里实脉沉来亦实。

重手无力大而虚，此是里虚宜审的。

里证亦有虚实。脉沉而有力者，里实也，故腹满大便不通。沉而无力者，里虚也，或泄利，或阴证之类。

已上八句，辨表里虚实尽矣。

评

仲景以寸口脉象分阴阳，脉浮为在表，沉为在里。伤寒表实证与中风表虚证，均脉浮，浮为在表，但伤寒表实证，脉浮而有力，无汗恶风。中风表虚之证，脉浮缓，自汗恶风。脉沉为在里，沉而有力为阳明腑实之证，见腹满，大便秘结不通。沉而无力，为里虚之证，可以见太阴少阴下利之证。

风则虚浮寒牢坚，水停水潴必沉潜。

动则为痛数为热，支饮应须脉急弦。

太过之脉为可怪，不及之脉亦如然。

仲景云：风则虚浮，寒则牢坚，沉潜水滀，支饮急弦，动则为痛，数则热烦。太过可怪，不及亦然，邪不空见，中必有奸。

注

《伤寒论·平脉法》：风则浮虚，寒则牢坚，沉潜水滀，支饮急弦。动则为痛，数则热烦，设有不应，知变所缘。三部不同，病各异端，太过可怪，不及亦然。邪不空见，中必有奸，审察表里，三焦别焉。

荣卫太盛名高章，高章相搏名曰纲。

荣卫微时名慄徒频切，恐惧也。**卑，慄卑相搏损名彰。**

荣卫既和名缓迟，缓迟名沉此最良。

九种脉中辨虚实，长沙之诀妙难忘。

仲景云：寸口卫气盛，名曰高。荣气盛，名曰章。高章相搏，名曰纲。

卫气弱，名曰慄。荣气弱，名曰卑。慄卑相搏，名曰损。

卫气和，名曰缓。荣气和，名曰迟。缓迟相搏，名曰沉。

大抵仲景脉法，论伤寒与杂病脉法异。故予尝撰《仲景三十六种脉法》。

注

《伤寒论·平脉法》：寸口卫气盛，名曰高。荣气盛，名曰章。高章相搏，名曰纲。卫气弱，名曰慄；荣气弱，名曰卑。慄卑相搏，名曰损。卫气和，名曰缓；荣气和，名曰迟。缓迟相搏，名曰沉。

瞥瞥有如羹上肥，此脉定知阳气微。

萦萦来如蛛丝细，却是体中阴气衰。

脉如泻漆之绝者，病人亡血更何疑。

仲景云：脉瞥瞥如羹上肥者，阳气微页。脉萦萦如蜘蛛丝者，阳气衰也。脉绵绵如泻漆之绝者，亡血也。阳气衰《千金》作阴气衰。

注

《伤寒论·辨脉法》：脉瞥瞥，如羹上肥者，阳气微也。脉萦萦，如蜘蛛丝者，阳气衰也。脉绵绵，如泻漆之绝者，亡其血也。

阳结蔼蔼如车盖，阴结循竿亦象之。

仲景云：蔼蔼如车盖者，阳结也。累累如循竿者，阴结也。

注

《伤寒论·辨脉法》：脉蔼蔼，如车盖者，名曰阳结也。脉累累如循长竿者，名曰阴结也。

阳盛则促来一止，阴盛则结缓而迟。

此谓促结二脉也。仲景云：脉来缓，时一止，名曰结。脉来数，时一止，名曰促。脉阳盛则促，阴盛则结。

注

《伤寒论·辨脉法》：脉来缓，时一止复来者，名曰结。脉来数，时一止复来者，名曰促。脉阳盛则促，阴盛则结，此皆病脉。

纵横逆顺宜审察，残贼灾怪要须知。

仲景云：脉有相乘，有纵，有横，有逆，有顺，何谓也？曰：水行乘火，金行乘木，名曰纵；火行乘水，木行乘金，名曰横；水行乘金，火行乘木，名曰逆；金行乘水，木行乘火，名曰顺也。

又曰：脉有残贼，何谓也？师曰：脉有弦、紧、浮、滑、沉、涩。此六者，名残贼。能为诸贼作病也。

又问曰：脉有灾怪，何谓也？答曰：旧时服药，今乃发作，故谓灾怪。

注

《伤寒论·平脉法》：问曰：脉有相乘，有纵有横，有逆有顺，何谓也？师曰：水行乘火，金行乘木，名曰纵。火行乘水，木行乘金，名曰横。水行乘金，火行乘木，名曰逆。金行乘水，木行乘火，名曰顺也。问曰：脉有残贼，何谓也？师曰：脉有弦紧浮滑沉涩，此六脉名曰残贼，能为诸脉作病也。问曰：脉有灾怪，何谓也？师曰：假令人病，脉得太阳，与形证相应，因为作汤，比还送汤如食顷，病人乃大吐，若下利，腹中痛。师曰：我前来不见此证，今乃变异，是名灾怪。又问曰：何缘作此吐利？答曰：或有旧时服药，今乃发作，故为灾怪耳。

脉静人病内虚故，人安脉病曰行尸。

仲景云：脉病人不病曰行尸，以无主气，故眩仆不知人。人病脉不病，名曰内虚，以无谷神。虽困无苦。

注

《伤寒论·平脉法》：脉病人不病，名曰行尸，以无主气，卒眩仆不识人者，短命则死。人病脉不病，名曰内虚，以无谷神，虽困无苦。

右手气口当主气，主血人迎左其位。

气口紧盛食必伤，人迎紧盛风邪炽。

左为人迎，右为气口。人迎紧盛伤于风，气口紧盛伤于食也。

数为在腑迟为脏，浮为在表沉在里。

仲景云：浮为在表，沉为在里，数为在腑，迟为在脏。

注

《伤寒论·辨脉法》：寸口脉浮为在表，沉为在里，数为在腑，迟为在脏。假令脉迟，此为在脏也。

脉浮而缓风伤荣，浮紧兼涩寒伤卫。

脉微大忌令人吐，欲下犹防虚且细。

仲景云：脉微不可吐，虚细不可下。

注

《伤寒论》第23条：太阳病，得之八九日，如疟状，发热恶寒，热多寒少，其人不呕，清便欲自可，一日二三度发。脉微缓者，为欲愈也。脉微而恶寒者，此阴阳俱虚，不可更发汗，更下更吐也。面色反有热色者，未欲解也，以其不能得小汗出，身必痒，宜桂枝麻黄各半汤。

《伤寒论·辨脉法》：寸口脉浮而紧，浮则为风，紧则为寒。风则伤卫，寒则伤荣，荣卫俱病，骨节烦疼，当发其汗也。

《伤寒论·辨不可下病脉证并治》：诸虚者，不可下。下之则大渴，求水者易愈，恶水者剧。

沉微气弱汗为难，三者要须常审记。

孙用和云：阴虚脉沉微而气弱者，不可汗。三者，汗、下、吐三候，脉有不可行者，切当审也。

注

《伤寒论》第23条：太阳病，得之八九日，如疟状，发热恶寒，热多寒少，其人不呕，清便欲自可，一日二三度发。脉微缓者，为欲愈也。脉微而恶寒者，此阴阳俱虚，不可更发汗，更下更吐也。面色反有热色者，未欲解也，以其不能得小汗出，身必痒，宜桂枝麻黄各半汤。

阳加于阴有汗证，左手沉微却应未。

《素问》云：阳加于阴谓之汗。

注

《素问·阴阳别论》：阴搏阳别，谓之有子。阴阳虚肠澼死；阳加于阴谓之汗；阴虚阳搏谓之崩。

趺阳胃脉定死生，太溪肾脉为根蒂。

仲景说趺阳脉者，凡十有一。伤寒必诊太溪、趺阳者，谓以肾脉胃脉为主。仲景讥世人握手不及足者以此。

脉来六至或七至，邪气渐深须用意，

浮大昼加并属阳，沉细夜加分阴位。

九至以上来短促，状若涌泉无入气。

更加悬绝渐无根，命绝天真当死矣。

孙尚药云：脉及六至七至以上，浮大昼加病，沉细夜加病。更及八至，精气消，神气乱，必有散脱精神之候，须切急为治疗。又加之九至十至，虽和扁亦难救。如八至九至，加以悬绝者，无根也。如泉之涌。脉无入气，天真尽而必死矣。

注

《素问·平人气象论》：人一呼脉一动，一吸脉一动，曰少气。人一呼脉三动，一吸脉三动而躁，尺热曰病温，尺不热脉滑曰病风，脉涩曰痹。人一呼脉四动以上曰死，脉绝不至曰死，乍疏乍数曰死。

> **病人三部脉调匀，大小浮沉迟速类。**
>
> **此是阴阳气已和，勿药自然应可喜。**

仲景云：寸口关上、尺中三处，大小、浮沉、迟数同类，虽有寒热不解，此脉已和，虽剧当愈。

注

《伤寒论·辨脉法》：问曰：脉病欲知愈未愈者，何以别之？答曰：寸口、关上、尺中三处，大小。浮沉迟数同等，虽有寒热不解者，此脉阴阳为和平，虽剧当愈。

第二证
伤寒病证总类歌

> **伤寒中风与温湿，热病痓暍并时疫。**
>
> **证候阴阳虽则同，别为调治难专一。**

以上七证，大略虽相似，须别作调治。

> **一则桂枝二麻黄，三则青龙如鼎立。**
>
> **精对无差立便安，何须更数交传日。**

孙尚药云：一桂枝，二麻黄，三青龙，三日能精对无差，立当见效，不须更候五日，转泻反致坏病也。

> **发热恶寒发于阳，无热恶寒自阴出。**

仲景云：发热而恶寒者，发于阳也。无热而恶寒者，发于阴也。

> **阳盛热多内外热，白虎相当并竹叶。**

白虎汤、竹叶石膏汤，皆治内外热证。

> **阴盛寒湿脉沉弦，四逆理中为最捷。**

孙兆云：阴盛寒湿则用四逆汤、理中丸。

热邪入胃结成毒，大小承气宜疏泄。

热邪入胃，久则胃伤烂，宜调胃或大小承气汤。

胸满宜用泻心汤，

胸满证候用大小泻心汤。

结胸痞气当分别。

注

《伤寒论》第149条：伤寒五六日，呕而发热者，柴胡汤证具，而以他药下之，柴胡证仍在者，复与柴胡汤。此虽已下之，不为逆，必蒸蒸而振，却发热汗出而解。若心下满而硬痛者，此为结胸也，大陷胸汤主之；但满而不痛者，此为痞，柴胡不中与之，宜半夏泻心汤。

《伤寒论》第154条：心下痞，按之濡，其脉关上浮者，大黄黄连泻心汤主之。

《伤寒论》第155条：心下痞，而复恶寒、汗出者，附子泻心汤主之。

《伤寒论》第156条：本以下之，故心下痞；与泻心汤。痞不解。其人渴而口燥烦，小便不利者，五苓散主之。

《伤寒论》第157条：伤寒汗出解之后，胃中不和，心下痞硬，干噫食臭，胁下有水气，腹中雷鸣下利者，生姜泻心汤主之。

《伤寒论》第158条：伤寒中风，医反下之，其人下利，日数十行，谷不化，腹中雷鸣，心下痞硬而满，干呕心烦不得安，医见心下痞，谓病不尽，复下之，其痞益甚，此非结热，但以胃中虚，客气上逆，故使硬也，甘草泻心汤主之。

《伤寒论》第159条：伤寒服汤药，下利不止，心下痞硬，服泻心汤已，复以他药下之；利不止；医以理中与之，利益甚，理中者，理中焦，此利在下焦，赤石脂禹余粮汤主之。复不止者，当利其小便。赤石脂禹余粮汤。

《伤寒论》第164条：伤寒大下后复发汗，心下痞，恶寒者，表未解也。不可攻痞，当先解表，表解乃可攻痞；解表宜桂枝汤，攻痞宜大黄黄连泻心汤。

按之不痛为虚靳，按之若痛为实结。

浅深大小陷胸丸，仲景方中不徒设。

孙兆云：结胸痞气两分，浅深则大小陷胸丸。

注

《伤寒论》第131条：病发于阳，而反下之，热入因作结胸；病发于阴，而反下之，因作痞也。所以成结胸者，以下之太早故也。结胸者，项亦强，如柔痉状，下之则和，宜大陷胸丸。

《伤寒论》第138条：小结胸病，正在心下，按之则痛，脉浮滑者，小陷胸汤主之。

茵陈可治发黄证，柏皮治痢兼下血。

发黄疸，热则用茵陈汤。下利、肠毒、恶痢、下血，柏皮汤。

注

《伤寒论》第236条：阳明病，发热、汗出者，此为热越，不能发黄也。但头汗出，身无汗，剂颈而还，小便不利，渴饮水浆者，此为瘀热在里，身必发黄，茵陈蒿汤主之。

《伤寒论》第261条：伤寒身黄发热，栀子柏皮汤主之。

小便不利更喘满，烦渴五苓安可缺。

利小便止烦渴，用五苓散。

注

《伤寒论》第71条：太阳病，发汗后，大汗出、胃中干、烦躁不得眠，欲得饮水者，少少与饮之，令胃气和则愈；若脉浮、小便不利、微热、消渴者，五苓散主之。

半在里兮半在表，加减小柴胡有法。

小柴胡治半在表里，仲景有加减法。

夜中得脉日中愈，阴得阳兮灾必脱。

日中得脉中夜安，阳得阴兮自相悦。

阴阳调顺自和同，不须攻治翻为孽。

孙尚药云：凡伤寒三日，脉微而微数，以顺四时，身凉而和者，此名欲解也。夜半得脉，来日日中愈，阴得阳而解也。日中得脉，夜半愈，阳得阴而和也。阴阳和同尔。

注

《伤寒论·辨脉法》：问曰：伤寒三日，脉浮数而微，病人身凉和者，何也？答曰：此为欲解也，解以夜半。脉浮而解者，濈然汗出也。脉数而解者，必能食也。脉微而解者，必大汗出也。问曰：凡病欲知何时得，何时愈？答曰：假令夜半得病者，明日日中愈。日中得病者，夜半愈。何以言之？日中得病，夜半愈者，以阳得阴则解也；夜半得病，明日日中愈者，以阴得阳则解也。

第三证

表 证 歌

身热恶寒脉又浮，偏宜发汗更何求，

仲景云：脉浮，宜以汗解之。

评

发热，恶寒，脉浮，此为太阳病，当以汗法治之。

要须手足俱周遍，不欲淋漓似水流。

《金匮》云：凡发汗，欲令手足皆周，漐漐一时间益佳，但不欲流漓。若病不解，当重发汗，汗多则亡阳，阳虚不得重发汗也。

注

《伤寒论·辨可发汗病脉证并治》：凡发汗，欲令手足俱周，时出以漐漐然，一时间许，亦佳。不可令如水流。若病不解，当重发汗。汗多者，必亡阳，阳虚，不得重发汗也。

评

仲景于桂枝汤条下明文：发汗当遍身漐漐有汗者益佳，不何令如水流漓，病并不除。汗为心之液，多汗则亡失心阳，阳虚之人不可重发汗。

轻则随时与和解，重须正发病当瘳。

仲景有和解之者，有正发之者。和解若小柴胡、桂枝是也。正发若麻黄之类是也。

评

表证仲景主要有和解法和发汗解表之正治法，正治法以麻黄汤辛温发汗，宣肺平喘；轻则以桂枝汤解肌祛风，调和营卫，或者以小柴胡汤为和解少阳，调畅枢机。

初春阳弱阴尚胜，不可丞夺成扰搜。

夏时暑热脉洪大，玄府开时汗易谋。

初春阳弱，不可大发汗以扰乎阳。夏则玄府汗孔开，故易汗。

不可汗脉微而弱，更兼尺中脉迟缓。

《金匮》云：脉微不可发汗，无阳故也。又云：尺中脉迟，荣不足，血气少，不可汗。

注

《伤寒论·辨不可发汗病脉证并治》：少阴病，脉微，不可发汗，亡阳故也。

《伤寒论》第50条：脉浮紧者，法当身疼痛，宜以汗解之；假令尺中迟者，不可发汗。何以知然，以荣气不足，血少故也。

《伤寒论》第286条：少阴病，脉微，不可发汗，亡阳故也。阳已虚，尺脉弱涩者，复不可下之。

微弱无阳迟少血，安可麻黄求发散。

更有衄血并下血，

仲景云：衄家不可发汗，发汗则额上陷。亡血家不可发汗，发汗则寒慄而振。

风温湿温如何发，坏病虚烦且慎之，

腹间动气宜区别。

此五证皆不可汗。解在第三十一。

注

《伤寒论》第86条：衄家，不可发汗；汗出必额上陷、脉急紧、直视不能眴不得眠。

《伤寒论》第87条：亡血家，不可发汗；发汗则寒慄而振。

> **妇人经水适来时，此是小柴胡证决。**

> **忽然误汗表里虚，郁冒不知人作莩。**

妇人经水适来适断，属小柴胡证。误汗，郁冒不知人。

注

《伤寒论》第144条：妇人中风，七八日续得寒热，发作有时，经水适断者，此为热入血室，其血必结，故使如疟状，发作有时，小柴胡汤主之。

第四证

里 证 歌

> **不恶寒兮反恶热，胃中干燥并潮热。**

阳明证，身热，汗自出，不恶寒，反恶热，当下之。又云：潮热者，实也，宜下之。

注

《伤寒论》第182条：问曰：阳明病外证云何？答曰：身热，汗自出，不恶寒反恶热也。

《伤寒论》第240条：病人烦热，汗出则解；又如疟状，日晡所发热者，属阳明也。脉实者，宜下之；脉浮虚者，宜发汗。下之与大承气汤，发汗宜桂枝汤。

> **手心腋下汗常润，小便如常大便结，**

> **腹满而喘或谵语，脉沉而滑里证诀。**

手心与两腋下润，小便如经常，大便结硬，皆里证也。内实则腹满而喘，沉而滑者，病在内，是曰里证也。

注

《伤寒论》第208条：阳明病，脉迟，虽汗出不恶寒者，其身必重，短气，腹满而喘，有潮热者，此外欲解，可攻里也。手足濈然汗出者，此大便已硬也，大承气汤主之；若汗多，微发热恶寒者，外未解也；其热不潮，未可与承气汤；若腹大满不通者，可与小承气汤，微和胃气，勿令至大泄下。

> **阳盛阴虚速下之，安可日数拘屑屑。**

仲景云：阳盛阴虚，汗之则死，下之则愈。盖阳盛则外热，阴虚则内热。内外皆热，故当下，虽二三日便可下，不必四五日过经也。

注

《伤寒论·伤寒例》：夫阳盛阴虚，汗之则死，下之则愈；阳虚阴盛，汗之则愈，下之则死。

失下心胸皆痞闷，冒郁不安成热厥。

失下则热极生寒，故冒而厥。厥则半日后复热也。

注

《伤寒论》第366条：下利脉沉而迟，其人面少赤，身有微热，下利清谷者，必郁冒汗出而解，病人必微厥，所以然者，其面戴阳，下虚故也。

庸医不晓疑是阴，误进热药精魂绝。

庸医见厥，便以为阴。误服热药，则发斑、发黄，不知人也。

三阴大约可温之，积证见时方发泄。

太阴腹满或时痛，少阴口燥心下渴。

积证悉具更无疑，要在安详加审别。

三阴大约可温，唯有积证当下。仲景云：太阳病，医反下之。因腹满时痛属太阴，桂枝加芍药汤主之。其大实痛，则大黄汤主之。又云：少阴口燥咽干，急下之，宜承气汤。如此者当下之也。

注

《伤寒论》第279条：本太阳病，医反下之，因尔腹满时痛者，属太阴也，桂枝加芍药汤主之；大实痛者，桂枝加大黄汤主之。

《伤寒论》第320条：少阴病，得之二三日，口燥咽干者，急下之，宜大承气汤。

病犹在表不可下，脉浮更兼虚细者。

仲景云：脉浮为在表。又云：虚细不可下之。

注

《伤寒论·辨脉法》：寸口脉浮为在表，沉为在里，数为在腑，迟为在脏。假令脉迟，此为在脏也。

《伤寒论·辨不可下病脉证并治》：诸虚者，不可下。下之则大渴，求水者易愈，恶水者剧。

恶寒呕吐小便清，

恶寒者，表未解。《金匮》云：欲吐者不可下。小便清者，知不在里而在表也。

不转矢气应难泻。

不转矢气者，屎强硬，其后必溏也。

注

《伤寒论》第56条：伤寒不大便六七日，头痛有热者，与承气汤；其小便清者，知不在里，仍在表也，当须发汗；若头痛者必衄。宜桂枝汤。

《伤寒论》第134条：太阳病，脉浮而动数，浮则为风，数则为热，动则为痛，数则为虚；头痛，发热，微盗汗出，而反恶寒者，表未解也。

《伤寒论》第209条：阳明病，潮热，大便微硬者，可与大承气汤。不硬者，不可与之。若不大便六七日，恐有燥屎，欲知之法，少与小承气汤，汤入腹中，转矢气者，此有燥屎也，乃可攻之；若不转矢气者，此但初头硬，后必溏，不可攻之，攻之必胀满不能食也。欲饮水者，与水则哕。其后发热者，必大便复硬而少也，以小承气汤和之；不转矢气者，慎不可攻也。

《金匮要略·呕吐哕下利病脉证治》：病人欲吐者，不可下之。

评

"其高者，因而越之"，病人欲吐者，此时当因势利导，以吐法治疗，不可逆其病势而用下法。

大便坚硬小便数，

脾约证。

阳明自汗津液寡。

蜜兑证。

注

《伤寒论》第233条：阳明病，自汗出，若发汗，小便自利者，此为津液内竭，虽硬不可攻下之；当须自欲大便，宜蜜煎导而通之。若土瓜根及大猪胆汁，皆可为导。

《伤寒论》第247条：趺阳脉浮而涩，浮则胃气强，涩则小便数；浮涩相搏，大便则硬，其脾为约，麻子仁丸主之。

如斯之类下为难，莫便参差成误也。

第五证
表里寒热歌

病人身热欲得衣，寒在骨髓热在肌。
先与桂枝使寒已，小柴加桂次温之。
病人身寒衣裤退，寒在皮肤热在髓。
白虎加参先除热，桂黄各半解其外。

仲景云：病人身大热，反欲得衣者，热在皮肤，寒在骨髓也。身大寒，反不欲近衣者，寒在皮肤，热在骨髓也。仲景俱无治法。朱肱云：寒在骨髓，先与桂枝，次与小柴胡加桂汤。热在骨髓，先以白虎加人参汤以除其热，次以桂枝麻黄各半汤以解其外也。

注

《伤寒论》第11条：病患身大热，反欲得衣者，热在皮肤，寒在骨髓也；身大寒，反不欲近衣者，寒在皮肤，热在骨髓也。

《类证活人书·卷第三》：寒在骨髓也，仲景无治法，宜先与阳旦汤，寒已。次以小柴胡加桂以温其表。病患身大寒。反不欲近衣，寒在皮肤。热在骨髓也。仲景亦无治法，宜先与白虎加人参汤。热除。次以桂枝麻黄各半汤以解其外。

《伤寒论》第169条：伤寒若吐若下后，七八日不解，热结在里，表里俱热，时时恶风、大渴、舌上干燥而烦、欲饮水数升者，白虎加人参汤主之。

《伤寒论》第23条：太阳病，得之八九日，如疟状，发热恶寒，热多寒少，其人不呕，清便欲自可，一日二三度发。脉微缓者，为欲愈也；脉微而恶寒者，此阴阳俱虚，不可更发汗、更下、更吐也；面色反有热色者，未欲解也，以其不能得小汗出，身必痒，宜桂枝麻黄各半汤。

病有标本开始末，先后不同当审察。

里寒表热脉沉迟，里热表寒脉必滑。

朱肱云：里寒表热者，脉沉而迟。里热表寒者，脉必滑也。

注

《类证活人书·卷第三》：表热里寒者，脉须沉而迟，手或微厥，下利清谷也，所以阴证亦有发热者，四逆汤、通脉四逆汤主之。表寒里热者，脉必滑而厥，口燥舌干也。

《伤寒论》第350条：伤寒脉滑而厥者，里有热，白虎汤主之。

《伤寒论》第366条：下利脉沉而迟，其人面少赤、身有微热，下利清谷者，必郁冒汗出而解，病人必微厥，所以然者，其面戴阳，下虚故也。

第六证
表里虚实歌

脉浮而缓表中虚，有汗恶风腠理疏。

浮紧而涩表却实，恶寒无汗体焚如。

伤寒最要辨表里虚实为先。有表实，有表虚，有里实，有里虚，有表里俱实，有表里俱虚，先辨此六者，然后用药，无不瘥矣。盖脉浮而缓，又恶风有汗，此表虚中风证也。脉浮紧而涩，尺有力，恶寒无汗，此表实伤寒证也。

注

《伤寒论》第2条：太阳病，发热，汗出，恶风，脉缓者，名为中风。

《伤寒论》第3条：太阳病，或已发热，或未发热，必恶寒，体痛，呕逆，脉阴阳俱紧者，名为伤寒。

> **脉沉无力里虚证，四逆理中为对病。**
> **沉而有力紧且实，柴胡承气宜相应。**

里虚宜温之，故用四逆理中。里实宜下之，故用柴胡承气。

注

《伤寒论》第208条：阳明病，脉迟，虽汗出不恶寒者，其身必重，短气，腹满而喘，有潮热者，此外欲解，可攻里也。手足濈然汗出者，此大便已硬也，大承气汤主之；若汗多，微发热恶寒者，外未解也；其热不潮，未可与承气汤；若腹大满不通者，可与小承气汤，微和胃气，勿令至大泄下。

《伤寒论》第266条：本太阳病不解，转入少阳者，胁下硬满，干呕不能食，往来寒热，尚未吐下，脉沉紧者，与小柴胡汤。

《伤寒论》第323条：少阴病，脉沉者，急温之，宜四逆汤。

> **又有表和而里病，下之则愈斯为正。**
> **里和表病汗为宜，忽然误下应难拯。**

《外台》云：表和里病，下之则愈，汗之则死。里和表病，汗之则愈，下之则死。

注

《外台秘要·卷第一·诸论伤寒八家合一十六首》：夫表和里病，下之而愈，汗之则死。里和表病，汗之而愈，下之则死。

《伤寒论·伤寒例》：夫阳盛阴虚，汗之则死，下之则愈；阳虚阴盛，汗之则愈，下之则死。

> **虚则温之实泻之，病形脉证要相宜，**
> **更兼药饵如精对，立便安康待甚时。**

孙尚药云：精对无差，立当见效。不必三日以前汗，五日以后下也。

第七证
急救表里歌

> **伤寒下后表里虚，急当救疗莫踌躇。**
> **下利不止身疼痛，救里为先四逆钦。**
> **急若清便自调适，却宜救表桂枝徒。**
> **切莫迟延生别病，过街脉变在斯须。**

仲景云：伤寒，医下之，续得下利。消谷不止，身疼痛者，急当救里，后身疼痛清便自调者，急当救表。救里宜四逆，救表宜桂枝。

注

《伤寒论》第 91 条：伤寒，医下之，续得下利清谷不止，身疼痛者，急当救里；后身疼痛，清便自调者，急当救表。救里宜四逆汤，救表宜桂枝汤。

第八证
无表里证歌

既无里证又无表，随证小柴胡治疗。

大便坚硬脉浮数，却与大柴胡极妙。

仲景云：病人无表里证，发热七八日，脉浮数，可与大柴胡汤下之。

注

《伤寒论》第 136 条：伤寒十余日，热结在里，复往来寒热者，与大柴胡汤，但结胸，无大热者，此为水结在胸胁也，但头微汗出者，大陷胸汤主之。

七八日后至过经，证候如斯当辨晓。

何况热实睛不和，常觉目中不了了。

仲景云：伤寒六七日，目中不了了，睛不和，无表里证，大便难，微热者，急下之，大承气柴胡。

注

《伤寒论》第 252 条：伤寒六七日，目中不了了，睛不和，无表里证，大便难，身微热者，此为实也，急下之，宜大承气汤。

第九证
表里水证歌

有水须分表和里，安可妄投增病势。

干呕微利咳发热，谓表有水青龙谛。

仲景云：伤寒表不解，心下有水气，干呕发热而咳，或渴，或利，或噎，或小便不利，小腹满，或喘者，小青龙，此谓表有水也。

注

《伤寒论》第40条：伤寒表不解，心下有水气，干呕、发热而咳，或渴，或利，或噎，或小便不利，少腹满，或喘者，小青龙汤主之。

忽若身凉并汗出，两胁疼痛心下痞。

表解争知里未和，十枣汤方能主治。

太阳中风，心下痞硬满，引胁下痛，干呕短气，汗出不恶寒者，此表解里未和也，十枣汤主之。

注

《伤寒论》第152条：太阳中风，下利，呕逆，表解者，乃可攻之。其人漐漐汗出，发作有时，头痛、心下痞硬满，引胁下痛，干呕短气，汗出不恶寒者，此表解里未和也。十枣汤主之。

第十证
表里两证俱见歌

脉来浮大表证尔，便赤烦渴却在里。

脉浮者，表证也。小便赤而烦渴，又却有里证也。

注

《伤寒论·辨脉法》：寸口脉浮为在表，沉为在里，数为在腑，迟为在脏。
《伤寒论》第51条：脉浮者，病在表，可发汗，宜麻黄汤。

表里两证俱见时，当用五苓与调理。

此证宜用五苓散，盖五苓治内外俱热。

注

《伤寒论》第74条：中风、发热六七日不解而烦，有表里证，渴欲饮水，水入则吐者，名曰水逆，五苓散主之。

又如大便数日结，头痛更兼身有热。

其人小便却又清，亦是两证当区别。

仲景云：大便结硬，头痛身热，小便却清，知不在里而在表也。

注

《伤寒论》第56条：伤寒不大便六七日，头痛有热者，与承气汤；其小便清者，知不在里，仍在表也，当须发汗。若头痛者必衄，宜桂枝汤。

大便坚硬脉沉细，里证当下分明谛。

头汗出时微恶寒，手足兼冷却非是。

仲景云：伤寒五六日，头汗出，微恶寒，手足冷，心下满，口不欲食，大便硬，脉细者，此为阳微结，有表复有里也。脉沉，亦在里也。此为半在表半在里焉。

注

《伤寒论》第 148 条：伤寒五六日，头汗出，微恶寒，手足冷，心下满，口不欲食，大便硬，脉细者，此为阳微结，必有表，复有里也，脉沉，亦在里也。汗出，为阳微；假令纯阴结，不得复有外证，悉入在里，此为半在里半在外也。脉虽沉紧，不得为少阴病。所以然者，阴不得有汗，今头汗出，故知非少阴也，可与小柴胡汤；设不了了者，得屎而解。

仲景著论非一端，要在审详而已矣。

仲景云：中有两证者，凡十余法，故此略举一二为例。

第十一证
三阴三阳传入歌

尺寸俱浮属巨阳，一二日内病如常。

经络上连风府穴，头项痛兮腰脊强。

仲景云：尺寸俱浮者，太阳受病，当一二日发。以其脉上连风府，故头项痛，腰脊强。

注

《伤寒论·伤寒例》：尺寸俱浮者，太阳受病也，当一二日发。以其脉上连风府，故头项痛，腰脊强。

脉长阳明为受病，二三日内斯为应。

挟鼻络目是其经，目痛鼻干眠不稳。

仲景云：尺寸俱长者，阳明受病也，当二三日发。以其脉挟鼻络于目，故身热，目疼，鼻干，不得卧也。

注

《伤寒论·伤寒例》：尺寸俱长者，阳明受病也，当二三日发。以其脉夹鼻，络于目，故身热，目疼，鼻干，不得卧。

少阳经络贯耳中，脉弦胁痛耳应聋。

四日以前皆在腑，汗之即退易为功。

仲景云：尺寸俱弦者，少阳受病也，当三四日发。以其脉循胁络于耳，故胸胁痛而耳聋。此三经受病，未入脏，故可汗也。

注

《伤寒论·伤寒例》：尺寸俱弦者，少阳受病也，当三四日发。以其脉循胁络于耳，故胸胁痛而耳聋。此三经皆受病，未入于府者，可汗而已。

四五日中得太阴，太阴之脉细而沉。

布胃络嗌嗌干燥，脾宫腹满病难禁。

仲景云：尺寸俱沉细者，太阴受病也，当四五日发。以其脉布胃中，络于嗌，故腹满而嗌干矣。

注

《伤寒论·伤寒例》：尺寸俱沉细者，太阴受病也，当四五日发。以其脉布胃中，络于嗌，故腹满而嗌干。

少阴传到脉沉紧，贯肾络肺系舌本。

口燥舌干渴不休，五六日中病有准。

仲景云：尺寸脉俱沉者，少阴受病也，当五六日发。以其脉贯肾，络于肺，系舌本，故口燥舌干而渴。

注

《伤寒论·伤寒例》：尺寸俱沉者，少阴受病也，当五六日发。以其脉贯肾，络于肺，系舌本，故口燥舌干而渴。

七八日至厥阴经，烦满囊缩可忧惊。

三阴受邪已入脏，欲宜泻下自和平。

仲景云：尺寸俱微缓者，厥阴受病也，当六七日发。以其脉循阴器络于肝，故烦满而囊缩。必三阴皆已入脏，故可下而已也。

注

《伤寒论·伤寒例》：尺寸俱微缓者，厥阴受病也，当六七日发。以其脉循阴器络于肝，故烦满而囊缩。此三经皆受病，已入于府，可下而已。

六经已尽传亦遍，土不受邪脉来缓。

水火相交气已和，云与雨至斯为汗。

若传至厥阴，其脉来缓者，脾土不再受克，故水升火降，气和而大汗解矣。

第十二证
阴阳两感歌

伤寒热甚虽不死，两感伤寒漫料理。

仲景云：凡伤于寒则发为热，虽甚不死。若两感于寒而病者，必死。又曰两感病俱作，治有先后，发表攻里，本自不同，故漫料理可也。

注

《伤寒论·伤寒例》：凡伤于寒，则为病热，热虽甚，不死。若两感于寒而病者，必死……凡两感俱作，治有先后。发表攻里，本自不同，而执迷用意者，乃云神丹甘遂合而饮之，且解其表，又除其里，言巧似是，其理实违。

一日太阳少阴病，腹痛口干烦饮水。

太阳，膀胱也。少阴，肾也。为表里。故仲景云：太阳与少阴俱病，则腹痛口干，烦满而渴。

注

《伤寒论·伤寒例》：若两感于寒者，一日太阳受之，即与少阴俱病，则头痛口干，烦满而渴。

二日阳明合太阴，腹满身热如火炽。

不欲饮食鼻内干，妄言谵语终难睡。

仲景云：二日阳明与太阴俱病，则腹满身热，不欲食，谵语。

注

《伤寒论·伤寒例》：二日阳明受之，即与太阳俱病，则腹满身热，不欲食，谵语。

三日少阳合厥阴，耳聋囊缩不知人。

厥逆水浆不入口，六日为期是死辰。

仲景云：三日少阳与厥阴俱病，则耳聋囊缩而厥，水浆不入口，不知人者，六日死矣。

注

《伤寒论·伤寒例》：三日少阳受之，即与厥阴俱病，则耳聋，囊缩而厥，水浆不入，不知人者，六日死。

第十三证
阳证阳毒歌

太阳阳明与少阳，三阳传入是其常。

一二日太阳，二三日阳明，三四日少阳，各以其经传入也。

注

《伤寒论·伤寒例》：尺寸俱浮者，太阳受病也，当一二日发。以其脉上连风府，故头项痛，腰脊强。尺寸俱长者，阳明受病也，当二三日发。以其脉侠鼻，络于目，故身热，目疼，鼻干，不得卧。尺寸俱弦者，少阳受病也，当三四日发。以其脉循胁络于耳，故胸胁痛而耳聋。此三经皆受病，未入于府者，可汗而已。

太阳脉浮恶寒气，阳明恶热脉来长。

太阳脉浮，阳明脉长。太阳恶寒恶风，阳明不恶寒反恶热。

注

《伤寒论》第1条：太阳之为病，脉浮，头项强痛而恶寒。

《伤寒论》第182条：问曰：阳明病外证云何？答曰：身热，汗自出，不恶寒反恶热也。

《伤寒论》第186条：伤寒三日，阳明脉大。

少阳口苦胁下满，往来寒热脉弦张。

仲景云：少阳之为病，口苦，咽干，目眩。又曰：太阳病不解，转入少阳者，胁下坚满，往来寒热，其脉弦细。

注

《伤寒论》第263条：少阳之为病，口苦，咽干，目眩也。

《伤寒论》第266条：本太阳病不解，转入少阳者，胁下硬满，干呕不能食，往来寒热，尚未吐下，脉沉紧者，与小柴胡汤。

阳若独盛阴暴绝，变为阳毒必发狂。

三阳病不治，必变为阳毒。

内外热结舌又卷，鼻中煤烟不可当。

脉应洪实或滑促，宜用升麻栀子汤。

第十四证
阴证阴毒歌

饮食不节阴受之，太阴腹胀病在脾。

《素问》云：起居不节，阴受之。饮食不节则阴受之。伤寒四五日，传太阴。太阴，脾经也，故其腹胀满。

注

《伤寒论·伤寒例》：尺寸俱沉细者，太阴受病也，当四五日发。以其脉布胃中，络于嗌，故腹满而嗌干。

《素问·太阴阳明论》：故犯贼风虚邪者，阳受之；食饮不节，起居不时者，阴受之。

评

仲景于太阴篇提纲条明确提出：太阴之为病，腹满而吐，食不下，自利益甚。"脏寒生满病"，太阴病的基本病机为脾胃虚寒，故以腹胀满为其主证。

少阴肾病脉微细，心烦但寐渴无时。

仲景云：少阴之为病，脉微细，但欲寐。又云：少阴但欲寐，五六日自利而渴。

注

《伤寒论》第 281 条：少阴之为病，脉微细，但欲寐也。

《伤寒论》第 282 条：少阴病，欲吐不吐，心烦但欲寐，五六日自利而渴者，属少阴也。虚故引水自救；若小便色白者，少阴病形悉具；小便白者，以下焦虚有寒，不能制水，故令色白也。

评

仲景于少阴篇提纲条明确提出：少阴之为病，脉微细，但欲寐也。少阴寒化证以阳虚阴盛为主，阳虚津液无以上蒸则口渴，烦乃阴寒盛逼阳于外，虚阳扰神之烦，非阳明病栀子豉汤证热烦。二者不难鉴别。少阴病烦而欲寐。

厥阴气上冲心下，饥不欲食食吐蛔。（音回）。

仲景云：厥阴为病，消渴，气上冲心，饥不欲食，食吐蛔。

注

《伤寒论》第 326 条：厥阴之为病，消渴，气上撞心，心中疼热，饥而不欲食，食则吐蛔。下之利不止。

阴病若深阳顿绝，变成阴毒更何疑。

> 四肢逆冷脐筑痛，身如被杖痛可知。

宋迪云：积阴盛于下，则微阳消于上。故其候沉重，四肢逆冷，脐腹筑痛，身疼如被杖。

注

《金匮要略·百合狐惑阴阳毒病证治》：阴毒之为病，面目青，身痛如被杖，咽喉痛。五日可治，七日不可治，升麻鳖甲汤去雄黄、蜀椒主之。

> 或因冷物伤脾胃，或因欲事肾经衰。
> 内感伏阴外寒气，腰重头疼觉倦疲。

阴毒本因肾气虚寒，嗜欲过多，或伤冷物，复伤风邪。内既伏阴，外又感寒，或先感外寒而内伏阴。内外皆阴，故阳气不守，遂发头疼，腰重，腹痛，眼睛疼，身体倦怠而不甚热，四肢逆冷矣。

> 额上手背皆冷汗，二三日内尚支持。

额上手背皆有冷汗，二三日内或可起行，不甚劳重。

> 六脉沉细时来疾，尺部短小力还微。
> 寸口有时或来大，误经转泻若何医。

阴毒诊之，则六脉俱沉细而疾，尺部短小，寸口或大。六脉俱浮大，或沉取之大而不甚疾者，非阴证也。误转泻，则渴转甚，躁转急。

注

《金匮要略·百合狐惑阴阳毒病证治第三》：阴毒之为病，面目青，身痛如被杖，咽喉痛。五日可治，七日不可治，升麻鳖甲汤去雄黄、蜀椒主之。

> 阴病渐深腹转痛，心胸膜胀郑声随。
> 虚汗不止咽不利，指甲青黑面色黧。

阴证深则咽喉不利，心下胀满，结硬躁渴，虚汗不止，或时郑声，指甲面色俱青黑。仲景云：虚则郑声。

注

《伤寒论》第210条：夫实则谵语，虚则郑声。郑声者，重语也；直视，谵语，喘满者死，下利者亦死。

> 一息七至沉细疾，速灸关元不可迟。

六脉沉细而疾，一息七至以来，有此证者，宜速灸关元二三百壮。穴在脐下三寸。

> 更兼金液来苏治，庶得阳回命可追。

灸毕，更以金液来苏丹助之，庶几阳复也。

第十五证
太阳阳明合病歌

太阳阳明同合病，仲景法中有三证。

自利宜服葛根汤，但呕却加半夏应。

喘而胸满属麻黄，慎勿下之轻性命。

循规守矩治为宜，要使冲和自安静。

仲景三证：一者，太阳与阳明合病则自利，葛根汤主之。二者，合病不下利，但呕者，葛根加半夏汤主之。三者，太阳阳明合病，喘而胸满者不可下，宜麻黄汤。

注

《伤寒论》第 32 条：太阳与阳明合病者，必自下利，葛根汤主之。

《伤寒论》第 33 条：太阳与阳明合病，不下利，但呕者，葛根加半夏汤主之。

《伤寒论》第 36 条：太阳与阳明合病，喘而胸满者，不可下，宜麻黄汤。

第十六证
太阳少阳合病歌

太阳少阳合病时，亦须下利更何疑。

下利黄芩汤可用，若呕还加半夏奇。

仲景云：太阳少阳合病，自下利者，与黄芩汤。若呕者，黄芩加半夏生姜汤。

注

《伤寒论》第 172 条：太阳与少阳合病，自下利者，与黄芩汤；若呕者，黄芩加半夏生姜汤主之。

第十七证
三阳合病歌

腹满身重难转侧，面垢遗尿谵语极。

三阳合病口不仁，白虎汤功更奇特。

仲景云：三阳合病，腹满身重，难以转侧，口中不仁，谵语，遗溺。发汗则谵语，下之则额上生汗，手足厥冷，自汗，白虎汤主之。

注

《伤寒论》第219条：三阳合病，腹满、身重，难以转侧，口不仁，面垢，谵语，遗尿，发汗，则谵语；下之，则额上生汗，手足逆冷；若自汗出者，白虎汤主之。

第十八证
太阳少阳并病歌

太少并病证有二，汗下差之皆致毙。

头痛眩冒如结胸，误若汗时谵语至。

肺俞肝俞皆可刺，谵语却刺期门是。

仲景一证云：太阳少阳并病，头痛眩冒，时如结胸，心下痞硬，当刺肺俞肝俞，不可发汗。发汗则谵语，脉弦。五日谵语不止，当刺期门。

注

《伤寒论》第142条：太阳与少阳并病，头项强痛，或眩冒，时如结胸，心下痞硬者，当刺大椎第一间，肺俞、肝俞，慎不可发汗；发汗则谵语，脉弦，五日谵语不止，当刺期门。

颈项强时刺大椎，此候在心当切记。

一证云：太少并病，心下硬，颈强而眩者，当刺大椎、肺俞、肝俞，慎勿下。

注

《伤寒论》第171条：太阳少阳并病，心下硬，颈项强而眩者，当刺大椎、肺俞、肝俞，慎勿下之。

第十九证
阴证似阳歌

烦躁面赤身微热，脉至沉微阴作孽。

脉来沉微者，阴也。阴极生热，故烦躁，面赤，身热。

阴证似阳医者疑，但以脉凭斯要诀。

但以脉为据，不必守证也。

身热里寒阴躁盛，面戴阳兮下虚证。

身热也，里寒也，烦躁者，阴盛也。面戴阳者，下虚故也。此皆阴证似阳也。

注

《伤寒论》第 366 条：下利脉沉而迟，其人面少赤，身有微热，下利清谷者，必郁冒汗出而解，病人必微厥。所以然者，其面戴阳，下虚故也。

阴发躁兮热发厥，物极则反皆理性。

阴极则生躁，热极则发厥。物极则反，皆物之理性也。

第二十证

阳证似阴歌

小便赤色大便秘，其脉沉滑阳证是。

四肢逆冷伏热深，阳证似阴当审谛。

小便赤，大便秘，脉沉滑，阳证也。阳极生阴，热极生寒，故令四肢逆冷，以其伏热深也。医见四肢逆冷，便以为阴，则误也，当仔细审详。

轻者且宜供白虎，重者须当用承气。

重阳如阴理宜然，寒暑之变亦如是。

注

《伤寒论》第 350 条：伤寒脉滑而厥者，里有热，白虎汤主之。

（陈富丽）

卷 二

第二十一证
阴盛隔阳歌

身冷脉沉紧且细，内虽烦躁不饮水。

此名阴盛隔阳证，霹雳散用烦躁止。

脉沉紧而细，不欲饮水者，阴盛隔阳也。当用附子霹雳散。

躁若止兮应得睡，寒已散兮阴自退。

热气上行得汗瘥，火焰丹砂宜用矣。

第二十二证
阴 阳 易 歌

男子阴肿多绞刺，妇人腰痛并里急。

伤寒瘥后便行房，男名阳易女阴易。

热上冲胸头不举，眼中生花气奄奄。

烧裈猴（音加）鼠橘皮汤，选此用之医可必。

仲景云：伤寒阴阳易之为病，身体重，少气，小腹里急，或引阴中拘挛，热上冲胸，头重不欲举，眼中生花，眼胞赤，膝胫拘急，烧裈散主之。此病男子则阴肿，妇人则腰痛。《千金》《外台》有猴鼠汤，橘皮汤亦可用。

注

《伤寒论》第392条：伤寒阴易之为病，其人身体重，少气，少腹里急，或引阴中拘挛，热上冲胸，头重不欲举，眼中生花，膝胫拘急者，烧裈散主之。

第二十三证
伤 寒 歌

脉浮紧涩是伤寒，热少寒多不躁烦。

伤寒脉浮紧而涩，热少寒多，心不烦躁。

注

《伤寒论》第 3 条：太阳病，或已发热，或未发热，必恶寒、体痛、呕逆、脉阴阳俱紧者，名为伤寒。

头痛无汗身拘急，微厥之时在指端。

腰脊疼痛色多惨，唯宜发汗与通关。

学者先须要辨伤寒中风二证。伤寒，脉浮紧而涩。中风，脉浮而缓。伤寒者，恶寒不恶风；中风者，恶风不恶寒。伤寒者，无汗；中风者，自汗。伤寒者，面色惨凄；中风者，其面色和悦也。

注

《伤寒论》第 2 条：太阳病，发热，汗出，恶风，脉缓者，名为中风。

《伤寒论》第 3 条：太阳病，或已发热，或未发热，必恶寒，体痛，呕逆，脉阴阳俱紧者，名为伤寒。

大青龙证及麻黄，热多寒少亦其常。

伤寒大抵虽热少寒多，亦有热多寒少者。如麻黄证云发热身痛，大青龙证云脉浮紧，发热而恶寒。

注

《伤寒论》第 35 条：太阳病，头痛发热，身疼腰痛，骨节疼痛，恶风，无汗而喘者，麻黄汤主之。

《伤寒论》第 38 条：太阳中风，脉浮紧，发热，恶寒，身疼痛，不汗出而烦躁者，大青龙汤主之；若脉微弱，汗出恶风者，不可服之。服之则厥逆，筋惕肉𥆧，此为逆也。

热多寒少不烦躁，亦宜汗解正相当。

微弱无阳桂枝越。

仲景云：太阳病发热多寒少，脉微弱者，无阳也，不可发汗，用桂枝二越婢一汤。

尺迟血少建中汤。尺脉迟者，血少也，宜建中汤。仲景建中证云：伤寒阳脉涩，阴脉弦，法当腹中急痛，与建中汤。迟弦虽不同，皆少血之脉也。

注

《伤寒论》第27条：太阳病，发热恶寒，热多寒少，脉微弱者，此无阳也，不可发汗，宜桂枝二越婢一汤。

《伤寒论》第100条：伤寒，阳脉涩，阴脉弦，法当腹中急痛，先与小建中汤；不瘥者，小柴胡汤主之。

淋家衄家不可汗，小柴胡解自安康。

淋家、衄家、疮家以至四动脉，不可发汗者，王实皆用小柴胡汤。

注

《伤寒论》第84条：淋家，不可发汗；发汗必便血。

《伤寒论》第85条：疮家，虽身疼痛，不可发汗；汗出则痉。

《伤寒论》第86条：衄家，不可发汗；汗出必额上陷脉急紧，直视不能眴，不得眠。

《伤寒论》第96条：伤寒五六日，中风，往来寒热，胸胁苦满，嘿嘿不欲饮食，心烦喜呕，或胸中烦而不呕，或渴，或腹中痛，或胁下痞硬，或心下悸，小便不利，或不渴，身有微热，或咳者，小柴胡汤主之。

《伤寒论·辨不可发汗病脉证并治》：脉濡而弱，弱反在关，濡反在巅，微反在上，涩反在下。微则阳气不足，涩则无血。阳气反微，中风汗出而反躁烦。涩则无血，厥而且寒。阳微发汗，躁不得眠。

第二十四证

中 风 歌

恶风自汗是伤风，仲景谓伤风为中风。

体热头疼病势浓。

注

《伤寒论》第2条：太阳病，发热，汗出，恶风，脉缓者，名为中风。

手足不冷心烦躁，面色如常无惨容。

解在前篇。

脉浮而缓是本证，寸大尺弱有时逢。

伤风，脉虽浮而缓。《活人书》云：有尺脉弱寸口大者。仲景云：阳浮而阴弱，阳浮者热自发，阴弱者汗自出。

注

《伤寒论》第 12 条：太阳中风，阳浮而阴弱。阳浮者，热自发；阴弱者，汗自出。啬啬恶寒，淅淅恶风，翕翕发热，鼻鸣干呕者，桂枝汤主之。

桂枝败毒独活辈，宜皆选用在其中。

《活人书》云：治中风，药宜桂枝、败毒、独活散之类。

注

《伤寒论》第 12 条：太阳中风，阳浮而阴弱。阳浮者，热自发；阴弱者，汗自出。啬啬恶寒，淅淅恶风，翕翕发热，鼻鸣干呕者，桂枝汤主之。

项强桂枝加干葛，

仲景云：太阳病，项背强几几，反汗出恶风者，宜桂枝加葛根汤主之。

漏风加附可收功。

仲景云：太阳病发汗，遂漏不止，其人恶风，小便难，四肢微急，难以屈伸者，桂枝加附子汤主之。

注

《伤寒论》第 14 条：太阳病，项背强几几，反汗出恶风者，桂枝加葛根汤主之。

《伤寒论》第 20 条：太阳病，发汗，遂漏不止，其人恶风，小便难，四肢微急，难以屈伸者，桂枝加附子汤主之。

伤风伤寒何以判，寒脉紧涩风浮缓。

寒必恶寒风恶风，伤风自汗寒无汗。

解在前篇。

第二十五证
伤寒见风脉、中风见寒脉歌

恶寒不躁微四逆，脉浮而缓来无力。

恶风烦躁手足温，脉诊紧浮来又涩。

伤寒反得伤风诊，中风却见伤寒脉。

大青龙证是为宜，调卫调荣斯两得。

仲景云：太阳中风，脉浮紧，发热恶寒，身疼痛，不汗出而烦躁者，大青龙汤主之。又云：伤寒脉浮缓，身不疼，但重，乍有轻时，无少阴证者，大青龙汤主之。中风宜浮缓，今却浮紧，伤寒宜浮紧，今却浮缓，此中风见寒脉，伤寒见风脉也。

注

《伤寒论》第2条：太阳病，发热，汗出，恶风，脉缓者，名为中风。

《伤寒论》第3条：太阳病，或已发热，或未发热，必恶寒，体痛，呕逆，脉阴阳俱紧者，名为伤寒。

《伤寒论》第38条：太阳中风，脉浮紧，发热恶寒，身疼痛，不汗出而烦躁者，大青龙汤主之；若脉微弱，汗出恶风者，不可服之，服之则厥逆、筋惕肉瞤，此为逆也。

《伤寒论》第39条：伤寒，脉浮缓，身不疼但重，乍有轻时，无少阴证者，大青龙汤发之。

要知其病加烦躁，方可服之为最的。

脉微自汗又恶风，误用肉瞤并筋惕。

仲景云：脉微弱，汗出恶风者，不可服之，服之厥逆，筋惕肉瞤，此为逆也。故王实止用桂枝麻黄各半汤。

注

《伤寒论》第23条：太阳病，得之八九日，如疟状，发热恶寒，热多寒少，其人不呕，清便欲自可，一日二三度发。脉微缓者，为欲愈也；脉微而恶寒者，此阴阳俱虚，不可更发汗，更下，更吐也；面色反有热色者，未欲解也，以其不能得小汗出，身必痒，宜桂枝麻黄各半汤。

第二十六证
热病中暍歌

身热恶寒头痛楚，心烦躁渴如何御。

身热恶风，头痛，心烦躁渴，热病中暑，其证相似，但脉不同耳。语在下。

脉洪紧盛为热病，脉虚细弱为伤暑。

热病脉必浮大洪紧，伤暑之脉必虚细而弱。详考诸书，暑脉多不一。仲景云：太阳中暍者，身热而脉微。又云：其脉弦细芤迟，小便已，洒洒然毛耸。朱肱云：脉虚身热，得之伤暑。又曰：热病脉洪大，中暑脉细弱。当以意消息也。

注

《伤寒论·辨痉湿暍脉证》：太阳中暍者，身热疼重，而脉微弱，此以夏月伤冷水，水行皮中所致也。

太阳中暍者，发热恶寒，身重而疼痛，其脉弦细芤迟，小便已，洒洒然毛耸，手足逆冷，小有劳，身即热，口开，前板齿燥。

《类证活人书·卷第六》：脉盛身寒，得之伤寒。脉虚身热，得之伤暑。盖寒伤形而不伤气。

《类证活人书·卷第十九》：热病脉洪大，中暑脉细弱。其证一也。

> **伤暑面垢并背寒，四肢倦怠汗无度。**

> **口噤五苓白虎佳，痰逆橘皮汤可愈。**

仲景云：手足逆冷，小有劳，身即热，口开，前板齿燥。若发其汗，则恶寒甚，加温针，则发热甚，数下之则淋甚。

注

《伤寒论·辨痓湿暍脉证》：太阳中暍者，发热恶寒，身重而疼痛，其脉弦细芤迟，小便已，洒洒然毛耸，手足逆冷，小有劳，身即热，口开，前板齿燥。若发汗，则恶寒甚；加温针，则发热甚；数下之；则淋甚。

> **皮肤既缓腠理开，洒然毛竦风寒恶。**

> **缪加热药发斑黄，可怪庸医心术误。**

仲景云：小便已，洒然毛竦。故其人汗出而恶寒，若行热药，便发斑、发黄也。

第二十七证

五 种 温 歌

（温病 温疟 风温 温疫 温毒）

> **伤寒春月名温病，脉来浮数是其证。**

> **发热头疼亦恶寒，冬夏比之轻不甚。**

> **升麻解肌为最良，小柴竹叶宜相称。**

以上论温病也。《素问》云：冬伤于寒，春必病温。仲景云：冬月冒寒气，不即病者，藏于肌肤，至春变为温病。故其证如此，宜升麻解肌汤之类。

注

《伤寒论·伤寒例》：中而即病者，名曰伤寒；不即病者，寒毒藏于肌肤，至春变为温病，至夏变为暑病。

《素问·阴阳应象大论》：天有四时五行，以生长收藏，以生寒暑燥湿风。人有五藏，化五气，以生喜怒悲忧恐。故喜怒伤气，寒暑伤形。暴怒伤阴，暴喜伤阳。厥气上行，满脉去形。喜怒不节，寒暑过度，生乃不固。故重阴必阳，重阳必阴。故曰：冬伤于寒，春必温病；春伤于风，夏生飧泄；夏伤于暑，秋必痎疟；秋伤于湿，冬生咳嗽。

> **尺寸盛兮兼弦数，重感于寒变温疟。**

> **先热后寒小柴胡，但热不寒白虎药。**

以上论温疟也。仲景云：若脉阴阳俱盛，重感于寒者，变成温疟。《素问》云：

疟脉自弦，弦数者热多。朱肱云：先热后寒者，小柴胡汤。但热不寒者，白虎加桂汤主之。

注

《伤寒论·伤寒例》：若脉阴阳俱盛，重感于寒者，变成温疟。

《金匮要略·疟病脉证并治》：师曰：疟脉自弦，弦数者多热，弦迟者多寒。弦小紧者下之差，弦迟者可温之，弦紧者可发汗，针灸也。

温疟者，其脉如平，身无寒但热，骨节疼烦，时呕，白虎加桂枝汤主之。

《类证活人书·卷第六》：疟疾寒热相等，及先热后寒者，俱宜与小柴胡汤。先寒后热者，小柴胡加桂汤。

濡弱阴脉浮滑阳，此是风温证候当。

头疼身热常自汗，四肢不收鼾睡长。

当治少阴厥阴病，误汗黄芪防己汤。

以上论风温也。仲景云：阳脉浮滑，阴脉濡弱，更遇于风，变为风温。其病四肢疢缓。又云：风温为病，脉阴阳俱浮，自汗出，身重多眠睡，鼻息必鼾，语言难出。若被下者，小便不利，直视失溲；若被火者，微发黄色。剧则如惊痫，时瘛疭也。少阴火也，厥阴木也，当治炎火风木。误汗之则用黄芪防己汤救之也。

注

《伤寒论》第6条：太阳病，发热而渴，不恶寒者，为温病。若发汗已，身灼热者，名风温。风温为病，脉阴阳俱浮，自汗出，身重，多眠睡，鼻息必鼾，语言难出；若被下者，小便不利，直视失溲；若被火者，微发黄色，剧则如惊痫，时瘛疭；若火熏之。一逆尚引日，再逆促命期。

《伤寒论·伤寒例》：阳脉浮滑，阴脉濡弱者，更遇于风，变为风温。

阳脉濡兮阴弦紧，更遇温气来行令。

变成温疫作天行，少长皆同无异病。

热温寒清顺时宜，以平为期如斯正。

此论温疫也。仲景云：阳脉濡弱，阴脉弦紧者，更遇温气，变为温疫。一岁少长皆同病者，温疫也。

注

《伤寒论·伤寒例》：阳脉濡弱，阴脉弦紧者，更遇温气，变为温疫。

最重温毒为可怪，阳脉洪数阴实大。

发斑瘾疹如锦文，咳兼心闷何由快。

此论温毒也。仲景云：阳脉洪数，阴脉实大，更遇温热，变成温毒，温毒为病最重也。故发斑，生疹，咳嗽，心不快，痞闷，宜用元参升麻汤。

宜用元参升麻汤，长沙仲景分明载。

注

《伤寒论·伤寒例》：阳脉洪数，阴脉实大者，更遇温热，变为温毒。温毒为病最重也。

第二十八证
三 种 湿 歌
（湿温 中湿 风湿）

湿温中湿并风湿，三者同名而异实。

暑湿相搏成湿温，胸间多汗头如劈。

两胫逆冷苦妄言，阳濡而弱阴小急。

以上湿温证也。

第二中湿之为病，脉来沉缓其名的。

一身尽痛兼发黄，大便反快小便涩。

仲景云：太阳病，关节疼痛而烦，脉沉而缓者，此名中湿。其候令人小便不利，大便反快，但当利其小便。又云：湿家之为病，一身尽通，发热，身色如熏黄。湿家其人但头汗出，背强，欲得覆被向火，若下之早则哕。胸满，小便不利，舌上如苔者，以丹田有热，胸中有寒，渴欲得水而不能饮，口燥烦也。又云：湿家病，身上疼痛，发热面黄而喘，头痛鼻塞而烦，其脉大，自能饮食，腹中无病，病在头中寒湿，故鼻塞，纳药鼻中则愈。

本是风雨山泽气，中之令人成此疾。

第三风湿脉但浮，肢体痛重难转侧。

额上微汗身微肿，不欲去被憎寒慄。

此论风湿也。风湿之证，仲景云：一身尽痛，发热，日晡所剧，此名风湿。此病伤于汗出当风，或久伤取冷所致也。故其脉浮，额上有微汗，不欲去被也。

注

《伤寒论·辨痉湿暍脉证》：病者一身尽疼，发热，日晡所剧者，此名风湿。此病伤于汗出当风，或久伤取冷所致也。

发汗漐漐欲润身，风湿俱去斯为得。

仲景云：风湿相搏，一身疼痛，法当汗出而解，值天阴雨不止，医云此可发汗，汗之病不愈，何也？答曰：发其汗，汗大出者，但风气去，湿气在，是故不愈也。

治风湿者，发汗微微出者，则是风湿俱去者也。

注

《伤寒论·辨痓湿暍脉证》：问曰：风湿相搏，一身尽疼痛，法当汗出而解。值天阴雨不止，医云此可发汗，汗之病不愈者，何也？答曰：盖发其汗，汗大出者，但风气去，湿气在，是故不愈也。若治风湿者，发其汗，但微微似欲出汗者，风湿俱去也。

防己黄芪术附汤，对证用之医可必。

防己黄芪汤、术附汤皆治风湿自汗。

注

《金匮要略·痓湿暍病脉证治》：风湿，脉浮身重、汗出，恶风者，防己黄芪汤主之。

第二十九证
两 种 痓 歌

发热恶寒头项强，腰脊分明似反张，

瘛疭口噤如痫状，此名痓病是其常。

仲景云：病身热暑寒，头项强急，恶寒，时头面赤，目脉赤，独头面摇，卒口噤，背反张者，痓病也。

注

《伤寒论·辨痓湿暍脉证》：病身热足寒，颈项强急，恶寒，时头热，面赤，目赤，独头动摇，卒口噤，背反张者，痓病也。

先感风寒后感湿，沉迟弦细脉相当。

仲景云：太阳病发热，脉沉而细者，名曰痓。《千金》云：太阳中风，重感于寒湿，则变痓病也。仲景又云：太阳发汗太多，因成痓。孙尚药云：病热而脉沉细者，难治也。

注

《伤寒论·辨痓湿暍脉证》：太阳病，发热，脉沉而细者，名曰痓，为难治。
太阳病，发汗太多，因致痓。
《备急千金要方·卷八治诸风方》：太阳中风，重感于寒湿则变痓也。痓者，口噤不开，脊强而直，如发痫之状。

有汗不恶名柔痓，无汗恶寒名曰刚。

无汗葛根有汗桂，二痓皆宜续命汤。

无汗葛根汤,有汗桂枝汤,而分发汗、解肌。痉有刚痉,有柔痉。刚痉无汗,柔痉有汗,皆宜续命汤。仲景云:太阳病发热,无汗,反恶寒,名曰刚痉。汗出不恶寒者,名曰柔痉。

注

《伤寒论》第12条:太阳中风,阳浮而阴弱,阳浮者,热自发;阴弱者,汗自出。啬啬恶寒,淅淅恶风,翕翕发热,鼻鸣干呕者,桂枝汤主之。

《伤寒论》第31条:太阳病,项背强几几,无汗,恶风,葛根汤主之。

《伤寒论·辨痉湿暍脉证》:太阳病,发热无汗,反恶寒者,名曰刚痉。

太阳病,发热汗出,而不恶寒,名曰柔痉。

脚挛啮齿皆阳热,承气汤宜下最良。

以上皆热证,当用承气汤。

注

《金匮要略·痉湿暍病脉证治第二》痉为病,胸满口噤,卧不着席,脚挛急,必齘齿,可与大承气汤。

亦名阳痉并阴痉,名异实同安可忘。

痉,(音炽)。痉,巨郢反。名异实同也。

第三十证
四证似伤寒歌
(食积 虚烦 寒痰 脚气)

食积虚烦并有痰,更兼脚气似伤寒。

四家病证虽云异,发热憎寒却一般。

此四证虽非伤寒,然发热憎寒则同。当以脉证辨之。

中脘寒痰胸痞满,脉浮自汗体难干。

此痰证也。有痰则胸中痞满,自汗脉浮。

注

《金匮要略·痰饮咳嗽病脉证并治》:心下有痰饮,胸胁支满,目眩,苓桂术甘汤主之。

食积令人头必痛,身不疼兮积证端。

气口紧盛伤于食,心烦脉数呕吞酸。

此食积也。食积则身不疼,但呕恶吞酸,气口脉紧盛而它脉数。朱肱云:气口紧盛伤于食。

注

《灵枢·五色》：人迎盛坚者，伤于寒；气口盛坚者，伤于食。

《类证活人方·卷第七》：人迎紧盛，伤于寒；气口紧盛，伤于食。

> **虚烦之脉不紧实，但觉身心热与烦。**
> **身不疼兮头不痛，唯宜竹叶便须安。**

孙尚药云：虚烦与伤寒相似，但得病二三日，脉不浮，不恶寒，身不疼痛，但热而不烦，不可发汗，发汗必危损。如脉不紧实，不甚痛，但热而或不烦，非里实，亦不可下，下之必危损。唯可服竹叶汤主之。

注

《伤寒论·辨不可下病脉证并治》：诸虚者，不可下，下之则大渴，求水者易愈，恶水者剧。

《金匮要略·妇人产后病脉证治第二十一》：产后，中风发热，面正赤，喘而头痛，竹叶汤主之。

> **又有脚气之为病，大便坚硬足行难。**
> **两胫肿满或枯细，莫与伤寒一例看。**

此论脚气也。脚气，大便坚，脚膝肿痛，两胫或有肿满，或有枯细者，方其发时，亦发热憎寒，呕恶，似伤寒证候也。

第三十一证
可汗不可汗歌

> **脉浮唯宜以汗解，春夏用之何足怪。**

仲景云：脉浮宜以汗解。又云：大法，春夏宜汗。

注

《伤寒论》第394条：伤寒瘥以后更发热，小柴胡汤主之；脉浮者，以汗解之；脉沉实者，以下解之。

《伤寒论·辨可发汗病脉证并治》：大法，春夏宜发汗。

> **风若伤卫属桂枝，寒伤荣血麻黄快。**

仲景云：风则伤卫，寒则伤荣。伤卫属桂枝，伤荣属麻黄，二药虽均曰发汗，自有浅深也。

注

《伤寒论》第12条：太阳中风，阳浮而阴弱，阳浮者，热自发；阴弱者，汗自出。啬啬恶寒，淅淅恶风，翕翕发热，鼻鸣干呕者，桂枝汤主之。

《伤寒论》第35条：太阳病，头痛发热，身疼腰痛，骨节疼痛，恶风，无汗而喘者，麻黄汤主之。

《伤寒论·辨脉法》：寸口脉浮而紧，浮则为风，紧则为寒，风则伤卫，寒则伤荣，荣卫俱病，骨节烦疼，当发其汗也。

项强几几葛根汤，心间水气青龙对。

仲景云：项背强几几者，用麻黄葛根汤。心下有水气者，小青龙汤主之。

注

《伤寒论》第31条：太阳病，项背强几几，无汗，恶风，葛根汤主之。

《伤寒论》第40条：伤寒表不解，心下有水气，干呕，发热而咳，或渴，或利，或噎，或小便不利，少腹满，或喘者，小青龙汤主之。

《伤寒论》第41条：伤寒，心下有水气，咳而微喘，发热不渴，服汤已，渴者，此寒去欲解也。小青龙汤主之。

少阴亦可微发汗，附子麻黄泄其外。

仲景云：少阴病，得之二三日，麻黄附子甘草汤微发其汗。

注

《伤寒论》第302条：少阴病，得之二三日，麻黄附子甘草汤微发汗。以二三日无证，故微发汗也。

风湿发汗恶淋漓，风气去令湿气在。

唯宜浥润遍周身，湿气风邪俱已退。

风湿惟要微微似欲汗出。若大汗出者，风气虽去，湿气仍在也。

注

《金匮要略·痉湿暍病脉证治第二》风湿相搏，一身尽疼痛，法当汗出而解，值天阴雨不止，医云：此可发汗，汗之病不愈者，何也？发其汗，汗大出者，但风气去，湿气在，是故不愈也。若治风湿者。发其汗，但微微似欲出汗者，风湿俱去也。

大抵尺迟汗为逆，

自此以下皆不可汗也。仲景云：尺中迟者，精气不足，血气微少，不可汗。

微弦濡弱斯为害。

仲景云：微反在下，弦反在上，弱反在关，濡反在颠，不可发汗，发汗则寒慄至矣。

注

《伤寒论》第 50 条：脉浮紧者，法当身疼痛，宜以汗解之；假令尺中迟者，不可发汗。何以知然？以荣气不足，血少故也。

《伤寒论·辨不可发汗病脉证并治》：脉濡而弱，弱反在关，濡反在巅，微反在上，涩反在下。微则阳气不足，涩则无血，阳气反微，中风汗出而反躁烦。涩则无血，厥而且寒。阳微发汗，躁不得眠。

少阴沉细病在里，少阳弦细却主内。

仲景云：少阴脉沉细数，病在里，不可发汗。又云：伤寒脉弦细，头痛发热，此属少阳，少阳不可发汗。

注

《伤寒论》第 265 条：伤寒脉弦细，头痛发热者，属少阳。少阳不可发汗，发汗则谵语，此属胃，胃和则愈；胃不和，烦而悸。

《伤寒论》第 285 条：少阴病，脉细沉数，病为在里，不可发汗。

两厥若寒必舌萎，

仲景云：厥不可发汗，发汗则声乱，咽嘶舌萎，声不得前。

四动汗之还窒碍。

仲景云：动气在上，动气在下，动气在左，动气在右，皆不可发汗。

注

《伤寒论·辨不可发汗病脉证并治》：厥，脉紧，不可发汗。发汗则声乱，咽嘶，舌萎，声不得前。

动气在右，不可发汗，发汗则衄而渴，心苦烦，饮则吐水。

动气在左，不可发汗，发汗则头眩，汗不止，筋惕肉瞤。

动气在上，不可发汗，发汗则气上冲，正在心端。

动气在下，不可发汗，发汗则无汗，心中大烦，骨节苦痛，目晕恶寒，食则反吐，谷不得前。

疮家汗之必成痉，淋家汗之便血杀。
衄家汗之额上陷，咽干汗之咽却隘。

仲景云：疮家虽身疼痛，不可攻其表，汗之必痉。淋家汗之必便血。衄家汗之额上促急而紧，直视不得眴，不能眠。咽干燥者，不可发汗。王实《伤寒证治》皆用小柴胡汤。

注

《伤寒论》第 83 条：咽喉干燥者，不可发汗。

《伤寒论》第 84 条：淋家不可发汗，发汗必便血。

《伤寒论》第85条：疮家，虽身疼痛，不可发汗，汗出则痓。

《伤寒论》第86条：衄家，不可发汗，汗出必额上陷脉急紧，直视不能眴，不得眠。

亡血汗之必寒慄，

仲景云：亡血不可发汗，发汗则寒慄而振。

汗家重汗精神惫。

仲景云：汗家重发汗，必恍惚心乱，小便已阴痛。

注

《伤寒论》第87条：亡血家，不可发汗，发汗则寒栗而振。

《伤寒论》第88条：汗家，重发汗，必恍惚心乱，小便已阴疼，与禹余粮丸。

少阴强汗动经血，

仲景云：少阴无汗，而强发之，必动其血。

虚烦坏病尤须戒。

仲景云：虚烦、坏病皆不可发汗，宜用小柴胡汤主之。

注

《伤寒论》第294条：少阴病，但厥无汗，而强发之，必动其血，未知从何道出，或从口鼻，或从目出者，是名下厥上竭，为难治。

月经适断适来时，切莫动经成冒昧。

此小柴胡证，发则郁冒不知人。

注

《伤寒论》第144条：妇人中风，七八日续得寒热，发作有时，经水适断者，此为热入血室，其血必结，故使如疟状，发作有时，小柴胡汤主之。

第三十二证

可下不可下歌

宿食不消当下之，寸口浮大尺中微。

仲景云：人病有宿食，何以别之？师曰：寸口脉浮大，按之反涩，尺中亦微而涩，当下之，承气汤主之。

注

《金匮要略·腹满寒疝宿食病脉证治》问曰：人病有宿食，何以别之？师曰：寸口脉浮而大，按之反涩，尺中亦微而涩，故知有宿食，大承气汤主之。

阳明瘀热茵陈证，

仲景云：阳明瘀热在里，身必发黄，宜茵陈蒿汤主之。

谵语柴胡汤最宜。

《金匮》云：汗出而谵语者，有燥屎在胃中，此风也，过经乃下之，宜大承气汤、大柴胡汤。

注

《伤寒论》第 217 条：汗出谵语者，以有燥屎在胃中，此为风也，须下之，过经乃可下之。下之若早，语言必乱，以表虚里实故也。下之愈，宜大承气汤。

《伤寒论》第 236 条：阳明病，发热汗出者，此为热越，不能发黄也。但头汗出，身无汗，剂颈而还，小便不利，渴饮水浆者，此为瘀热在里，身必发黄，茵陈蒿汤主之。

《金匮要略·呕吐哕下利病脉证治》下利谵语者，有燥屎也，小承气汤主之。

结胸大陷胸圆对，瘀血抵当不可迟。

结胸，宜大陷胸下之。瘀血，宜抵当元下之。

注

《伤寒论》第 126 条：伤寒有热，少腹满，应小便不利，今反利者，为有血也，当下之，不可余药，宜抵当丸。

《伤寒论》第 131 条：病发于阳，而反下之，热入因作结胸；病发于阴，而反下之，因作痞也。所以成结胸者，以下之太早故也。结胸者，项亦强，如柔痉状，下之则和，宜大陷胸丸。

《伤寒论》第 134 条：太阳病，脉浮而动数，浮则为风，数则为热，动则为痛，数则为虚；头痛，发热，微盗汗出，而反恶寒者，表未解也。医反下之，动数变迟，膈内拒痛，胃中空虚，客气动膈，短气躁烦，心中懊侬，阳气内陷，心下因硬，则为结胸，大陷胸汤主之。若不结胸，但头汗出，余处无汗，剂颈而还，小便不利，身必发黄，大陷胸汤。

大便坚硬唯承气，痞气泻心汤勿疑。

大便坚硬，宜下以承气汤。痞气虚靳，宜下以泻心汤。

注

《伤寒论》第 155 条：心下痞，而复恶寒汗出者，附子泻心汤主之。

《伤寒论》第 149 条：伤寒五六日，呕而发热者，柴胡汤证具，而以他药下之，柴胡证仍在者，复与柴胡汤。此虽已下之，不为逆，必蒸蒸而振，却发热汗出而解。若心下满而硬痛者，此为结胸也，大陷胸汤主之；但满而不痛者，此为痞，柴胡不中与之，宜半夏泻心汤。

《伤寒论》第 157 条：伤寒汗出解之后，胃中不和，心下痞硬，干噫食臭，胁下有水气，腹中雷鸣下利者，生姜泻心汤主之。

《伤寒论》第 158 条：伤寒中风，医反下之，其人下利日数十行，谷不化，腹中雷鸣，心下痞硬而满，干呕心烦不得安，医见心下痞，谓病不尽，复下之，其痞益甚，此非结热，但以胃中虚，客气上逆，故使硬也，甘草泻心汤主之。

《伤寒论》第 208 条：阳明病，脉迟，虽汗出不恶寒者，其身必重，短气，腹满而喘，有潮热者，此外欲解，可攻里也。手足濈然汗出者，此大便已硬也，大承气汤主之；若汗多，微发热恶寒者，外未解也；其热不潮，未可与承气汤；若腹大满不通者，可与小承气汤，微和胃气，勿令至大泄下。

《伤寒论》第 209 条：阳明病，潮热，大便微硬者，可与大承气汤；不硬者，不可与之。若不大便六七日，恐有燥屎，欲知之法，少与小承气汤，汤入腹中，转矢气者，此有燥屎也，乃可攻之；若不转矢气者，此但初头硬，后必溏，不可攻之，攻之必胀满不能食也。欲饮水者，与水则哕，其后发热者，必大便复硬而少也，以小承气汤和之；不转矢气者，慎不可攻也。小承气汤。

《伤寒论》第 213 条：阳明病，其人多汗，以津液外出，胃中燥，大便必硬，硬则谵语，小承气汤主之。若一服谵语止者，更莫复服。

《伤寒论》第 251 条：得病二三日，脉弱，无太阳柴胡证，烦躁，心下硬；至四五日，虽能食，以小承气汤，少少与，微和之，令小安；至六日，与承气汤一升。若不大便六七日，小便少者，虽不受食，但初头硬，后必溏，未定成硬，攻之必溏；须小便利，屎定硬，乃可攻之，宜大承气汤。

脉若阳微下则痞，

自此以下不可下也。《金匮》云：阳微不可下，下之则心下痞坚。

或兼虚细更难之。

仲景云：脉微不可吐，虚细不可下。

注

《伤寒论·辨不可下病脉证并治》：诸虚者，不可下。下之则大渴，求水者易愈，恶水者剧。
《伤寒论·辨不可下病脉证并治》：阳微则不可下，下之则心下痞硬。

结胸浮大下之死，

《金匮》云：结胸证，其脉浮大者，不可下，下之则死。

四逆若下命倾危。

《金匮》云：四逆厥者不可下，下之则死，虚家亦然。

注

《伤寒论》第 132 条：结胸证，其脉浮大者，不可下，下之则死。
《伤寒论》第 330 条：诸四逆厥者，不可下之，虚家亦然。

恶寒自是有表证，

恶寒者，表证在，不可下。

呕吐仍兼胃气亏。

仲景云：病吐者，不可下之。

注

《伤寒论》第44条：太阳病，外证未解，不可下也，下之为逆；欲解外者，宜桂枝汤。

不转矢气必溏利，

仲景云：阳明病，不大便六七日，恐有燥屎，欲知之法，可与小承气汤。若腹中转矢气者，为有燥屎，乃可攻之；若不转矢气者，此但头硬，后必溏泄，不可下。

阳明自汗下难为。

仲景云：阳明自汗，小便利，此为津液内竭，虽坚不可攻，宜用蜜煎导之。

注

《伤寒论》第209条：阳明病，潮热，大便微硬者，可与大承气汤；不硬者，不可与之。若不大便六七日，恐有燥屎，欲知之法，少与小承气汤，汤入腹中，转矢气者，此有燥屎也，乃可攻之；若不转矢气者，此但初头硬，后必溏，不可攻之，攻之必胀满不能食也。欲饮水者，与水则哕，其后发热者，必大便复硬而少也，以小承气汤和之；不转矢气者，慎不可攻也。

《伤寒论》第233条：阳明病，自汗出。若发汗，小便自利者，此为津液内竭，虽硬不可攻下之，当须自欲大便，宜蜜煎导而通之。若土瓜根及大猪胆汁，皆可为导。

咽中闭塞尤须忌，

《玉函经》云：咽中闭塞不可下，下之则上轻下重，卧则欲蜷身急痛。

趺阳浮数已虚脾。

仲景云：趺阳脉浮而数，浮则伤胃，数则动脾，此非本病，医特下之所为也。

注

《伤寒论·辨脉法》：趺阳脉浮而数，浮则伤胃，数则动脾，此非本病，医特下之所为也。

《伤寒论·辨不可下病脉证并治》：咽中闭塞，不可下，下之则上轻下重，水浆不入，卧则欲蜷，身急痛，下利日数十行。

左右上下有动气，更在调和仔细医。

仲景云：动气在右，下之则津液内竭，咽燥鼻干，头眩心悸。动气在左，下之则腹满气急。动气在上，下之则掌握热烦。动气在下，下之则腹满，卒起头眩。

注

《伤寒论·辨不可下病脉证并治》：动气在右，不可下，下之则津液内竭，咽燥鼻干，头眩心悸也。动气在左，不可下，下之则腹内拘急，食不下，动气更剧，虽有身热，卧则欲蜷。动气在上，不可下，下之则掌握热烦，身上浮冷，热汗自泄，欲得水自灌。动气在下，不可下，下之则腹胀满，卒起头眩，食则下清谷，心下痞也。

第三十三证
可吐不可吐歌

伤寒大法春宜吐，

仲景云：大法春宜吐。

宿食不消胸满痓。

《玉函》云：宿食在下管当吐之。

注

《伤寒论·辨可吐》：大法，春宜吐。

《伤寒论·辨可吐》：宿食在上脘者，当吐之。

《金匮要略·腹满寒疝宿食病脉证治》：宿食在上脘，当吐之，宜瓜蒂散。

胸中郁郁兼有涎，寸口微数知其故。

《玉函》云：胸上结实，胸中郁郁而痛，不能食，使人按之而反有涎唾，下利日十余行，其脉反迟，寸口微滑，此可吐之。以上皆可吐之证也。

注

《伤寒论·辨可吐》：病胸上诸实，胸中郁郁而痛，不能食，欲使人按之，而反有涎唾，下利日十余行，其脉反迟，寸口脉微滑，此可吐之，吐之，利则止。

脉微若吐大为逆，

仲景云：脉微不可吐，虚细不可下。

少阴寒饮无增剧，

仲景云：少阴病，其人饮食入则吐，心温温然，欲吐复不得吐，始得之，手足寒，脉弦迟，此胸中实，不可下也。若膈上有寒饮者，干呕不可吐，当温之矣。

注

《伤寒论》第23条：太阳病，得之八九日，如疟状，发热恶寒，热多寒少，其人不呕，清便欲自可，一日二三度发。脉微缓者，为欲愈也；脉微而恶寒者，此阴阳俱虚，不可更发汗、更下、更吐也；面色反有热色者，未欲解也，以其不能得小汗出，身必痒，宜桂枝麻黄各半汤。

《伤寒论》第286条：少阴病，脉微，不可发汗，亡阳故也。阳已虚，尺脉弱涩者，复不可下之。

《伤寒论》第330条：诸四逆厥者，不可下之；虚家亦然。

《伤寒论》第324条：少阴病，饮食入口则吐；心中温温欲吐，复不能吐。始得之，手足寒、脉弦迟者，此胸中实，不可下也，当吐之；若膈上有寒饮，干呕者，不可吐也，当温之，宜四逆汤。

《伤寒论》第347条：伤寒五六日，不结胸，腹濡，脉虚，复厥者，不可下；此为亡血，下之死。

《伤寒论·辨不可下病脉证并治》：诸虚者，不可下，下之则大渴，求水者易愈，恶水者剧。

《备急千金要方·卷九·伤寒方上（凡九类）伤寒例第一》：王叔和曰：夫阳盛阴虚……经言脉微不可吐，虚细不可下。

四逆虚家止可温，误吐内烦谁受责。

《金匮玉函》云：四逆病厥不可吐，虚家亦然。又云：太阳病强吐之，则内烦。论此皆不可吐者也。

注

《伤寒论》第121条：太阳病吐之，但太阳病当恶寒，今反不恶寒，不欲近衣，此为吐之内烦也。

《伤寒论·辨不可吐》：诸四逆厥者，不可吐之，虚家亦然。

第三十四证
可火不可火歌

中风忽然被火劫，咽烂发黄津液竭。

仲景云：太阳中风，以火劫发其汗，邪风被火劫，血气流洗，其身则发黄，至于咽烂矣。

注

《伤寒论》第111条：太阳病中风，以火劫发汗，邪风被火热，血气流溢，失其常度，两阳相熏灼，其身发黄。阳盛则欲衄，阴虚小便难，阴阳俱虚竭，身体则枯燥，但头汗出，剂颈而还。腹满，微喘，口干，咽烂，或不大便，久则谵语，甚则至哕，手足躁扰，捻衣摸床，小便利者，其人可治。

荣微血弱与烧针，烦躁昏迷并发热。

仲景云：其脉沉者，荣气微也，加烧针则血留不行，更发热而烦躁也。

注

《伤寒论》第50条：脉浮紧者，法当身疼痛，宜以汗解之；假令尺中迟者，不可发汗。何以知然，以荣气不足，血少故也。

《伤寒论》第118条：火逆下之，因烧针烦躁者，桂枝甘草龙骨牡蛎汤主之。

阳明被火必怵惕，

《玉函》云：阳明脉浮紧，加烧针者必怵惕。

太阳被火必清血。

仲景云：太阳以火熏之，不得汗，其人必躁。到经不解，必清血。

注

《伤寒论》第 221 条：阳明病，脉浮而紧，咽燥，口苦，腹满而喘，发热汗出，不恶寒反恶热，身重。若发汗则躁，心愦愦反谵语；若加温针，必怵惕烦躁不得眠；若下之，则胃中空虚，客气动膈，心中懊憹，舌上苔者，栀子豉汤主之。

《伤寒论》第 114 条：太阳病，以火熏之，不得汗，其人必躁；到经不解，必清血，名为火邪。

少阴火劫小便难，强责汗时翻作蘖。

仲景云：少阴病，咳而下利谵语，是为被火劫故也，小便必难，为强责少阴汗故也。

注

《伤寒论》第 284 条：少阴病，咳而下利，谵语者，被火气劫故也，小便必难，以强责少阴汗也。

或致虚烦不得眠，或致发黄中郁结。
或致下血如豚肝，或致谵言语无节。

仲景云：阳明病加温针，则烦躁不得眠。阳明病被火劫，额上汗出，必发黄。瘀热在膀胱，蓄结成积，则下血如豚肝。太阳阳明被火劫，必谵语。

注

《伤寒论》第 110 条：太阳病二日反躁，凡熨其背而大汗出，大热入胃，胃中水竭，躁烦必发谵语；十余日振栗自下利者，此为欲解也。故其汗从腰以下不得汗，欲小便不得，反呕，欲失溲，足下恶风，大便硬，小便当数，而反不数及不多，大便已，头卓然而痛，其人足心必热，谷气下流故也。

《伤寒论》第 111 条：太阳病中风，以火劫发汗，邪风被火热，血气流溢，失其常度。两阳相熏灼，其身发黄。阳盛则欲衄，阴虚小便难，阴阳俱虚竭，身体则枯燥，但头汗出，剂颈而还，腹满，微喘，口干，咽烂，或不大便，久则谵语，甚则至哕，手足躁扰，捻衣摸床，小便利者，其人可治。

《伤寒论》第 113 条：形作伤寒，其脉不弦紧而弱。弱者必渴，被火必谵语。弱者发热，脉浮，解之当汗出愈。

《伤寒论》第 200 条：阳明病，被火，额上微汗出，而小便不利者，必发黄。

《伤寒论》第 236 条：阳明病，发热汗出者，此为热越，不能发黄也。但头汗出，身无汗，剂颈而还，小便不利，渴引水浆者，此为瘀热在里，身必发黄，茵陈蒿汤主之。

《伤寒论》第 6 条：太阳病，发热而渴，不恶寒者，为温病。若发汗已，身灼热者，名风温。风温为病，脉阴阳俱浮，自汗出，身重，多眠睡，鼻息必鼾，语言难出；若被下者，小便不利，直视失溲；若被火者，微发黄色，剧则如惊痫，时瘛疭，若火熏之，一逆尚引日，再逆促命期。

《伤寒论》第134条：太阳病，脉浮而动数，浮则为风，数则为热，动则为痛，数则为虚；头痛，发热，微盗汗出，而反恶寒者，表未解也。医反下之，动数变迟，膈内拒痛，胃中空虚，客气动膈，短气躁烦，心中懊侬，阳气内陷，心下因硬，则为结胸，大陷胸汤主之。若不结胸，但头汗出，余处无汗，剂颈而还，小便不利，身必发黄，大陷胸汤。

《伤寒论》第221条：阳明病，脉浮而紧，咽燥，口苦，腹满而喘，发热汗出，不恶寒反恶热，身重。若发汗则躁，心愦愦反谵语；若加温针，必怵惕烦躁不得眠；若下之，则胃中空虚，客气动膈，心中懊侬，舌上苔者，栀子豉汤主之。

此皆误火之为病，切须仔细加分别。

张苗欲汗外迎之，却取烧蒸布桃叶。

陈廪丘问张苗，连发汗不出如何？苗云：亦可烧地，布桃叶，蒸湿之气，于外迎之，可得汗也。

第三十五证
可水不可水歌

太阳汗后不得眠，少于水饮当自全。

仲景云：太阳病发汗后，若大汗出，胃中干燥，烦而不能眠，其人欲饮，当稍饮之，胃中和则愈矣。

注

《伤寒论》第71条：太阳病，发汗后，大汗出、胃中干、烦躁不得眠，欲得饮水者，少少与饮之，令胃气和则愈；若脉浮、小便不利、微热、消渴者，五苓散主之。

厥阴烦渴思得水，斟量多寡亦如然。

仲景云：厥阴病渴，欲饮水者，与水饮之，则愈也。

注

《伤寒论》第329条：厥阴病，渴欲饮水者。少少与之，愈。

霍乱思水五苓妙，呕吐思水猪苓瘥。

仲景云：霍乱头痛发热，身体疼痛，热多，饮水，五苓散主之。又云：呕吐而病在鬲上，后必思水者，急与猪苓散饮之也。

注

《伤寒论》第386条：霍乱，头痛，发热，身疼痛，热多，欲饮水者，五苓散主之；寒多，不用水者，理中丸主之。

《金匮要略·呕吐哕下利病脉证治》：呕吐而病在膈上，后思水者解，急与之。思水者，猪苓散主之。

过多反病成喘咳，

小青龙证云：水停心下成喘咳。

注

《伤寒论》第41条：伤寒，心下有水气，咳而微喘，发热不渴。服汤已，渴者，此寒去欲解也，小青龙汤主之。

胃冷应知呕哕惩。

仲景云：胃中虚冷，其人不能食，饮水则哕。

注

《伤寒论》第194条：阳明病，不能食，攻其热必哕。所以然者，胃中虚冷故也。以其人本虚，攻其热必哕。

小嚏皮上有粟起，

仲景云：病在阳，当以汗解，而反以水嚏之，若灌之，其人热却不得去，益烦，皮上粟起者是也。

水洗结胸热可怜。

仲景《玉函》云：结胸身热，以水洗之灌之则益热。

注

《伤寒论》第141条：病在阳，应以汗解之。反以冷水潠之，若灌之，其热被劫不得去，弥更益烦，肉上粟起，意欲饮水，反不渴者，服文蛤散；若不瘥者，与五苓散。寒实结胸，无热证者，与三物小陷胸汤，白散亦可服。

寒气得水即成餲，可否医工要达权。

餲，（音噎），食不下也。仲景云：寸口脉浮大，医乃不知，而反饮冷水，令汗大出，以得寒气，冷必相搏，其人即噎。

注

《伤寒论·辨脉法》：寸口脉浮大，而医反下之，此为大逆。浮则无血，大则为寒，寒气相搏，则为肠鸣，医乃不知，而反饮冷水，令汗大出，水得寒气，冷必相搏，其人即餲。

第三十六证

可灸不可灸歌

少阴吐利时加呕，手足不冷是其候。

口中虽和背恶寒，脉来微涩皆须灸。

仲景云：少阴病，其人吐利，手足不逆冷，反发热者，不死。脉不足者，灸厥少阴七壮。又云：少阴一二日，口中和，背恶寒者，当灸之。又云：下利脉微涩者，灸厥阴可五十壮。

注

《伤寒论》第 292 条：少阴病，吐利，手足不逆冷，反发热者，不死。脉不至者，灸少阴七壮。

《伤寒论》第 304 条：少阴病，得之一二日，口中和，其背恶寒者，当灸之，附子汤主之。

《伤寒论》第 325 条：少阴病，下利，脉微涩，呕而汗出，必数更衣，反少者，当温其上，灸之。（《脉经》云，灸厥阴，可五十壮）。

阴毒阳虚汗不止，腹胀肠鸣若雷吼。

面黑更兼指甲青，速灸关元应不谬。

宋迪《阴证诀》云：阴毒汗不止，腹胀肠鸣，面黧黑色，指甲青者，速灸关元一百壮至三百壮。

微数之脉却慎之，因火为邪恐难救。

仲景云：微数之脉，慎不可灸。因火为邪，则为烦逆，焦骨伤筋血，难复也。

注

《伤寒论》第 116 条：微数之脉，慎不可灸，因火为邪，则为烦逆；追虚逐实，血散脉中；火气虽微，内攻有力，焦骨伤筋，血难复也。脉浮，宜以汗解，用火灸之，邪无从出，因火而盛，病从腰以下必重而痹，名火逆也。欲自解者，必当先烦，烦乃有汗而解。何以知之？脉浮，故知汗出解。

脉浮热甚灸为难，唾血咽干诚戾谬。

仲景云：脉浮热甚，而灸之，则为实。实以虚治，因火而动，咽燥必吐血。自微数之脉以下，皆不可灸也。

注

《伤寒论》第 115 条：脉浮热甚，而反灸之，此为实。实以虚治，因火而动，必咽燥吐血。

第三十七证

可针不可针歌

太阳头痛经七日，不愈再传成大疾。

法中当刺足阳明，可使不传邪气出。

仲景《玉函》云：太阳病，头痛至七日，自当愈，其经竟故也。若欲再传者，刺足阳明，使经不传则愈也。

注

《伤寒论》第8条：太阳病，头痛至七日以上自愈者，以行其经尽故也。若欲作再经者，针足阳明，使经不传则愈。

桂枝服了烦不解，风府风池刺无失。

仲景云：太阳病，服桂枝汤，而反烦不解者，当先刺风池、风府，却与桂枝汤服之则愈也。

注

《伤寒论》第24条：太阳病，初服桂枝汤，反烦不解者，先刺风池、风府，却与桂枝汤则愈。

经来经断刺期门，正恐热邪居血室。

仲景云：妇人中风，经水适来，又云：经水适断，热入血室者，刺期门，随其虚实而取之。

注

《伤寒论》第143条：妇人中风发热恶寒，经水适来，得之七八日，热除而脉迟身凉，胸胁下满，如结胸状，谵语者，此为热入血室也，当刺期门，随其实而取之。

《伤寒论》第144条：妇人中风，七八日续得寒热，发作有时，经水适断者，此为热入血室，其血必结，故使如疟状，发作有时，小柴胡汤主之。

《伤寒论》第216条：阳明病，下血谵语者，此为热入血室。但头汗出者，刺期门，随其实而泻之，濈然汗出则愈。

项强当刺大椎间，脉有纵横肝募吉。

仲景云：太阳与少阳并病，心下痞，头项强而眩，当刺大椎第一间。又曰：肝乘脾名纵，肝乘肺名横，皆当刺期门。期门，肝募也。

注

《伤寒论》第108条：伤寒，腹满谵语，寸口脉浮而紧，此肝乘脾也，名曰纵，刺期门。

《伤寒论》第171条：太阳少阳并病，心下硬，颈项强而眩者，当刺大椎、肺俞、肝俞，慎勿下之。

妇人怀身及七月，从腰以下如水溢。
当刺劳宫及关元，以利小便去心实。

仲景《玉函》云：妇人伤寒怀身，腹满，从腰以下重，如水气状。怀身七月，太阴当养不养，此心实。当刺劳宫及关元穴，小便利则愈。

注

《金匮要略·妇人妊娠病脉证并治》：妇人伤胎，怀身腹满，不得小便，从腰以下重，如有水气状，怀身七月，太阴当养不养，此心气实，当刺泻劳宫及关元，小便微利则愈。

大怒大劳并大醉，大饱大饥刺之逆。

熇熇之热辘辘汗，浑浑之脉安可失。

《素问》云：无刺熇熇之热、辘辘之汗、浑浑之脉。

注

《素问·疟论》：岐伯曰：经言无刺熇熇之热，无刺浑浑之脉，无刺辘辘之汗，故为其病逆，未可治也。

浅深分寸自依经，此道相传休秘密。

第三十八证
伤寒可温歌

大抵冬宜热药温，

大法，冬宜服温热药。

下利少阴有二门。

仲景云：法中可温者，有九证，皆下利与少阴两家而已。

腹满身痛先救里，

仲景云：病发热头痛，脉反沉，若不瘥，身体更疼痛，先救其里四逆汤。又云：下利腹满，身体疼痛，先温其里，宜四逆汤。

脉来迟紧痛仍存。

仲景云：下利脉迟紧而痛未止者当温之，得冷者，满而便肠垢。

注

《伤寒论》第92条：病发热头痛，脉反沉，若不瘥，身体疼痛，当救其里。

《伤寒论》第372条：下利腹胀满，身体疼痛者，先温其里，乃攻其表；温里宜四逆汤，攻表宜桂枝汤。

《脉经·卷七·病可温证第九》：下利，脉迟紧，为痛未欲止，当温之。得冷者满，而便肠垢。

少阴膈上有寒饮，

仲景云：少阴病，其人饮食入则吐，心中温温欲吐，复不得吐，始得之，手足寒，脉弦迟，若膈上有寒饮，干哕者，切不可吐，当温之。

注

《伤寒论》第 324 条：少阴病，饮食入口则吐；心中温温欲吐，复不能吐。始得之，手足寒，脉弦迟者，此胸中实，不可下也，当吐之；若膈上有寒饮，干呕者，不可吐也，当温之，宜四逆汤。

或加呕利病难分。

脉沉微涩如斯证，四逆理中汤可温。

仲景云：少阴下利，脉微涩者，即呕。行者必数更衣，反少，当温之。又云：脉沉者，急当温之，宜以四逆汤。仲景《玉函》云：诸温者，可与理中、四逆、附子汤，热药治之。

注

《伤寒论》第 323 条：少阴病，脉沉者，急温之，宜四逆汤。

《伤寒论》第 325 条：少阴病，下利，脉微涩，呕而汗出，必数更衣，反少者，当温其上，灸之。

《丹溪手镜·卷之上·汗吐下温水火刺灸八法（四）》：少阴下利，脉微涩者，即呕，汗出，必数更衣，反少，宜温之。

《脉经·卷七·病可温证第九》：少阴病，脉沉者，急当温之，宜四逆汤。

《太平圣惠方·卷第八·辨少阴病形证》：少阴病，其脉沉者。急当温之，宜四逆汤。

第三十九证

发 热 歌

太阳发热恶寒慄，阳明身热汗自出。

少阳发热多干呕，三阳发热证非一。

仲景云：发热而恶寒者，发于阳也。大抵三阳多发热。太阳证云：啬啬恶寒，翕翕发热。故太阳发热则恶寒慄也。阳明证云：身热汗出，不恶寒，反恶热，故阳明发热则自汗也。少阳证云：头痛发热，胁下坚满，干呕，故少阳发热则呕。

注

《伤寒论》第 7 条：病有发热恶寒者，发于阳也；无热恶寒者，发于阴也。发于阳，七日愈；发于阴，六日愈。以阳数七，阴数六故也。

《伤寒论》第 12 条：太阳中风，阳浮而阴弱，阳浮者，热自发；阴弱者，汗自出。啬啬恶寒，淅淅恶风，翕翕发热，鼻鸣干呕者，桂枝汤主之。

《伤寒论》第 182 条：问曰：阳明病外证云何？答曰：身热，汗自出，不恶寒反恶热也。

《伤寒论》第265条：伤寒脉弦细，头痛发热者，属少阳。少阳不可发汗，发汗则谵语。此属胃，胃和则愈；胃不和，烦而悸。

《伤寒论》第266条：本太阳病不解，转入少阳者，胁下硬满，干呕不能食，往来寒热，尚未吐下，脉沉紧者，与小柴胡汤。

大抵寒多为易治，热多寒少因寒极。

寒极生热，故热多者寒之极。寒多者病浅，故易治焉。

注

《素问·阴阳应象大论》：寒极生热，热极生寒。

《古今医统大全·卷之七十六·瘴气门》：瘴疟之作多因伏暑伤冷所致，纵非饮食冷物，即寒邪感于外，饮食伤于内也。大抵伏暑浅而寒多者易治，伏暑深而热多者，难治。

解热大小柴胡汤，更看浅深为妙术。

若发热无表证，当用大小柴胡汤。热浅者，宜小柴胡；热深者，宜大柴胡。小柴胡解肌，大柴胡正下之也。当以外证内脉为之准。

注

《伤寒论》第96条：伤寒五六日，中风，往来寒热，胸胁苦满，嘿嘿不欲饮食，心烦喜呕，或胸中烦而不呕，或渴，或腹中痛，或胁下痞硬，或心下悸，小便不利，或不渴，身有微热，或咳者，小柴胡汤主之。

《伤寒论》第103条：太阳病，过经十余日，反二三下之，后四、五日，柴胡证仍在者，先与小柴胡。呕不止，心下急，郁郁微烦者，为未解也，与大柴胡汤下之则愈。

三阴初无发热证，唯有少阴两证实。

脉沉发热属麻黄，里寒外热宜四逆。

仲景云：少阴病始得之，反发热，脉反沉者，麻黄细辛附子汤主之。又云：少阴病，下利清谷，里寒外热，手足厥逆，通脉四逆汤主之。

注

《伤寒论》第301条：少阴病始得之，反发热，脉沉者，麻黄细辛附子汤主之。

《伤寒论》第317条：少阴病，下利清谷，里寒外热，手足厥逆，脉微欲绝，身反不恶寒，其人面色赤；或腹痛，或干呕，或咽痛，或利止脉不出者，通脉四逆汤主之。

第四十证

潮 热 歌

潮热为实当与下，仲景之言可凭籍。

仲景云：潮热者实也。大法当宜下。

注

《伤寒论》第104条：伤寒十三日不解，胸胁满而呕，日晡所发潮热，已而微利，此本柴胡证，下之以不得利；今反利者，知医以丸药下之，此非其治也。潮热者，实也。先宜服小柴胡汤以解外，后以柴胡加芒硝汤主之。

更看脉息浮与沉，若但弦浮应未也。

浮为在表，沉为在里。若但弦浮，有表证在者，未可下。

注

《伤寒论·辨脉法》寸口脉浮为在表，沉为在里，数为在腑，迟为在脏。假令脉迟，此为在脏也。

恶寒脉浮表证在，与小柴胡汤勿下。

仲景云：阳明病，有潮热，若汗出多而微恶寒，其热不潮，勿与承气汤。

腹满不通小承气，但和胃气无多泻。

仲景云：若腹满而不大便者，可与小承气汤，微和其胃气，勿令大下。

注

《伤寒论》第208条：阳明病，脉迟，虽汗出，不恶寒者，其身必重，短气，腹满而喘，有潮热者，此外欲解，可攻里也。手足濈然汗出者，此大便已硬也，大承气汤主之。若汗多，微发热恶寒者，外未解也，其热不潮，未可与承气汤；若腹大满不通者，可与小承气汤，微和胃气，勿令至大泄下。

潮热之证有三说，皆属阳明小柴诀。
一则潮热且吃噫，二则微热或溏泄，

仲景云：阳明中风，脉弦浮大而短气，腹都满，胁下及心痛，久按之气不通，鼻干，不得汗，其人嗜卧，一身及目悉黄，小便难，有潮热，时时哕，宜与小柴胡汤主之。又云：阳明病，发潮热，大便溏，小便自可，而胸胁满而不去者，小柴胡汤主之。

注

《伤寒论》第229条：阳明病，发潮热，大便溏，小便自可，胸胁满不去者，与小柴胡汤。

《伤寒论》第231条：阳明中风，脉弦浮大而短气，腹都满，胁下及心痛，久按之气不通，鼻干不得汗，嗜卧，一身及目悉黄，小便难，有潮热，时时哕，耳前后肿，刺之小瘥，外不解。病过十日，脉续浮者，与小柴胡汤。

三则日晡发其时，发已微利增呕哕。

哕，（乙劣切），逆气也。仲景云：其人日晡而发潮热，若剧者，发则不知人。

注

《伤寒论》第212条：伤寒若吐若、下后不解，不大便五六日，上至十余日，日晡所发潮热，不恶寒，独语如见鬼状；若剧者，发则不识人，循衣摸床，惕而不安，微喘直视，脉弦者生，涩者死。微者，但发热谵语者，大承气汤主之。若一服利，则止后服。

太阳亦有一证存，惟是结胸发潮热。

仲景云：太阳重发其汗而复下之，不大便五六日，舌上燥而渴，日晡时小有潮热，从心下至小腹坚满而痛者，宜与大陷胸汤。

注

《伤寒论》第137条：太阳病，重发汗而复下之，不大便五六日，舌上燥而渴，日晡所小有潮热，从心下至少腹硬满而痛不可近者，大陷胸汤主之。

（陈富丽）

卷 三

第四十一证
往来寒热歌

阴阳相胜互争强，往来寒热亦何常。

先寒后热为阴盛，先热后寒责在阳。

阴阳交争，故往来寒热。阴气胜，故先寒后热，阳气胜，故先热后寒也。

注

《类证活人书》：问往来寒热者，阴阳相胜也，阳不足则先寒后热，阴不足则先热后寒。

此疾大约有三证，大小柴胡姜桂汤。

中风胸满不欲食，心烦喜呕小柴良。

仲景云：中风往来寒热，胸胁苦满，默默不欲食，心烦喜呕者，属小柴胡汤。

注

《伤寒论》第 96 条：伤寒五六日，中风，往来寒热，胸胁苦满，嘿嘿不欲饮食，心烦喜呕，或胸中烦而不呕，或渴，或腹中痛，或胁下痞硬，或心下悸，小便不利，或不渴，身有微热，或咳者，小柴胡汤主之。

热结在里十余日，却是大柴胡克当。

仲景云：伤寒十余日，热结在里，往来寒热者，宜大柴胡汤证。

注

《伤寒论》第 103 条：太阳病，过经十余日，反二三下之，后四五日，柴胡证仍在者，先与小柴胡。呕不止，心下急，郁郁微烦者，为未解也，与大柴胡汤下之则愈。

《伤寒论》第 136 条：伤寒十余日，热结在里，复往来寒热者，与大柴胡汤；但结胸，无大热者，此为水结在胸胁也；但头微汗出者，大陷胸汤主之。

已汗复下胸胁满，柴胡姜桂保安康。

仲景云：伤寒五六日，已汗而复下之，胸胁满微结，小便不利，渴而不呕，但头汗出，往来寒热者，柴胡桂枝干姜汤主之。

注

《伤寒论》第 147 条：伤寒五六日，已发汗而复下之，胸胁满微结，小便不利，渴而不呕，但头汗出，往来寒热，心烦者，此为未解也，柴胡桂枝干姜汤主之。

第四十二证
汗之而热不退歌

己汗复下脉加躁，不食狂言谩祈祷，

此证谓之阴阳交，死候难医不可道。

《素问》云：汗出而身复热，脉躁病不解，汗衰，狂言不能食，病名为何也？曰：病名阴阳交也。此其人所以汗出者，皆生于谷，谷生于精。今邪气隐藏于骨肉之间而得汗者，邪衰而精胜，则当食而不发热。热者，邪气也。汗者，胃气也。今汗出而狂言不能食，邪盛也。死候可明矣。

注

《素问·评热病论》：黄帝问曰：有病温者，汗出辄复热，而脉躁疾不为汗衰，狂言不能食，病名为何？岐伯对曰：病名阴阳交，交者死也。帝曰：愿闻其说。岐伯曰：人所以汗出者，皆生于谷，谷生于精。今邪气交争于骨肉而得汗者，是邪却而精胜也。精胜，则当能食而不复热，复热者邪气也，汗者精气也；今汗出而辄复热者，是邪胜也，不能食者，精无俾也，病而留者，其寿可立而倾也。且夫《热论》曰：汗出而脉尚躁盛者死。今脉不与汗相应，此不胜其病也，其死明矣。

得汗脉静自然生，汗后复热命难保。

得汗而脉静者生，躁者死。

脉若浮数可再汗，沉实之时下为好。

不得已，须当汗下之。浮尚可汗，沉实尚可下之。

注

《伤寒论》第 52 条：脉浮而数者，可发汗，宜麻黄汤。
《伤寒论》第 57 条：伤寒发汗已解，半日许复烦，脉浮数者，可更发汗，宜桂枝汤。
《伤寒论·辨可下病脉证并治》：伤寒后脉沉，沉者，内实也，下之解，宜大柴胡汤。

风温之候属葳蕤，

风温自汗而热，属葳蕤汤。虚烦自汗出而热，不可下，宜竹叶汤。

虚烦竹叶汤为宝。

虚烦自汗出而热，不可下，宜竹叶汤。

注

《备急千金要方·卷九》：头不痛，脉不紧数，故知非里实，不可下也，如此内外皆不可攻，而强攻之必遂损竭，多死难全也。此虚烦但当与竹叶汤。

更看虚实治为宜，可细斟量休草草。

淳于意诊齐中御府长信病，意称：脉法，热病阴阳交者死。今切之不交，并阴阳者，脉顺清而愈。其热强未尽，犹活也。

第四十三证
下之而仍发热歌

病人脉微来又涩，误汗误下皆为失。

脉微则气虚，脉涩则血少，二者不可汗下。既下而又汗，荣卫皆虚，故发热也。

注

《伤寒论·辨不可下病脉证并治》：脉濡而弱，弱反在关，濡反在颠，微反在上，涩反在下。微则阳气不足，涩则无血。阳气反微，中风汗出，而反燥烦；涩则无血，厥而且寒。阳微则不可下，下之则心下痞硬。

既汗亡阳斯恶寒，又下阴微还热极。

阴虚者，阳必凑之。既下则阴虚，故阳入阳分，所以内外皆热。

《素问》云：阳虚则外热，阴虚则内热，故热极也。

注

《素问·评热病论》：岐伯曰：邪之所凑，其气必虚，阴虚者，阳必凑之，故少气时热而汗出也。

《素问·调经论》：帝曰：经言阳虚则外寒，阴虚则内热，阳盛则外热，阴盛则内寒。

最忌阴阳皆已虚，热又不上病斯亟。

更有劳复并食复，失于调治并将息。

既下之后，必须身凉。今下之而复热者，不特汗下之误，亦有劳复、食复二证。劳复谓病后用力，食复谓饮食过度失于调治之所致。

注

《三因极一病证方论·劳复证治》：伤寒新瘥后，不能将摄，因忧愁思虑，劳神而复；或梳沐洗浴，作劳而复，并谓之劳复。或饮食不节，谓之食复。

新瘥血气尚虚羸，劳复生热无气力。

劳复则无力而少气。

脾胃尚弱食过多，食复发热还憎食。

食复则发热呕吐，憎闻食臭矣。

小柴枳实栀子汤，数者用之宜审的。

注

《伤寒论》第 393 条：大病瘥后劳复者，枳实栀子豉汤主之。

第四十四证
恶　寒　歌

恶寒发热在阳经，无热恶寒病发阴。

仲景云：发热而恶寒者，病发于阳也，无热而恶寒者，病发于阴也。

注

《伤寒论》第 7 条：病有发热恶寒者，发于阳也；无热恶寒者，发于阴也。发于阳，七日愈；发于阴，六日愈。以阳数七，阴数六故也。

阳宜发汗麻黄辈，阴宜温药理中宁。

发于阳宜桂枝、麻黄、青龙辈，发于阴宜四逆理中也。

注

《伤寒论》第 12 条：太阳中风，阳浮而阴弱，阳浮者，热自发；阴弱者，汗自出。啬啬恶寒，淅淅恶风，翕翕发热，鼻鸣干呕者，桂枝汤主之。

《伤寒论》第 35 条：太阳病，头痛发热，身疼腰痛，骨节疼痛，恶风，无汗而喘者，麻黄汤主之。

《伤寒论》第 353 条：大汗出，热不去，内拘急，四肢疼，又下利厥逆而恶寒者，四逆汤主之。

《伤寒论》第 396 条：大病瘥后，喜唾，久不了了，胸上有寒，当以丸药温之，宜理中丸。

啬啬恶寒桂枝证，

仲景云：啬啬恶寒，翕翕发热，桂枝汤证。

汗后恶寒虚不任。

汗后恶寒，虚也。

注

《伤寒论》第 12 条：太阳中风，阳浮而阴弱，阳浮者，热自发；阴弱者，汗自出。啬啬恶寒，淅淅恶风，翕翕发热，鼻鸣干呕者，桂枝汤主之。

《伤寒论》第 70 条：发汗后，恶寒者，虚故也；不恶寒，但热者，实也。当和胃气，与调胃承气汤。

脉微恶寒不可下，尚宜发汗莫令深。

脉微不可下，虽发汗，亦微发汗可也。

注

《伤寒论》第286条：少阴病脉微，不可发汗，亡阳故也。阳已虚，尺脉弱涩者，复不可下之。

《伤寒论》第301条：少阴病，始得之，反发热脉沉者，麻黄附子细辛汤主之。

《伤寒论》第302条：少阴病，得之二三日，麻黄附子甘草汤，微发汗，以二三日无证，故微发汗也。

亦有头汗恶寒者，柴胡加桂值千金。

头有汗而恶寒者，仲景用小柴胡加桂汤。

注

《伤寒论》第146条：伤寒六七日，发热，微恶寒，肢节烦痛，微呕，心下支结，外证未去者，柴胡桂枝汤主之。

《三因极一病证方论·卷之四》：治少阳伤风四五日，身热恶风，颈项强，胁下满，手足温，口苦而渴，自汗，其脉阳浮阴弦；或发汗多，亡阳谵语，可以此和其荣卫，通其津液自愈。

汗已恶寒心下痞，附子增加入泻心。

仲景云：心下痞而复恶寒汗出者，附子泻心汤主之。方第十八。

注

《伤寒论》第155条：心下痞，而复恶寒，汗出者，附子泻心汤主之。

第四十五证
背 恶 寒 歌

背阳腹阴各异位，阳弱恶寒多在背。

《素问》云：背为阳，腹为阴。背恶寒者，阳弱也。

注

《素问·金匮真言论》：言人身之阴阳，则背为阳，腹为阴。

一则三阳合病生，

仲景云：三阳合病，额上生汗，背恶寒者，是其证。

一则少阴寒在外。

仲景云：少阴病得之一二日，口中和，背恶寒者，当以灸，以附子汤主之。

注

《伤寒论》第219条：三阳合病，腹满身重，难以转侧，口不仁面垢，谵语遗尿，发汗，则谵语；下之，则额上生汗，手足逆冷；若自汗出者，白虎汤主之。

《伤寒论》第304条：少阴病，得之一二日，口中和，其背恶寒者，当灸之，附子汤主之。

欲识阴阳病不同，口和不和各分配。

仲景云：背恶寒，口不仁者，三阳合病也。又云：口中和，背恶寒者，少阴也。

注

《伤寒论》第219条：三阳合病，腹满身重，难以转侧，口不仁面垢，谵语遗尿，发汗，则谵语；下之，则额上生汗，手足逆冷；若自汗出者，白虎汤主之。

《伤寒论》第304条：少阴病，得之一二日，口中和，其背恶寒者，当灸之，附子汤主之。

合病口燥并不仁，白虎抑阳是其对。

仲景以白虎治背寒，抑退阳也。

注

《伤寒论》第169条：伤寒无大热，口燥渴，心烦，背微恶寒者，白虎加人参汤主之。

少阴口和须灸之，附子汤兼阴自退。

解在上。

第四十六证
厥　歌

厥有冷厥有热厥，脉证当须仔细别。
冷厥才病四肢冷，脉但沉微身不热。

冷厥初得，病便觉四肢逆冷，脉沉而微，身不甚热也。

注

《素问·厥论》：黄帝问曰：厥之寒热者何也？岐伯对曰：阳气衰于下，则为寒厥；阴气衰于下，则为热厥。

足多挛卧并恶寒，引衣自覆仍不渴。

仲景云：凡厥者，阴阳之气不相顺接便为厥。厥者，手足厥冷是也。故多足拘挛，外恶寒，引衣自覆，不烦渴。

注

《伤寒论》第337条：凡厥者，阴阳气不相顺接，便为厥。厥者，手足逆冷者是也。

热厥身热头且痛，三四日内厥方发。

半日之间热复回，扬手掷足烦躁列。

热厥与冷厥，本自不同。冷厥才病便厥；热厥必四五日内方发，半日之间热复来也，扬手掷足，心中烦躁。

要之热深厥亦深，热微厥亦微相侵。

仲景云：伤寒一二日至四五日厥者，必发热，前厥者后必热。厥深热亦深，厥微热亦微。厥应下之，而发汗者，必口伤烂赤。

注

《伤寒论》第335条：伤寒一二日至四五日厥者，必发热；前热者，后必厥。厥深者，热亦深，厥微者热亦微。厥应下之，而反发汗者，必口伤烂赤。

血气不通手足冷，医人不识却疑阴。

其脉沉伏而更滑，头面有汗指甲温。

急便下之安可慢，不然疑似祸相仍。

沉伏而滑，伏热在内也。四肢虽厥，指爪必温，皆阳实也，急下之则愈。

又有正汗来相逼，两手一手忽无脉。

手足厥冷面不泽，细辛甘草汤脱厄。

朱肱云：忽然两手一手无脉，手足厥冷者，恐是正汗来，故有此证，用细辛甘草汤以助其汗，汗出则可愈。

注

《类证活人书·卷第四》：若病患寒热而厥，面色不泽，冒昧而两手忽无脉，或一手无脉者，必是有正汗也，多用棉衣包手足令温暖，急服五味子汤（杂二十五），或兼与麻黄细辛甘草汤之类，服之时，必大汗而解矣。

心下怔（之成切，怔忪，惧貌。）忪（职容切，心动不定，惊也。）厥有水，

脉紧厥时邪在里。

仲景云：伤寒厥而心下悸，先治其水，当与茯苓甘草汤以治厥，不尔，其水入胃，必利。

又云：病者手足冷，脉乍紧者，邪结在胸，心下满而烦，即不能食，病在胸中，当吐之，宜用瓜蒂散。

注

《伤寒论》第 355 条：病人手足厥冷，脉乍紧者，邪结在胸中，心下满而烦，饥不能食者，病在胸中，当须吐之，宜瓜蒂散。

《伤寒论》第 356 条：伤寒厥而心下悸，宜先治水，当服茯苓甘草汤，却治其厥，不尔，水渍入胃，必作利也。

发热七八日身冷，此名脏厥为难治。

仲景云：伤寒脉微而厥，至七八日肤冷，其人不安，此为脏厥，非蛔厥也。蛔厥者，其人当吐。

注

《伤寒论》第 338 条：伤寒脉微而厥，至七八日肤冷，其人躁无暂安时者，此为脏厥，非蛔厥也。蛔厥者，其人当吐蛔。今病者静，而复时烦者，此为脏寒，蛔上入其膈，故烦，须臾复止。得食而呕，又烦者，蛔闻食臭出，其人常自吐蛔。蛔厥者，乌梅丸主之。又主久利。

第四十七证
结 胸 歌

病发于阳下之早，热气乘虚心懊恼。

仲景云：病发于阳而反下之，热入因作结胸，所以成结胸者，下之早故也。

注

《伤寒论》第 131 条：病发于阳，而反下之，热入因作结胸；病发于阴，而反下之，因作痞也。所以成结胸者，以下之太早故也。结胸者，项亦强，如柔痓状，下之则和，宜大陷胸丸。

按之石硬头项强，此是结胸证分晓。

仲景云：结胸者，头项亦强，如柔痓状，下之则和。

又云：其脉浮紧，心下痛，按之如石坚。

注

《伤寒论》第 131 条：病发于阳，而反下之，热入因作结胸；病发于阴，而反下之，因作痞也。所以成结胸者，以下之太早故也。结胸者，项亦强，如柔痓状，下之则和，宜大陷胸丸。

《伤寒论》第 135 条：伤寒六七日，结胸热实，脉沉而紧，心下痛，按之石硬者，大陷胸汤主之。

脉浮与大未可下，先汗后下无颠倒。

仲景云：其脉浮大，不可下，下之则死。

注

《伤寒论》第132条：结胸证，其脉浮大者，不可下，下之则死。

热毒上攻结在胸，枳实理中应恰好。

大抵结胸未辨虚实，先以理中加枳实佳。

大抵结胸有三说，大结小结并水结。

有大结胸，有小结胸，有水结胸。仲景云：但结胸无大热者，此为水结在胸胁也，但头汗出者，大陷胸汤治。

注

《伤寒论》第136条：伤寒十余日，热结在里，复往来寒热者，与大柴胡汤；但结胸，无大热者，此为水结在胸胁也；但头微汗出者，大陷胸汤主之。

更有寒热二证存，热实寒实宜区别。

仲景云：太阳病，从心下至小腹满痛，不可近者，大陷胸汤主之，此大结胸也。

又云：小结胸病，正在心下，按之痛，脉浮滑者，小陷胸汤主之。此小结胸也。

又云：伤寒结胸热实，脉沉紧，心下痛，大陷胸汤主之。此热实者也。

又云：寒实结胸，无热证者，三物小陷胸汤，白散亦可服。此寒实者也。

注

《伤寒论》第135条：伤寒六七日，结胸热实，脉沉而紧，心下痛，按之石硬者，大陷胸汤主之。

《伤寒论》第137条：太阳病，重发汗而复下之，不大便五六日，舌上燥而渴，日晡所小有潮热，从心下至少腹硬满而痛不可近者，大陷胸汤主之。

《伤寒论》第138条：小结胸病，正在心下，按之则痛，脉浮滑者，小陷胸汤主之。

《伤寒论》第141条：病在阳，应以汗解之；反以冷水潠之。若灌之，其热被劫不得去，弥更益烦，肉上粟起，意欲饮水，反不渴者，服文蛤散；若不瘥者，与五苓散；寒实结胸，无热证者，与三物小陷胸汤。

此外有证名脏结，脉浮关小沉细绝。

仲景云：饮食如故，时时下利，寸脉浮，关小细沉紧，名曰脏结，舌上白苔滑者，难治也。

注

《伤寒论》第129条：何为脏结？答曰：如结胸状，饮食如故，时时下利，寸脉浮，关脉小细沉紧，名曰脏结。舌上白苔滑者，难治。

舌上滑苔不可医，痛引阴筋当死别。

仲景云：病者胁下素有痞，而在脐旁，痛引小腹，入阴筋者，此名脏结，死也。

注

《伤寒论》第167条：病胁下素有痞，连在脐旁，痛引少腹，入阴筋者，此名脏结，死。

结胸之状如痉病，从心至脐不可近。

仲景云：结胸者，项亦强，如柔痉状。

又云：从心以下至脐，不可近，大陷胸汤主之。

注

《伤寒论》第131条：病发于阳，而反下之，热入因作结胸；病发于阴，而反下之，因作痞也。所以成结胸者，以下之太早故也。结胸者，项亦强，如柔痉状，下之则和，宜大陷胸丸。

《伤寒论》第137条：太阳病，重发汗而复下之，不大便五六日，舌上燥而渴，日晡所小有潮热，从心下至少腹硬满而痛不可近者，大陷胸汤主之。

心中懊恼并躁烦，阳气内陷非虚靳。

靳，居焮切，固也。仲景云：膈内拒痛，胃中空虚，客气动膈，短气烦躁，心中懊恼，心下因硬，则为结胸也。

注

《伤寒论》第134条：太阳病，脉浮而动数，浮则为风，数则为热，动则为痛，数则为虚；头痛发热，微盗汗出，而反恶寒者，表未解也。医反下之，动数变迟，膈内拒痛，胃中空虚，客气动膈，短气躁烦，心中懊恼，阳气内陷，心下因硬，则为结胸，大陷胸汤主之。若不结胸，但头汗出，余处无汗，剂颈而还，小便不利，身必发黄，大陷胸汤。

第四十八证
痞　　歌

痛为结胸否为痞，（音被）。关脉皆沉本同类。

仲景《玉函》云：发于阴而反下之，因作痞。

仲景《伤寒论》云：病发于阳而反下之，热入因作结胸。病发于阴而反汗之，因作痞。盖痛则为结胸，不痛则为痞。结胸与痞，脉浮，关脉皆沉。

注

《伤寒论》第131条：病发于阳，而反下之，热入因作结胸；病发于阴，而反下之，因作痞也。所以成结胸者，以下之太早故也。结胸者，项亦强，如柔痉状，下之则和，宜大陷胸丸。

关上若浮且泻心，

仲景云：心下痞，按之濡，其脉关上浮者，大黄黄连泻心汤主之。

发渴烦躁五苓对。

仲景云：心下痞，与泻心汤。其人渴而口烦躁，小便不利者，用五苓汤主之。

注

《伤寒论》第154条：心下痞，按之濡，其脉关上浮者，大黄黄连泻心汤主之。

《伤寒论》第156条：本以下之，故心下痞；与泻心汤，痞不解。其人渴而口躁烦，小便不利者，五苓散主之。

桔梗枳实汤最佳，先与服之使行气。

晋人治痞气，多作桔梗枳实汤，往往便差，以其下气故尔。

下利雷鸣心下硬，甘草泻心泻可治。

仲景论中泻心汤加减有五证，皆为痞气而设也。但满而不痛者，宜半夏泻心汤；色黄手足温者，黄连泻心汤；恶寒汗出者，附子泻心汤；干呕食臭胁下有水气者，生姜泻心汤；雷鸣心下硬，心烦不得安者，甘草泻心汤也。

注

《伤寒论》第149条：伤寒五六日，呕而发热者，柴胡汤证具，而以他药下之，柴胡证仍在者，复与柴胡汤。此虽已下之，不为逆，必蒸蒸而振，却发热汗出而解。若心下满而硬痛者，此为结胸也，大陷胸汤主之；但满而不痛者，此为痞，柴胡不中与之，宜半夏泻心汤。

《伤寒论》第154条：心下痞，按之濡，其脉关上浮者，大黄黄连泻心汤主之。

《伤寒论》第155条：心下痞，而复恶寒，汗出者，附子泻心汤主之。

《伤寒论》第157条：伤寒，汗出解之后，胃中不和，心下痞硬，干噫食臭，胁下有水气，腹中雷鸣下利者，生姜泻心汤主之。

《伤寒论》第158条：伤寒中风，医反下之，其人下利日数十行，谷不化，腹中雷鸣，心下痞硬而满，干呕心烦不得安，医见心下痞，谓病不尽，复下之，其痞益甚。此非结热，但以胃中虚，客气上逆，故使硬也，甘草泻心汤主之。

第四十九证

发 黄 歌

寒湿在里不能散，热蓄脾中成此患。
湿热宿谷更相搏，郁塞不消黄色绽。

巢氏云：寒湿在里则热蓄于脾胃，腠理不开，瘀热与宿谷相搏，烦郁不得消，则大小不通，故身体面目皆变黄色。

注

《伤寒论》第259条：伤寒发汗已，身目为黄，所以然者，以寒湿在里不解故也，以为不可下也，于寒湿中求之。

《诸病源候论·卷之十二·黄病诸候》：此由寒湿在表，则热蓄于脾胃，腠理不开，瘀热与宿谷相搏，烦郁不得消，则大小便不通，故身体面目皆变黄色。

头面有汗齐颈止，渴饮水浆曾莫间。

仲景云：但头汗出，余处无汗，齐颈而还，小便不利，身必发黄也。

注

《伤寒论》第 134 条：太阳病，脉浮而动数，浮则为风，数则为热，动则为痛，数则为虚；头痛发热，微盗汗出，而反恶寒者，表未解也。医反下之，动数变迟，膈内拒痛，胃中空虚，客气动膈，短气躁烦，心中懊侬，阳气内陷，心下因硬，则为结胸，大陷胸汤主之。若不结胸，但头汗出，余处无汗，剂颈而还，小便不利，身必发黄，大陷胸汤。

浮滑紧数脉来时，茵陈五苓皆可选。

茵陈蒿汤、五苓散皆可选用之。

注

《伤寒论》第 72 条：发汗已，脉浮数，烦渴者，五苓散主之。

《伤寒论》第 236 条：阳明病，发热汗出者，此为热越，不能发黄也。但头汗出，身无汗，剂颈而还，小便不利，渴饮水浆者，此为瘀热在里，身必发黄，茵陈蒿汤主之。

《金匮要略·黄疸病脉证并治第十五》：黄疸病，茵陈五苓散主之。

瘀血之证亦相类，大便必黑此其异。

血证其间多发狂，要须辨别无乖戾。

发黄与瘀血，其证相似，皆因瘀热在里故也。但发黄者，小便多不利，瘀血则小便利，小腹硬满，大便黑色。

仲景云：太阳病六七日，表证仍在，脉微而沉，及不结胸，其人发狂者，以热在下焦，少腹当硬满；小便自利者，下血乃愈。所以然者，以太阳随经，瘀热在里故也。

又云：小便自利，其人如狂者，血证谛也。

注

《伤寒论》第 124 条：太阳病，六七日，表证仍在，脉微而沉，反不结胸；其人发狂者，以热在下焦，少腹当硬满，小便自利者，下血乃愈。所以然者，以太阳随经，瘀热在里故也。抵当汤主之。

《伤寒论》第 125 条：太阳病，身黄，脉沉结，少腹硬，小便不利者，为无血也；小便自利，其人如狂者，血证谛也，抵当汤主之。

白虎之证亦身热，大率异同难辨别。

白虎不能遂发黄，盖为周身汗发越。

白虎与发黄证亦相似，但白虎周身发汗，故不能黄。发黄证则余处无汗，齐颈而还。

注

《伤寒论》第 219 条：三阳合病，腹满身重，难以转侧，口不仁面垢，谵语，遗尿。发汗，则谵语；下之，则额上生汗，手足逆冷；若自汗出者，白虎汤主之。

《伤寒论》第 134 条：太阳病，脉浮而动数，浮则为风，数则为热，动则为痛，数则为虚；头痛发热，微盗汗出，而反恶寒者，表未解也。医反下之，动数变迟，膈内拒痛，胃中空虚，客气动膈，短气躁烦，心中懊侬，阳气内陷，心下因硬，则为结胸，大陷胸汤主之。若不结胸，但头汗出，余处无汗，剂颈而还，小便不利，身必发黄，大陷胸汤。

更有中湿并中风，发黄大抵亦皆同。

湿则熏黄身尽痛，目黄风中气难通。

仲景云：湿家之为病，一身尽痛，发热，身色如熏黄。

又有中风黄者，但目黄，气难通也。

注

《金匮要略·痉湿暍病脉证治》：湿家之为病，一身尽疼，发热，身色如熏黄也。

第五十证
发 狂 歌

发狂二证当别白，阳毒蓄血皆凭脉。

发狂有二证，有阳毒发狂，有蓄血发狂。

注

《伤寒论》第 124 条：太阳病六七日，表证仍在，脉微而沉，反不结胸；其人发狂者，以热在下焦，少腹当硬满，小便自利者，下血乃愈。所以然者，以太阳随经，瘀热在里故也，抵当汤主之。

阳毒发狂多干呕，烦躁脉实并面赤。

《难经》曰：重阳者狂，重阴者癫。

蓄血如狂脉沉微，但欲嗽水不咽入。

小腹硬满小便利，不发寒热大便黑。

仲景云：阳明病七八日，表证仍在，脉微而沉，反不结胸，其人发狂者，以热在下焦，小腹当硬满；小便自利者，下血乃愈。所以然者，以太阳随经，瘀热在里故也，抵当汤主之。

注

《金匮要略·惊悸吐衄下血胸满瘀血病脉证治》：病人胸满，唇痿舌青，口燥，但欲漱水不欲咽，无寒热，脉微大来迟，腹不满，其人言我满，为有瘀血。

大抵当汗而不汗，热化为血如何散。

血上蓄兮喜忘多，血下蓄兮还闷乱。

《素问》云：血在上则忘，血在下则狂。

注

《素问·调经论》：血并于阳，气并于阳，乃为炅中；血并于上，气并于下，心烦悗善怒；血并于下，气并于上，乱而喜忘。

《伤寒论》第237条：阳明证，其人喜忘者，必有蓄血。所以然者，本有久瘀血，故令喜忘；屎虽硬，大便反易，其色必黑者，宜抵当汤下之。

更有火劫发狂时，桂枝救逆汤加减。

仲景云：伤寒之脉浮，而医以火迫劫之，亡阳惊狂，卧起不安，属桂枝去芍药加蜀漆牡蛎龙骨救逆汤治。

注

《伤寒论》第112条：伤寒脉浮，医以火迫劫之，亡阳，必惊狂，卧起不安者，桂枝去芍药加蜀漆牡蛎龙骨救逆汤主之。

第五十一证

发　斑　歌

温毒热病证两般，发斑隐疹满身间。

仲景云：风气相搏，则为隐疹，身体为痒，痒者为泄风。

注

《金匮要略·水气病脉证并治》：脉浮而洪，浮则为风，洪则为气。风气相搏，风强则为隐疹，身体为痒，痒为泄风，久为痂癞。气强则为水，难以俯仰，风气相搏，身体洪肿，汗出乃愈，恶风则虚，此为风水，不恶风者，小便通利，上焦有寒，其口多涎，此为黄汗。

温毒冬月冒寒气，至春始发在皮端。

此证谓冬月冒寒，至春阳气盛，发于表肤者。

热病表虚而里实，热毒不散锦纹斑。

不可发汗重开泄，升麻汤辈可求安。

巢氏云：热病在表，已发汗未解，或吐下后，热毒气不散，烦躁谵语，此为表虚里实，热气燥于外，故身体发斑如锦纹。凡发斑不可用发汗药，令疮重开泄，更增斑烂也，宜升麻元参汤。热毒乘虚入胃，胃烂故发斑。其热微者赤斑出，剧者黑斑出。赤斑出者五死一生，黑斑出者十死一生。

注

《诸病源候论·卷之九》：夫热病在表，已发汗未解，或吐下后，热毒不散，烦躁谵言语，此为表虚里实，热气躁于外，故身体发斑如锦文。凡发斑不可用发表药，令疮开泄，更增斑烂，表虚故也。

《诸病源候论·卷之四十六》：斑毒之病，是热气入胃，而胃主肌肉，其热挟毒，蕴积于胃，毒熏发于肌肉，状如蚊蚤所啮，赤斑起，周匝遍体。此病或者伤寒，或时气，或温病，皆由热不时歇，故热入胃，变成毒，乃发斑也。凡发赤斑者，十生一死，黑者，十死一生。

《金匮要略·百合狐惑阴阳毒病证治第三》：阳毒之为病，面赤斑斑如锦纹，咽喉痛，唾脓血。五日可治，七日不可治，升麻鳖甲汤主之。

阴毒之为病，面目青，身痛如被杖，咽喉痛。五日可治，七日不可治，升麻鳖甲汤去雄黄、蜀椒主之。

第五十二证
发 喘 歌

伤寒喘急是其常，先论阳明及太阳。
太阳无汗麻黄证，

仲景云：太阳病，头痛发热，身疼腰痛，骨节疼痛，恶风，无汗而喘者，麻黄汤主之。

又一证：太阳病，下之微喘者，表未解也，桂枝加厚朴杏子汤主之。

又一证：下后不可更行桂枝汤，若汗出而喘无大热者，可与麻黄杏仁甘草石膏汤。

阳明潮热小承汤。

仲景云：潮热短气，腹满而有潮热者，小承气汤主之。

注

《伤寒论》第35条：太阳病，头痛发热，身疼腰痛，骨节疼痛，恶风，无汗而喘者，麻黄汤主之。

《伤寒论》第43条：太阳病，下之微喘者，表未解故也，桂枝加厚朴杏子汤主之。

《伤寒论》第63条：发汗后，不可更行桂枝汤。汗出而喘，无大热者，可与麻黄杏仁甘草石膏汤。

《伤寒论》第 208 条：阳明病，脉迟，虽汗出不恶寒者，其身必重，短气，腹满而喘，有潮热者，此外欲解，可攻里也。手足濈然汗出者，此大便已硬也，大承气汤主之；若汗多，微发热恶寒者，外未解也；其热不潮，未可与承气汤；若腹大满不通者，可与小承气汤，微和胃气，勿令至大泄下。

水停心下喘而咳，加减青龙必可当。

仲景云：伤寒表不解，心下有水气，发热而咳，或渴或利，小腹满而喘者，小青龙汤。

注

《伤寒论》第 40 条：伤寒表不解，心下有水气，干呕，发热而咳，或渴，或利，或噎，或小便不利，少腹满，或喘者，小青龙汤主之。

阴证喘时须喘急，返阴丹辈用为良。

阴证喘与阳证异，其喘必急，宜用返阴丹主之。

第五十三证
发　渴　歌

脉浮而渴太阳病，有汗而渴阳明证。
渴而自利属少阴，三者不同须审订。

仲景云：发汗已，脉浮数烦渴者，五苓散主之。

又云：阳明病，汗出多而渴者，不可与猪苓汤，以其汗多，胃中燥，猪苓复利其小便故也。

又云：少阴病，其人欲吐，复不得吐而烦，但欲寐，五六日自利而渴者，属少阴。此三证渴虽同，其病则异也。

注

《伤寒论》第 72 条：发汗已，脉浮数，烦渴者，五苓散主之。

《伤寒论》第 224 条：阳明病，汗出多而渴者，不可与猪苓汤。以汗多胃中燥，猪苓汤复利其小便故也。

《伤寒论》第 282 条：少阴病，欲吐不吐，心烦但欲寐，五六日自利而渴者，属少阴也。虚故引水自救；若小便色白者，少阴病形悉具；小便白者，以下焦虚有寒，不能制水，故令色白也。

自非大渴莫与水，小渴唯宜滋润尔。
若令剧饮心下满，变成水结难调理。

仲景云：太阳病，胃中干燥，烦不得眠，其人欲饮水，当稍饮之，胃中和则愈。

注

《伤寒论》第 71 条：太阳病，发汗后，大汗出，胃中干，烦躁不得眠，欲得饮水者，少少与饮之，令胃气和则愈；若脉浮，小便不利，微热消渴者，五苓散主之。

渴太阳，无汗休供白虎汤，

汗后脉洪方可与，此证思之要审量。

太阳病，须汗后渴，方可行白虎，亦须白虎加人参也。

仲景云：伤寒脉浮发热无汗者，表未解，不可与白虎汤；渴者，白虎加人参主之。

注

《伤寒论》第 29 条：服桂枝汤，大汗出后，大烦渴不解，脉洪大者，白虎加人参汤主之。

《伤寒论》第 170 条：伤寒脉浮，发热，无汗，其表不解，不可与白虎汤。渴欲饮水，无表证者，白虎加人参汤主之。

渴阳明，有汗且休供五苓，

小便不利汗仍少，脉浮而渴用为精。

仲景云：阳明病，汗出多而渴者，不可与猪苓汤，以汗多胃中燥，猪苓复利其小便故也。

又云：若脉浮发热，渴欲饮水，小便不利，猪苓汤主之。

注

《伤寒论》第 224 条：阳明病，汗出多而渴者，不可与猪苓汤，以汗多胃中燥，猪苓汤复利其小便故也。

《伤寒论》第 223 条：若脉浮发热，渴欲饮水，小便不利者，猪苓汤主之。

阳毒躁盛黑奴用，中暑黄连圆酒蒸。

黑奴圆，《千金》方也。酒蒸黄连圆，《活人书》方。二药虽非仲景之方，然治阳毒、中暑，最为有效。

注

《备急千金要方·卷九·发汗丸第六》：治伤寒五六日以上不解，热在胸中，口噤不能言，惟欲饮水，为坏伤寒。医所不能治成为死人，精魂已竭，心下才温，以杖发其口开灌药咽中，药得下即愈。麦奴丸一曰黑奴丸，二曰水解丸。

《类证活人书·卷十八》：治暑毒伏深。累取不瘥，无药可治。伏暑发渴者，此方尤妙。黄连（四两，以无灰好酒浸面上约一寸。以重汤熬干）上捣罗为细末，糊为丸，如梧桐子大，滚水下三五十丸，胸膈凉，不渴为验。

第五十四证

吐 血 歌

诸阳受病蕴邪热，在表当汗汗不发。

巢源方云：吐血者，皆由诸阳受邪，热初在表，应发汗而汗不发，致使热毒入深，结于五脏，内有瘀积，故吐血也。

注

《诸病源候论·卷之八》：此由诸阳受邪，热初在表，应发汗而汗不发，致使热毒入深，结于五脏，内有瘀积，故吐血。

热毒入深结在中，瘀血既停须吐血。

轻者犀角地黄汤，重者抵当方能绝。

《小品》犀角地黄汤，主伤寒及温病。应发汗而不发之，内瘀蓄血，及鼻衄吐血者，此汤主之。抵当汤治瘀血在内。

注

《小品方·卷第六》：芍药地黄汤，治伤寒及温病，应发汗而不发之，内瘀有蓄血者，及鼻衄，吐血不尽，内余瘀血，面黄，大便黑者，此主消化瘀血方。

大下寸口脉沉迟，吐血升麻安可缺。

阳毒升麻汤证云：伤寒服药吐下之后便成阳毒，或吐血下痢，其脉浮大数，面赤斑如锦纹，唾脓血者，此汤主之。

注

《伤寒论》第 237 条：阳明证，其人喜忘者，必有蓄血。所以然者，本有久瘀血，故令喜忘；屎虽硬，大便反易，其色必黑者，宜抵当汤下之。

《金匮要略·百合狐惑阴阳毒病证治》：阳毒之为病，面赤斑斑如锦纹，咽喉痛，唾脓血。五日可治，七日不可治，升麻鳖甲汤主之。

第五十五证

衄 血 歌

太阳阳盛必须衄，衄已解时何幸福。

巢氏云：脉浮紧发热，其身无汗，自衄者愈。盖太阳病，有因衄血而便自解者。

注

《诸病源候论·卷之八》：亡血不可攻其表，汗出则寒栗而振，脉浮紧发热，其身无汗，自衄者愈。

浮紧无汗系麻黄，脉浮自汗桂枝属。

二者服之不中病，脉尚如前宜再服。

仲景云：伤寒脉浮紧，不发汗，因致衄者，麻黄汤主之。故自汗脉浮者，宜桂枝也。麻黄桂枝正分表里，服之不中病，尚宜再服，此《活人书》之意也。予谓此候不可不审察细详。

仲景之书又云：阳明病，口燥，但欲饮水不咽入者，此必衄。衄家不可攻其表，汗出额上陷，直视，不能眠，不得眴。

又云：亡血家，不可攻其表，汗出则寒慄而振。

注

《伤寒论》第55条：伤寒脉浮紧，不发汗，因致衄者，麻黄汤主之。

《伤寒论》第86条：衄家，不可发汗，汗出必额上陷，脉急紧，直视不能眴，不得眠。

《伤寒论》第87条：亡血家不可发汗，发汗则寒栗而振。

《伤寒论》第202条：阳明病，口燥但欲漱水，不欲咽者，此必衄。

衄后脉微血已虚，慎勿服之令病笃。

且看犀角地黄汤，不止茅花须预速。

若脉微血虚，则麻黄桂枝皆不可用也。《小品》犀角地黄汤，《活人书》云茅花汤皆可用。

注

《类证活人书·卷第九》：伤寒太阳证，衄血者乃解，盖阳气重故也。仲景所谓阳盛则衄。若脉浮紧无汗，服麻黄汤不中病，其人发烦，目瞑，剧者必衄。小衄而脉尚浮紧者，宜再与麻黄汤也。衄后脉已微者，不可行麻黄汤也。若脉浮自汗，服桂枝汤，不中病，桂枝证尚在，必头痛甚而致衄。小衄而脉尚浮者，宜再与桂枝汤也。大抵伤寒衄血，不可发汗者，为脉微故也。脉已微者，黄芩芍药汤（杂七十八）、犀角地黄汤。衄血不止者，茅花汤。

《外台秘要·卷第二·伤寒衄血方》：又茅花汤，疗伤寒鼻衄不止主之方。茅花（一大把）上以水八升，煮取三升，分三服，即瘥，若无茅花，取茅根代之亦可。

阴证本来无此候，少阴强发红来触。

下厥上竭不可医，血流口鼻或耳目。

仲景云：少阴病，但欲无汗而强发之，则动血，不知从何道出，或从口鼻耳目中出，是为下厥上竭，为难治。

注

《伤寒论》第294条：少阴病，但厥无汗，而强发之，必动其血。未知从何道出，或从口鼻，或从目出者，是名下厥上竭，为难治。

第五十六证
吃 噫 歌

胃虚为哕名吃噫，

吃，声哑，语难也。噫，胸气，饱出息。

多因吐下缘虚极。

古人方书无吃字，唯有哕。朱肱以哕者吃气也。

注

《类证活人书·卷第十一》：咳逆者，仲景所谓哕者是也，哕，胃寒所生。

橘皮干姜退阴散，或灸乳下皆得力。

灸法见《活人书》并《良方》中。

注

《类证活人书·卷第十一》：若服药不瘥者，灸之必愈。其法：妇人屈乳头向下尽处。

又有阳明小柴胡，视其前后部何如。

仲景云：伤寒哕而渴者，视其前后，知何部不利，利之则愈。

注

渴：当为满。

《金匮要略·呕吐哕下利病脉证治》：哕而腹满，视其前后，知何部不利，利之即愈。

因虚攻热必生哕，仲景言之岂妄欤。

仲景云：其人本虚，攻其热必哕。哕，（火外切，又于月切），逆气也。

注

《金匮要略·黄疸病脉证并治》：黄疸病，小便色不变，欲自利，腹满而喘，不可除热，热除必哕。哕者，小半夏汤主之。

更有一证欲作汗，阴阳升降致屯如。

胃气上逆无休止，逡巡中汗自然除。

第五十七证

谵 语 歌

实则谵语虚郑声，两般相似最难明。

仲景云：实则谵语，虚则郑声。郑声者重语也。直视谵语而喘满者死，下利不止亦死矣。

注

《伤寒论》第210条：夫实则谵语，虚则郑声。郑声者，重语也。直视谵语，喘满者死，下利者亦死。

大小便利手足冷，更兼脉细是虚形。

此郑声之证也。

脉来洪数二便秘，谵语为因实得名。

谵语证本非一，或因下利或胃实。

仲景云：下利而谵语为有燥屎，承气汤主之。

又云：阳明病，其人多汗，津液外出，胃中燥，大便必坚，坚者谵语，承气汤主之。

注

《伤寒论》第213条：阳明病，其人多汗，以津液外出，胃中燥，大便必硬，硬则谵语，小承气汤主之。若一服谵语止者，更莫复服。

《伤寒论》第374条：下利谵语者，有燥屎也，宜小承气汤。

三阳合病或瘀血，或是热入于血室。

仲景云：三阳合病，腹满身重，难以转侧，口中不仁，谵语。

又云：胁下满如结胸状，其人谵语，此皆热入血室。

注

《伤寒论》第143条：妇人中风发热恶寒，经水适来，得之七八日，热除而脉迟，身凉，胸胁下满，如结胸状，谵语者，此为热入血室也，当刺期门，随其实而取之。

《伤寒论》第219条：三阳合病，腹满身重，难以转侧，口不仁面垢，谵语遗尿，发汗则谵语；下之则额上生汗，手足逆冷；若自汗出者，白虎汤主之。

大抵发热阳脉生，反见阴脉斯为逆。

谵语发热，见阳脉者生，见阴脉者死。

注

《伤寒论·辨脉法》问曰：脉有阴阳，何谓也？答曰：凡脉大浮数动滑，此名阳也；脉沉涩弱弦微，此名阴也。凡阴病见阳脉者生，阳病见阴脉者死。

第五十八证
烦 躁 歌

伤寒烦躁证如何，阳明证与少阴科。
阴明脉长大便秘，

仲景云：阴明脉长，自汗出，医复重发其汗，其人微烦不了了者，此大便坚也。

注

《伤寒论》第 186 条：伤寒三日，阳明脉大。

《伤寒论》第 203 条：阳明病，本自汗出。医更重发汗，病已瘥，尚微烦不了了者，此必大便硬故也。以亡津液，胃中干燥，故令大便硬，当问其小便日几行，若本小便日三四行，今日再行，故知大便不久出。今为小便数少，以津液当还入胃中，故知不久必大便也。

伤风之候太阳多。

仲景云：太阳病服桂枝汤，烦不解者，宜刺风池、风府，却与桂枝汤。

又云：服桂枝汤复大烦渴不解，脉洪大者，白虎汤。

注

《伤寒论》第 24 条：太阳病，初服桂枝汤，反烦不解者，先刺风池、风府，却与桂枝汤则愈。

《伤寒论》第 26 条：服桂枝汤，大汗出后，大烦渴不解，脉洪大者，白虎加人参汤主之。

阴盛阳虚亦烦躁，少阴之证莫令讹。

大抵阴盛阳虚亦烦，故少阴证多烦躁。少阴肾也，肾恶燥，故热邪传入肾经，则烦躁宜矣。

仲景云：少阴病恶寒而踡，则自烦，欲去其衣者可治。

又云：自利烦躁不得眠者，死。

注

《伤寒论》第 289 条：少阴病，恶寒而踡，时自烦，欲去衣被者，可治。

《伤寒论》第 300 条：少阴病，脉微细沉，但欲卧，汗出不烦，自欲吐，至五六日自利，复烦躁不得卧寐者，死。

汗下而烦医者误,

仲景云:伤寒吐下发汗,虚烦,脉甚微,八九日,心下坚痞,经脉动惕者,久而成萎。

注

《伤寒论》第160条:伤寒吐下后,发汗,虚烦,脉甚微,八九日心下痞硬,胁下痛,气上冲咽喉,眩冒,经脉动惕者,久而成痿。

病解而烦气未和。

更有虚烦宜竹叶,莫作伤寒致误佗。

孙兆云:虚烦热疾,与伤寒相似。得病二三日,脉不浮不恶寒,身不疼痛,但热而烦,非表候,不可发汗。如脉不紧实,病但热或不烦,非里实,不可下。汗下必危损,但用竹叶汤主之。其病自然而愈也。

第五十九证
懊 侬 歌

伤寒懊侬意忡忡,

懊,于告反。侬,《千金》音作农,《外台》云奴冻切。

或实或虚病胃中。

结胸下早阳内陷,阳明误下胃虚空。

懊侬证有三。此一证,胃中因下空虚而致也。

仲景云:胃中空虚,客气动鬲,短气烦躁,心中懊侬,阳气内陷,心下因硬,则为结胸。

又云:阳明证,其脉浮紧,下之则胃中空虚,客气动膈,心中懊侬,舌上白苔者,栀子汤主之。若渴欲饮水者,白虎汤主之。

客气动膈心中躁,栀子汤兼大陷胸。

结胸,陷胸汤主之;白苔,栀子汤主之。

注

《伤寒论》第134条:太阳病,脉浮而动数,浮则为风,数则为热,动则为痛,数则为虚;头痛,发热,微盗汗出,而反恶寒者,表未解也。医反下之,动数变迟,膈内拒痛,胃中空虚,客气动膈,短气躁烦,心中懊侬,阳气内陷,心下因硬,则为结胸,大陷胸汤主之。若不结胸,但头汗出,余处无汗,剂颈而还,小便不利,身必发黄,大陷胸汤。

《伤寒论》第170条:伤寒脉浮,发热,无汗,其表不解,不可与白虎汤。渴欲饮水,无表证者，白虎加人参汤主之。

《伤寒论》第221条：阳明病，脉浮而紧，咽燥，口苦，腹满而喘，发热汗出，不恶寒反恶热，身重。若发汗则燥，心愦愦反谵语；若加温针，必怵惕烦躁不得眠；若下之，则胃中空虚，客气动膈，心中懊憹，舌上苔者，栀子豉汤主之。

胃中燥屎宜承气，腹满头坚不可攻。

此一证，胃中下后有燥屎也。

仲景云：阳明病下之，心下懊憹微烦，胃中有燥屎者可攻。其人腹微满，头硬后溏者，不可下之。有燥屎者，宜承气汤主之。

注

《伤寒论》第238条：阳明病，下之，心中懊憹而烦，胃中有燥屎者，可攻。腹微满，初头硬，后必溏，不可攻之。若有燥屎者，宜大承气汤。

第六十证

怫 郁 歌

怫郁有虚亦有实，要须仔细明证脉。

怫，（音拂）。盖燥屎者实也，吐下者虚也。

燥屎唯宜承气汤，

仲景云：病者小便不利，大便乍难乍易，时有微热，怫郁不得卧，有燥屎故也，承气汤主之。

注

《伤寒论》第242条：病人小便不利，大便乍难乍易，时有微热，喘冒不能卧者，有燥屎也，宜大承气汤。

吐下极虚胃寒疾。

仲景云：伤寒大吐下后，极虚复极汗者，其人外气怫郁，复与之水，以发其汗，因得哕，所以然者，胃中寒冷，故致此也。

注

《伤寒论》第380条：伤寒，大吐大下之，极虚，复极汗者，其人外气怫郁，复与之水以发其汗，因得哕。所以然者，胃中寒冷故也。

火熏汗出目须黄，

仲景云：寸口脉阳浮阴濡而弱，医如火熏，郁令汗出，客热因火而热发，怫郁蒸肌肤身目为黄。

二阳并病面还赤。

仲景云：二阳并病，太阳初得病时，先发其汗，汗先出不彻，因转属阳明，续自微汗出，设面色缘缘正赤者，阳气怫郁，当解之、熏之也。

注

《伤寒论》第48条：二阳并病，太阳初得病时，发其汗，汗先出不彻，因转属阳明，续自微汗出，不恶寒。若太阳病证不罢者，不可下，下之为逆，如此可小发汗。设面色缘缘正赤者，阳气怫郁在表，当解之熏之；若发汗不彻，不足言，阳气怫郁不得越，当汗不汗，其人躁烦，不知痛处，乍在腹中，乍在四肢，按之不可得，其人短气，但坐，以汗出不彻故也，更发汗则愈。何以知汗出不彻，以脉涩故知也。

脉来洪大荣气长，

仲景云：寸口脉洪而大者，荣气长，荣气长则阳盛怫郁不得出声。

随经医治何由失。

（陈富丽）

卷 四

第六十一证
惊 惕 歌

伤寒何故生惊惕，吐下温针或火力。

或因吐下，或因温针，或因火劫。

下之谵语牡蛎汤，

仲景云：伤寒八九日，下之，胸满烦惊，小便不利，谵语，一身尽痛，不可转侧者，柴胡牡蛎龙骨汤主之。

妄用温针于理逆。

仲景云：太阳伤寒，加温针，必惊也。

注

《伤寒论》第 107 条：伤寒八九日，下之，胸满烦惊，小便不利，谵语，一身尽痛不可转侧者，柴胡加龙骨牡蛎汤主之。

《伤寒论》第 119 条：太阳伤寒者，加温针必惊也。

风温被火多瘛（尺世切，亦作瘈）疭（疭，子用切）。

仲景云：风温被火者，微发黄色，剧则如惊痫，时瘛疭，若火熏之。一逆尚引日，再逆促命期。

阳明被火汗流出。

仲景云：阳明病被火，额上微汗出，发热汗出不恶寒，加温针者，必怵惕烦躁不得眠。

注

《伤寒论》第 6 条：太阳病，发热而渴，不恶寒者，为温病。若发汗已，身灼热者，名风温。风温为病，脉阴阳俱浮，自汗出，身重，多眠睡，鼻息必鼾，语言难出；若被下者，小便不利，直视失溲；若被火者，微发黄色，剧则如惊痫，时瘛疭，若火熏之。一逆尚引日，再逆促命期。

《伤寒论》第 200 条：阳明病，被火，额上微汗出，而小便不利者，必发黄。

脉浮火劫必亡阳,

仲景云:伤寒脉浮,医以火迫劫之,亡阳,必惊狂,卧起不安者,桂枝去芍药加蜀漆牡蛎龙骨救逆汤。

三者不同同此疾。

注

《伤寒论》第112条:伤寒脉浮,医以火迫劫之,亡阳必惊狂,卧起不安者,桂枝去芍药加蜀漆牡蛎龙骨救逆汤主之。

少阳中风耳无闻,吐下悸惊常惕惕。

仲景云:少阳中风,两耳无所闻,目赤,胸中满而不烦,不可吐下,吐下则悸而惊。

注

《伤寒论》第264条:少阳中风,两耳无所闻,目赤,胸中满而烦者,不可吐下,吐下则悸而惊。

第六十二证
心 悸 歌

伤寒心悸有多端,大抵三阳不一般。

仲景云:悸证有八九皆属三阳。

太阳便利多饮水,

仲景云:太阳病,小便利者,以饮水多,心下悸;小便少者,必苦里急也。

注

《伤寒论》第127条:太阳病,小便利者,以饮水多,必心下悸;小便少者,必苦里急也。

阳明烦呕小便难。

仲景云:伤寒五六日,中风,往来寒热,心下悸,小便不利,心烦喜呕者,小柴胡汤主之。

注

《伤寒论》第96条:伤寒五六日,中风,往来寒热,胸胁苦满,嘿嘿不欲饮食,心烦喜呕,或胸中烦而不呕,或渴,或腹中痛,或胁下痞硬,或心下悸,小便不利,或不渴,身有微热,或咳者,小柴胡汤主之。

少阳吐下仍虚悸,

仲景云：少阳中风，两耳无所闻，目赤，胃中满而烦，不可吐下，吐下则悸而惊。

注

《伤寒论》第 264 条：少阳中风，两耳无所闻，目赤，胸中满而烦者，不可吐下，吐下则悸而惊。

误汗烦时胃内干。

仲景云：伤寒，其脉弦细，胁痛发热，此属少阳。少阳不可发汗，发汗则谵语。为属胃，胃和则愈，胃不和则烦而悸也。

注

《伤寒论》第 265 条：伤寒，脉弦细，头痛发热者，属少阳。少阳不可发汗，发汗则谵语，此属胃，胃和则愈；胃不和，烦而悸。

脉来结代炙甘草，

仲景云：伤寒脉结代，心动悸，炙甘草汤主之。方第三十九。

小建中行三日间。

仲景云：伤寒二三日，心中悸者，小建中汤。

注

《伤寒论》第 177 条：伤寒脉结代，心动悸，炙甘草汤主之。

《伤寒论》第 102 条：伤寒二三日，心中悸而烦者，小建中汤主之；

汗过自冒桂甘证，肉𥆧真武定须安。

此二证，自汗过而悸也。

仲景云：发汗过多，其人叉手自冒心，心下悸，欲得按者，桂枝甘草汤，方第二十七。

又云：太阳病发汗，汗出不解，其人仍发热，心下悸，头眩身𥆧动，振振欲擗地者，真武汤主之，方第四十二。

注

《伤寒论》第 64 条：发汗过多，其人叉手自冒心，心下悸，欲得按者，桂枝甘草汤主之。

《伤寒论》第 82 条：太阳病发汗，汗出不解，其人仍发热，心下悸，头眩，身𥆧动，振振欲擗地者，真武汤主之。

第六十三证
冒 闷 歌

二阳并病必须冒，宜刺大椎当慎表。

仲景云：太阳少阳并病，头痛，或眩冒，时如结胸痞硬，当刺大椎第一间、肺俞、肝俞，慎不可发汗。

注

《伤寒论》第 142 条：太阳与少阳并病，头项强痛，或眩冒，时如结胸，心下痞硬者，当刺大椎第一间、肺俞、肝俞，慎不可发汗；发汗则谵语，脉弦，五日谵语不止，当刺期门。

下利面赤脉沉迟，汗出心中常郁愦。

仲景云：下利，脉沉迟，其人面少赤，身有微热，下利清谷者，必郁冒汗出。

注

《伤寒论》第 366 条：下利脉沉而迟，其人面少赤，身有微热，下利清谷者，必郁冒汗出而解，病人必微厥，所以然者，其面戴阳，下虚故也。

吐下汗后或动经，

伤寒吐下后，发汗，虚烦，脉甚微，八九日，心下痞硬，气上冲咽喉，郁冒，经脉动惕者，久而成痿。

汲水灌身那得好。

仲景云：荣卫中风。医为大热，解肌发汗，热不止，又汲水灌其身，慄慄振寒，则以重被覆之，故汗出而冒烦。

注

《伤寒论·辨不可下病脉证并治第二十》：脉濡而紧，濡则卫气微，紧则荣中寒，阳微卫中风发热而恶寒，荣紧胃气冷，微呕心内烦。医谓有大热，解肌而发汗，亡阳虚烦躁，心下苦痞坚，表里俱虚竭，卒起而头眩，客热在皮肤，怅怏不得眠。不知胃气冷，紧寒在关元，技巧无所施，汲水灌其身，客热应时罢，栗栗而振寒，重被而覆之，汗出而冒巅，体惕而又振，小便为微难，寒气因水发，清谷不容间，呕变反肠出，颠倒不得安，手足为微逆，身冷而内烦，迟欲从后救，安可复追还。

汗下表里已先虚，汗出表和痉可保。

仲景云：太阳病下之而不愈，先复发汗，以此表里俱虚，其人必冒，冒家汗出自愈。所以然者，汗出表和故也。

注

《伤寒论》第 93 条：太阳病，先下而不愈，因复发汗。以此表里俱虚，其人因致冒，冒家汗出自愈。所以然者，汗出表和故也。里未和，然后复下之。

第六十四证

干呕歌

阳明胃络从头走，气上逆行须便呕。

呕者，胃不和也。胃之络从头走足，今气上行而逆，故呕也。

阳明多呕小柴胡，

仲景云：伤寒五六日，中风，往来寒热，心烦喜呕，或胸中烦而不呕，小柴胡汤。

注

《伤寒论》第 96 条：伤寒五六日，中风，往来寒热，胸胁苦满、嘿嘿不欲饮食，心烦喜呕，或胸中烦而不呕，或渴，或腹中痛，或胁下痞硬，或心下悸，小便不利，或不渴，身有微热，或咳者，小柴胡汤主之。

胸中有热黄连候。

仲景云：伤寒胸中有热，胃中有邪气，腹中痛，欲呕吐者，黄连汤主之。第三十五。

注

《伤寒论》第 173 条：伤寒，胸中有热，胃中有邪气，腹中痛，欲呕吐者，黄连汤主之。

水停心下茯苓甘，

发汗吐下后，心下逆满者，茯苓甘草汤。又方，心下有水气干呕者，小青龙汤主之。

先呕后渴五苓救。

仲景云：呕而渴者，五苓散主之。

注

《伤寒论》第 67 条：伤寒若吐、若下后，心下逆满，气上冲胸，起则头眩，脉沉紧，发汗则动经，身为振振摇者，苓桂术甘汤主之。

《伤寒论》第 40 条：伤寒表不解，心下有水气，干呕，发热而咳，或渴，或利，或噎，或小便不利，少腹满，或喘者，小青龙汤主之。

《伤寒论》第 74 条：中风发热，六七日不解而烦，有表里证，渴欲饮水，水入则吐者，名曰水逆，五苓散主之。

汗后余热竹叶汤，

汗后虚烦，呕逆者，竹叶汤或橘皮汤。

烦虚栀子豉汤授。

烦虚者，栀子豉汤主之。得吐勿服余者。呕而有痈脓者，不可治呕，脓尽乃愈。

注

《伤寒论》第76条：发汗后，水药不得入口，为逆，若更发汗，必吐下不止。发汗吐下后，虚烦不得眠；若剧者，必反复颠倒，心中懊憹，栀子豉汤主之；若少气者，栀子甘草豉汤主之；若呕者，栀子生姜豉汤主之。

《金匮要略·呕吐哕下利病脉证治》：干呕，哕，若手足厥者，橘皮汤主之。

《金匮要略·妇人产后病脉证治第二十一》：产后，中风发热，面正赤，喘而头痛，竹叶汤主之。

《金匮要略·呕吐哕下利病脉证治》：呕家有痈脓，不可治呕，脓尽自愈。

又有少阴呕证存，真武汤中加减否。

仲景云：少阴病，二三日不已，至四五日，腹痛，小便不利，四肢沉重疼痛而利，此为有水气。其人或咳，或小便自利，或下利，或呕者，真武汤主之。论中有加减之法。

注

《伤寒论》第316条：少阴病，二三日不已，至四五日，腹痛，小便不利，四肢沉重疼痛，自下利者，此为有水气，其人或咳，或小便利，或下利，或呕者，真武汤主之。

第六十五证
吐 逆 歌

吐有冷热两证异，内脉外形当仔细。

吐有胃冷，有胃热者，当以内脉外形辨之。

烦渴脉数手心热，此是胃热之所致。

孙尚药云：脉来数，手心热，烦渴者，胃热也，竹茹汤证。

曾经汗下关脉迟，胃中虚冷理中治。

关脉迟，胃虚也，理中圆及汤主之。

膈上寒痰四逆汤，

仲景云：若膈上有寒，欲干呕者，不可吐，当温之，宜四逆汤。

汗后虚烦竹叶已。

汗后虚烦呕吐者，竹叶并橘皮汤证。

注

《金匮要略·呕吐哕下利病脉证治第十六》：哕逆者，橘皮竹茹汤主之。

少阴欲吐复不吐，必竟吐之当审记。

仲景云：少阴病，其人饮食入则心中温温欲吐，复不得吐，始得之，手足寒，脉弦迟，此胃中实也，不可下，当吐之。

注

《伤寒论》第324条：少阴病，饮食入口则吐；心中温温欲吐，复不能吐，始得之，手足寒，脉弦迟者，此胸中实，不可下也，当吐之；若膈上有寒饮，干呕者，不可吐也，当温之，宜四逆汤。

第六十六证
霍 乱 歌

呕吐而利名霍乱，

仲景云：病有霍乱者，何也？答曰：呕吐而利，此名霍乱。

四肢逆冷诚斯患。

注

《伤寒论》第382条：问曰：病有霍乱者何？答曰：呕吐而利，此名霍乱。

寒多不饮理中圆，热多而渴五苓散。

仲景云：霍乱而头痛发热，身体疼痛，热多欲饮水，五苓散；寒多不饮水者，理中圆主之。

又云：吐利汗出，发热恶寒，四肢拘急，手足厥，四逆汤主之。

注

《伤寒论》第386条：霍乱，头痛，发热，身疼痛，热多欲饮水者，五苓散主之；寒多不用水者，理中丸主之。

《伤寒论》第388条：吐利汗出，发热恶寒，四肢拘急，手足厥冷者，四逆汤主之。

暑月忽然心撮痛，两脚转筋多冷汗。
上吐下利并躁烦，水沉香薷煎数盏。

暑月阴阳不和，清浊相干，食饮饫饱，伤于脾胃而又取凉就冷，阴阳交错，变成吐利，三焦混乱，腹中撮痛，大渴而烦，两脚转筋者，当用香薷散主之。

第六十七证
头 疼 歌

三阳往往病头疼，随证医治（平声）各异能。

三阳经络上至于头，三阴至胸中而还，故三阳之邪至头，必头疼也。

太阳身热麻黄证，

仲景云：太阳病，头疼发热，身疼，无汗而喘者，麻黄汤主之。

无热阳明胃气蒸。

仲景云：阳明病，手足若厥者，其人头必痛，若不呕不饮，手足不厥者，其头不痛。

注

《伤寒论》第 35 条：太阳病，头痛发热，身疼腰痛，骨节疼痛，恶风，无汗而喘者，麻黄汤主之。

《伤寒论》第 197 条：阳明病，反无汗而小便利，二三日呕而咳，手足厥者，必苦头痛；若不咳不呕，手足不厥者，头不痛。

少阳受病脉弦细，小柴胡证自分明。

仲景云：伤寒，其脉弦细，头痛发热，此为属少阳。少阳不可发汗，发汗则谵语，为属胃，胃和则愈，不和则烦而悸。

注

《伤寒论》第 265 条：伤寒，脉弦细，头痛发热者，属少阳。少阳不可发汗，发汗则谵语，此属胃，胃和则愈；胃不和，烦而悸。

三阴太少无头痛，为是厥阴之证形。

三阴之中，太阴、少阴无头痛，惟厥阴有也。

注

《伤寒论》第 378 条：干呕吐涎沫，而头痛者，吴茱萸汤主之。

非时忽有痟首疾，（痟，音消。出《周礼》）必是停痰湿气并。

停痰湿气亦令人头痛。

第六十八证
胁 痛 歌

少阳胆经循胁过，邪入此经痛无那（那，音糯）。

仲景云：少阳经络循胁贯耳，因邪在此，则胁痛而耳聋。

注

《伤寒论·伤寒例》：尺寸俱弦者，少阳受病也，当三四日发。以其脉循胁，络于耳，故胸胁痛而耳聋。

心下坚满引胁痛，十枣医治定须可。

仲景云：太阳中风，吐下，呕，头痛，心下痞坚满，引胁下痛，表解里未和者，十枣汤主之。

注

《伤寒论》第 152 条：太阳中风，下利，呕逆，表解者，乃可攻之。其人漐漐汗出，发作有时，头痛，心下痞硬满，引胁下痛，干呕，短气，汗出不恶寒者，此表解里未和也。十枣汤主之。

阳明坚满大便结，项强不食并潮热。
因而转入少阳经，唯小柴胡汤紧切。

仲景云：阳明病，不大便，胁下坚满，舌上有苔者，可与小柴胡汤。

又云：项强胁下满者，可与小柴胡汤。

又云：伤寒五六日，中风，往来寒热，胸胁苦满，默默不欲食，小柴胡汤主之。

又云：阳明病不解，转入少阳，胁下坚满，干呕者，小柴胡汤主之。

注

《伤寒论》第 99 条：伤寒四五日，身热恶风，颈项强，胁下满，手足温而渴者，小柴胡汤主之。

《伤寒论》第 230 条：阳明病，胁下硬满，不大便而呕，舌上白胎者，可与小柴胡汤。上焦得通，津液得下，胃气因和，身濈然汗出而解。

《伤寒论》第 266 条：本太阳病不解，转入少阳者，胁下硬满，干呕不能食，往来寒热，尚未吐下，脉沉紧者，与小柴胡汤。

病人痞积贯脐旁，痛引阴筋名脏结。

仲景云：病者胁下痛，素有痞积在脐旁，痛引少腹入阴筋者，名脏结。

注

《伤寒论》第 167 条：病胁下素有痞，连在脐旁，痛引少腹，入阴筋者，此名脏结，死。

第六十九证
腹 痛 歌

腹痛有实亦有虚，要观证与脉何如。

尺脉带弦并泄利，阳明虚痛建中须。

仲景云：伤寒，阳脉涩，阴脉弦，法当腹中急痛，先与小建中汤。

注

《伤寒论》第 100 条：伤寒，阳脉涩，阴脉弦，法当腹中急痛，先与小建中汤；不瘥者，小柴胡汤主之。

关脉若实大便秘，更加腹满实中居。

仲景云：病人不大便，绕脐腹痛，烦躁，发作有时，为有燥屎。

注

《伤寒论》第 239 条：病人不大便五六日，绕脐痛，烦躁，发作有时者，此有燥屎，故使不大便也。

阴证腹痛四逆散，

仲景云：少阴病四逆，其人或咳或悸，小便不利，或腹中痛，泄利下重者，四逆散主之。

又云：少阴病，下利清谷，里寒外热，脉微欲绝，脉不出或腹痛，通脉四逆汤主之。

又云：少阴病，二三日不已，至四五日，腹痛，小便不利，真武汤主之。

下之腹痛桂枝祛。

太阳病，医反下之，因腹满时痛，属太阴，桂枝加芍药汤主之；大实痛者加大黄汤也。

注

《伤寒论》第 279 条：本太阳病，医反下之，因而腹满时痛者，属太阴也，桂枝加芍药汤主之；大实痛者，桂枝加大黄汤主之。

《伤寒论》第 316 条：少阴病，二三日不已，至四五日，腹痛，小便不利，四肢沉重疼痛，自下利者，此为有水气。其人或咳，或小便利，或下利，或呕者，真武汤主之。

《伤寒论》第318条：少阴病，四逆，其人或咳，或悸，或小便不利，或腹中痛，或泄利下重者，四逆散主之。

《伤寒论》第370条：下利清谷，里寒外热，汗出而厥者，通脉四逆汤主之。

胃中有邪胸中热，呕吐黄连汤可除。

仲景云：伤寒胸中有热，胃中有邪气，腹中痛，欲呕吐者，黄连汤主之。

注

《伤寒论》第173条：伤寒，胸中有热，胃中有邪气，腹中痛，欲呕吐者，黄连汤主之。

第七十证
咽 痛 歌

咽痛阴阳各异宜，要须脉证两参之。
脉浮而数吐脓血，此是阳毒之所为。

伤寒脉浮数而大，唾脓血，《千金》《外台》有乌扇膏治之。

注

《外台秘要·卷第二·伤寒咽喉痛方八首》：《集验》疗伤寒热病，喉中痛，闭塞不通，乌扇膏方。生乌扇（一斤切），猪脂（一斤）上二味合煎乌扇药成，去滓，取如半鸡子薄绵裹之，纳口中，稍稍咽之，取瘥。忌酒、蒜等物。

脉沉兼细手足冷，或加吐利少阴令。

仲景云：少阴法当咽痛而复吐利。

少阴阴阳脉俱紧，亡阳汗出要医治。

仲景云：其脉阴阳俱紧，而反汗出，必亡阳，病属少阴。

注

《伤寒论》第283条：病人脉阴阳俱紧，反汗出者，亡阳也。此属少阴，法当咽痛而复吐利。

又有伏气之为病，非常寒冷着人肌。
咽喉先痛次下利，作肾伤寒方可医。

仲景云：伏气之病，以意候之，今月之内，欲有伏气。假令旧有伏气，当须脉之。若脉微弱者，当喉中痛似伤，非喉痹也。病人云：实喉中痛，虽尔今复欲下利。

注

《伤寒论·平脉法》：师曰：伏气之病，以意候之，今月之内，欲有伏气。假令旧有伏气，当须脉之。若脉微弱者，当喉中痛似伤，非喉痹也。病人云：实咽中痛，虽尔，今复欲下利。

第七十一证
咳 嗽 歌

咳嗽三经要辨明，太阳阳明与少阴。

太阳停水青龙候，

仲景小青龙二证皆云：心下有水气，干呕发热而咳者，小青龙汤主之。

又云：心下有水气，咳而微喘者，小青龙汤。

小柴治咳值千金。

仲景云：中风七八日，心下悸，小便不利，身有微热或咳者，小柴胡汤主之。

注

《伤寒论》第40条：伤寒表不解，心下有水气，干呕，发热而咳，或渴，或利，或噎，或小便不利，少腹满，或喘者，小青龙汤主之。

《伤寒论》第41条：伤寒，心下有水气，咳而微喘，发热不渴。服汤已，渴者，此寒去欲解也，小青龙汤主之。

《伤寒论》第96条：伤寒五六日，中风，往来寒热，胸胁苦满、嘿嘿不欲饮食，心烦喜呕，或胸中烦而不呕，或渴，或腹中痛，或胁下痞硬，或心下悸，小便不利，或不渴，身有微热，或咳者，小柴胡汤主之。

阳明能食咽必痛，咳时头痛定难禁。

仲景《金匮》云：冬阳明，但头眩不恶寒，故能食而咳者，其人咽必痛，不咳者咽不痛。

又云：冬阳明，反无汗，小便利，二三日呕而咳，手足厥者，其人头必痛；若不呕不咳手足不厥者，头不痛。

注

《伤寒论》第197条：阳明病，反无汗而小便利，二三日呕而咳，手足厥者，必苦头痛；若不咳，不呕，手足不厥者，头不痛。

《伤寒论》第198条：阳明病，但头眩不恶寒，故能食而咳，其人咽必痛；若不咳者，咽不痛。

少阴烦渴猪苓治，泄利须还四逆灵。

仲景云：少阴病下利六七日，咳而呕渴，心烦不得眠者，猪苓汤主之。

又云：少阴四逆，其人或咳，小便不利，腹中痛，泄利者，四逆汤。

注

《伤寒论》第318条：少阴病，四逆，其人或咳，或悸，或小便不利，或腹中痛，或泄利下重者，四逆散主之。

《伤寒论》第319条：少阴病，下利六七日，咳而呕渴，心烦不得眠者，猪苓汤主之。

忽然水气因生咳，真武汤功效最深。

仲景云：少阴病二三日不已，至四五日，腹痛小便不利，四肢沉重，疼痛而利，此为有水气，其人或咳，或小便自利，或下利，或呕，真武汤主之。

注

《伤寒论》第316条：少阴病，二三日不已，至四五日，腹痛，小便不利，四肢沉重疼痛，自下利者，此为有水气，其人或咳，或小便利，或下利，或呕者，真武汤主之。

第七十二证
遗 尿 歌

风温被下必失溲，鼾睡难言自汗流。

仲景云：风温为病，脉阴阳俱浮，自汗出，身重，多眠睡，鼻息必鼾，语言难出。若被下者，小便不利，直视失溲。

注

《伤寒论》第6条：太阳病，发热而渴，不恶寒者，为温病。若发汗已，身灼热者，名风温。风温为病，脉阴阳俱浮，自汗出，身重，多眠睡，鼻息必鼾，语言难出；若被下者，小便不利，直视失溲；若被火者，微发黄色，剧则如惊痫，时瘛疭，若火熏之。一逆尚引日，再逆促命期。

三阳合病身体重，不觉遗尿也可忧。

仲景云：三阳合病，腹满身重，难以转侧，口不仁，面垢，谵语，遗尿。发汗则谵语，下之则额上生汗，手足厥冷。自汗宜白虎汤主之。

注

《伤寒论》第219条：三阳合病，腹满身重，难以转侧，口不仁，面垢，谵语，遗尿。发汗，则谵语；下之，则额上生汗，手足逆冷；若自汗出者，白虎汤主之。

下焦不归亦遗溺，三者依方病可瘳。

仲景云：下焦不归其部则遗溲。已上三证，随证治之可愈。

注

《金匮要略·五脏风寒积聚病脉证并治》：问曰：三焦竭部，上焦竭善噫，何谓也？师曰：上焦受中焦气未和，不能消谷，故能噫耳；下焦竭，即遗溺失便，其气不和，不能自禁制，不须治，久则愈。

忽然直视并狂语，肾绝如何得久留。

仲景云：溲便遗失，狂言，反目直视者，此为肾绝也。

注

《伤寒论·辨脉法》：溲便遗失，狂言，反目直视者，此为肾绝也。

第七十三证
腹 满 歌

太阴腹满必时痛，

仲景云：太阴之为病，腹满吐食不下，下之甚，腹满时痛。

合病腹满身体重。

仲景云：三阳合病，腹满身重，难以转侧。

注

《伤寒论》第 273 条：太阴之为病，腹满而吐，食不下，自利益甚，时腹自痛。若下之，必胸下结硬。

《伤寒论》第 219 条：三阳合病，腹满，身重，难以转侧，口不仁，面垢，谵语，遗尿。发汗，则谵语；下之，则额上生汗，手足逆冷；若自汗出者，白虎汤主之。

阳明腹满口苦干，微喘小柴胡可用。

仲景云：阳明中风，口苦咽干，腹满微喘，发热，脉浮而紧，下之则腹满而小便难也。

注

《伤寒论》第 189 条：阳明中风，口苦，咽干，腹满微喘，发热恶寒，脉浮而紧。若下之，则腹满小便难也。

谷疸之时且调胃，

仲景云：阳明病，脉迟，欲成谷疸，下之则腹满。

注

《伤寒论》第195条：阳明病，脉迟，食难用饱，饱则微烦头眩，必小便难，此欲作谷疸，虽下之，腹满如故。所以然者，脉迟故也。

潮热更兼便不利，勿令大下使之虚。

微和胃腑宜承气。

仲景云：阳明脉迟，腹满而喘，有潮热，小承气汤主之。

又云：腹大满而不大便者，小承气微和其胃气，勿令大下。

注

《伤寒论》第208条：阳明病，脉迟，虽汗出不恶寒者，其身必重，短气，腹满而喘，有潮热者，此外欲解，可攻里也。手足濈然汗出者，此大便已硬也，大承气汤主之；若汗多，微发热恶寒者，外未解也；其热不潮，未可与承气汤；若腹大满不通者，可与小承气汤，微和胃气，勿令至大泄下。

下后心烦而腹满，栀子厚朴汤宜尔。

仲景云：伤寒下后心烦腹满，卧起不安者，栀子厚朴汤。

注

《伤寒论》第79条：伤寒下后，心烦腹满，卧起不安者，栀子厚朴汤主之。

汗后厚朴最为佳，

仲景云：发汗后腹胀者，厚朴五物汤。

注

《伤寒论》第66条：发汗后，腹胀满者，厚朴生姜半夏甘草人参汤主之。

吐后小承当审谛。

仲景云：伤寒吐后，腹满者，小承气汤主之。此一证当仔细辨之。

注

《伤寒论》第249条：伤寒吐后，腹胀满者，与调胃承气汤。

太阳桂枝芍药汤，大实大黄汤可治。

仲景云：太阳病，医反下之，因腹满时痛，属太阴，桂枝芍药汤；大实痛则用大黄汤主之。

注

《伤寒论》第279条：本太阳病，医反下之，因尔腹满时痛者，属太阴也，桂枝加芍药汤主之，大实痛者，桂枝加大黄汤主之。

第七十四证

蛔 厥 歌

胃冷仍加发汗重，因成蛔厥吐长虫。

病源本属厥阴证，宜用乌梅与理中。

仲景云：蛔厥者，其人当吐蛔，今病者静而复时烦，此为脏寒，蛔上入其膈，故须臾得止，得食而呕，又烦者，蛔闻食臭必出，其人当自吐蛔，乌梅圆、理中圆主之。

注

《伤寒论》第338条：伤寒脉微而厥，至七八日肤冷，其人躁无暂安时者，此为脏厥，非蛔厥也。蛔厥者，其人当吐蛔。今病者静，而复时烦者，此为脏寒，蛔上入其膈，故烦，须臾复止；得食而呕，又烦者，蛔闻食臭出，其人常自吐蛔。蛔厥者，乌梅丸主之。又主久利。

第七十五证

自 汗 歌

伤寒自汗证有九，卫不和兮桂枝候。

仲景云：病人脏无他病，时发热自汗出而不愈者，此卫气不和也，先其时发汗则愈，宜桂枝汤。

注

《伤寒论》第54条：病人脏无他病，时发热，自汗出，而不愈者，此卫气不和也。先其时发汗则愈，宜桂枝汤。

风温风湿及伤风，

仲景云：风温为病，脉阴阳俱浮，自汗出，身重多眠睡。此风温自汗也。

仲景云：湿家之为病，其人头汗出，背强，欲得覆被向火。

又云：额上汗出微喘，此风湿自汗也。

仲景云：太阳中风，阴弱者汗自出，此伤风自汗也。

注

《伤寒论》第6条：太阳病，发热而渴，不恶寒者，为温病。若发汗已，身灼热者，名风温。风温为病，脉阴阳俱浮，自汗出，身重，多眠睡，鼻息必鼾，语言难出。若被下者，小便不利、直视失溲；若被火者，微发黄色，剧则如惊痫，时瘛疭，若火熏之，一逆尚引日，再逆促命期。

《金匮要略·痉湿暍病脉证治第二》：湿家，其人但头汗出，背强，欲得被覆向火，若下之早则哕，或胸满，小便不利，舌上如苔滑者，以丹田有热，胸上有寒，渴欲得饮而不能饮，则口燥烦也。

《金匮要略·痉湿暍病脉证治》：湿家下之，额上汗出，微喘，小便利者死，若下利不止者亦死。

《伤寒论》第12条：太阳中风，阳浮而阴弱，阳浮者，热自发；阴弱者，汗自出，啬啬恶寒，淅淅恶风，翕翕发热，鼻鸣干呕者，桂枝汤主之。

中暑亡阳柔痉有。

仲景云：太阳中暍者，其人汗出恶寒，身热而渴。此中暑自汗也。

仲景云：伤寒自汗出，小便数，心烦，微恶寒，脚挛急，桂枝加附子人参。其间增桂令汗出，附子温经，亡阳故也。

又云：脉阴阳俱紧，而反汗出，为亡阳，属少阴。此亡阳汗也。

仲景云：太阳病，发热汗出不恶寒，名曰柔痉，此柔痉自汗出。

注

《金匮要略·痉湿暍病脉证治》：太阳中热者，暍是也。汗出恶寒，身热而渴，白虎加人参汤主之。

《伤寒论》第29条：伤寒脉浮，自汗出，小便数，心烦，微恶寒，脚挛急，反与桂枝，欲攻其表，此误也。得之便厥，咽中干，烦躁吐逆者，作甘草干姜汤与之，以复其阳。若厥愈足温者，更作芍药甘草汤与之，其脚即伸；若胃气不和谵语者，少与调胃承气汤；若重发汗，复加烧针者，四逆汤主之。

《伤寒论》第283条：病人脉阴阳俱紧，反汗出者，亡阳也。此属少阴，法当咽痛而复吐利。

《金匮要略·痉湿暍病脉证治》：太阳病，发热汗出，而不恶寒，名曰柔痉。

霍乱下利四肢逆，

仲景云：霍乱，吐利汗出，发热恶寒，四肢拘急，手足厥冷，四逆汤主之。

阳明多汗津液漏。

仲景云：阳明病，阳脉微而汗出少者为自和，汗多者太过。太过者阳积于内，亡津液，大便因坚也。

注

《伤寒论》第388条：吐利汗出，发热恶寒，四肢拘急，手足厥冷者，四逆汤主之。

《伤寒论》第245条：脉阳微而汗出少者，为自和也；汗出多者，为太过；阳脉实，因发其汗，出多者，亦为太过。太过者，为阳绝于里，亡津液，大便因硬也。

少阴无汗或有之，额上手背时时透。

仲景云：阴不得有汗，故知非少阴也。少阴有汗，但额上手背有耳。

宋迪《伤寒阴证诀》云：阴病额上手背皆有冷汗，三二日中尚可行。

注

随证治疗莫令差，更看病形深体究。

第七十六证
头 汗 歌

病人里虚而表实，玄府不开腠理密。

无能作汗润皮肤，阳气上行头上出。

津液既竭五内干，误下重虚成大疾。

病人表实，玄府不开，汗不能浃于周身，故上腾而发于颈额也。汗既出多，五脏津液寡少，又重责之以汗，必成大疾。

头有汗兮多涂径，剂颈而还发黄病。

仲景云：若不结胸，但头汗出，余处无汗，齐颈而还，小便不利，多必发黄。

注

《伤寒论》第 134 条：太阳病，脉浮而动数，浮则为风，数则为热，动则为痛，数则为虚；头痛，发热，微盗汗出，而反恶寒者，表未解也。医反下之，动数变迟，膈内拒痛，胃中空虚，客气动膈，短气躁烦，心中懊恼，阳气内陷，心下因硬，则为结胸，大陷胸汤主之。若不结胸，但头汗出，余处无汗，剂颈而还，小便不利，身必发黄，大陷胸汤。

往来寒热表未解，

仲景云：伤寒五六日，其人已发汗而复下之，胸胁微满硬，小便不利，渴而不呕，但头汗出，往来寒热而烦，此为未解，小柴胡汤桂枝汤。

手足冷时非阴证。

仲景云：伤寒七八日，头汗出，微恶寒，手足冷，心下满，口不欲食，大便坚，其脉细，此为阳微结，有表复有里也。脉虽沉紧不得为少阴，所以然者，阴不得有汗，今头汗出，故知非少阴也，可与小柴胡汤。

注

《伤寒论》第 147 条：伤寒五六日，已发汗而复下之，胸胁满微结，小便不利，渴而不呕，但头汗出，往来寒热，心烦者，此为未解也，柴胡桂枝干姜汤主之。

《伤寒论》第 148 条：伤寒五六日，头汗出，微恶寒，手足冷，心下满，口不欲食，大便硬，脉细者，此为阳微结，必有表，复有里也。脉沉亦在里也。汗出，为阳微；假令纯阴结，不得复有外证，悉入在里，此为半在里半在外也。脉虽沉紧，不得为少阴病。所以然者，阴不得有汗，今头汗出，故知非少阴也，可与小柴胡汤；设不了了者，得屎而解。

肝乘肺部刺期门，

仲景云：伤寒发热，啬啬恶寒，其人大渴欲饮酢浆，其腹必满，身自汗出，小便利，其病欲解，此肝乘肺，名曰横，当刺期门。期门穴在乳下。

心中懊侬栀子应。

仲景云：阳明病下之，其外有热，手足温，不结胸，心中懊侬，若饥不能食，但头有汗出者，宜用栀子汤主之。

注

《伤寒论》第109条：伤寒发热，啬啬恶寒，大渴欲饮水，其腹必满，自汗出，小便利，其病欲解，此肝乘肺也，名曰横，刺期门。

《伤寒论》第228条：阳明病下之，其外有热，手足温，不结胸，心中懊侬，饥不能食，但头汗出者，栀子豉汤主之。

鬲间坚满茯苓汤，六者看详宜审订。

第七十七证
欲 得 汗 歌

阳加于阴有汗期，过关之脉要须知。

《素问》云：阳加于阴，谓之有汗，俗谓过关之脉也。

注

《素问·阴阳别论》：阴搏阳别谓之有子，阴阳虚肠澼死，阳加于阴谓之汗，阴虚阳搏谓之崩。

有时两手忽无脉，恰似重阴欲雨时。

有时一手无脉，或两手无脉者，有汗证也。

病人本虚必发颤，不虚得汗颤何为。

不颤不汗自然解，阳阴和顺更何疑。

先曾吐下并亡血，内无津液故如斯。

仲景云：病有战而汗出，因得解者何也？答曰：脉浮而紧，按之反芤，此为本虚，故当战而汗出也。若脉浮而数，按之不芤，此人本不虚，若欲自解，但汗出耳，不发战也。病有不战、不汗出而解者，何也？答曰：其脉自微，此以当发汗，若吐，若下，若亡血，内无津液，此阴阳自和，必自愈。

注

《伤寒论·辨脉法》：问曰：病有战而汗出，因得解者，何也？答曰：脉浮而紧，按之反芤，此为本虚，故当战而汗出也。其人本虚，是以发战，以脉浮，故当汗出而解也。若脉浮而数，按之不芤，此人本不虚；若欲自解，但汗出耳，不发战也。

问曰：病有不战，不汗出而解者，何也？答曰：其脉自微，此以曾经发汗，若吐，若下，若亡血，以内无津液，此阴阳自和，必自愈，故不战，不汗出而解也。

止爱漐漐周身润，来时最忌水淋漓，

凡得汗，欲令手足皆周，漐漐一时益佳，但不欲流离。

注

《伤寒论·辨可发汗病脉证并治》：凡发汗，欲令手足俱周，时出似漐漐然一时间许，益佳。不可令如水流漓。若病不解，当重发汗。汗多必亡阳，阳虚不得重发汗也。

汗出如油是恶证，忽加喘急病倾危。

仲景云：汗出如油，喘而不休，此为命绝也。

注

《伤寒论·辨脉法》：脉浮而洪，身汗如油，喘而不休，水浆不下，形体不仁，乍静乍乱，此为命绝也。

停痰癖癖皆隔汗，先须荡涤要医治。

伤寒最怕先有宿患，如痰饮癖块皆能隔汗，不能得。先开达渠道，经络通为佳。

水升火降阴阳合，大汗来时命得回。

肾水升，心火降，坎离得交，阴阳合和，必大汗至矣。

第七十八证
舌上苔歌

阴阳俱紧鼻出涕，舌上苔滑勿妄治。
蜷卧恶寒多呕痰，腹内痛者须成利。

仲景云：脉阴阳俱紧，口中气出，唇口干燥，蜷卧足冷，鼻中涕出，舌上苔滑，勿妄治也。至七八日以来，其人微发热，手足温者，此为欲解。或到七八日以上，反大热者，此为难治。设使恶寒者，必欲呕也，腹内痛者，必欲利也。

注

《伤寒论·辨脉法》：脉阴阳俱紧者，口中气出，唇口干燥，蜷卧足冷，鼻中涕出，舌上苔滑，勿妄治也。到七日以来，其人微发热，手足温者，此为欲解；或到八日以上，反大发热者，此为难治。设使恶寒者，必欲呕也；腹内痛者，必欲利也。

阳明湿痹并脏结，色白苔滑多在舌。

二证见下文。

脏结无阳不可攻，

仲景云：脏结者无阳证，不往来寒热，其人反静，舌上滑苔者，不可攻。

湿痹丹田应有热。

仲景云：湿痹之候，舌上有苔者，以丹田有热，胸中有寒。湿痹，中湿也。

注

《伤寒论》第130条：脏结无阳证，不往来寒热，其人反静，舌上苔滑者，不可攻也。

《金匮要略·痉湿暍病脉证治第二》：湿家，其人但头汗出，背强，欲得被覆向火，若下之早则哕，或胸满，小便不利，舌上如苔滑者，以丹田有热，胸上有寒，渴欲得饮而不能饮，口燥烦也。

阳明懊憹胁下坚，栀子柴胡不徒设。

阳明有二证。

仲景云：阳明心中懊憹，舌上苔者，栀子汤主之。

又云：阳明病，胁下坚满，不大便而呕，舌上苔者，可与柴胡汤。上焦得通，津液得下，胃气因和，身濈然汗出则解。

注

《伤寒论》第221条：阳明病，脉浮而紧，咽燥口苦，腹满而喘，发热汗出，不恶寒反恶热，身重。若发汗则燥，心愦愦反谵语。若加温针，必怵惕烦躁不得眠。若下之，则胃中空虚，客气动膈，心中懊憹，舌上苔滑，栀子豉汤主之。

《伤寒论》第230条：阳明病，胁下硬满，不大便而呕，舌上白苔者，可与小柴胡汤。上焦得通，津液得下，胃气因和，身濈然汗出而解。

第七十九证

下 脓 血 歌

伤寒表实里还虚，热气乘虚肠里居。

下利脓血赤黄汁，或如鱼脑状难拘。

《病源》云：伤寒病苦表实里虚，热气乘虚入于肠胃，则下赤黄汁。若湿毒气盛，则腹痛壮热，下脓血如鱼脑，或如烂肉汁。

太阳下之脉浮滑，定知便血色殷（于闲切）如。

仲景云，太阳下之，其脉浮而滑者，必下血。

注

《伤寒论》第140条：太阳病下之，其脉促，不结胸者，此为欲解也；脉浮者，必结胸；脉紧者，必咽痛；脉弦者，必两胁拘急；脉细数者，头痛未止；脉沉紧者，必欲呕；脉沉滑者，协热利；脉浮滑者，必下血。

《诸病源候论·卷之九·热病诸候》：热气攻于肠胃，胃虚则下赤黄汁，挟毒则成脓血。

阳明下血而谵语，热入血室病难除。

仲景云：阳明病下血而谵语者，必为热入血室。头汗出者，当刺期门，随其实而泻之，濈濈然汗出则愈。

注

《伤寒论》第216条：阳明病，下血谵语者，此为热入血室，但头汗出者，刺期门，随其实而泻之，濈然汗出则愈。

少阴脓血桃花证，不尔刺之邪可祛。

仲景云：少阴下利，便脓血者，桃花汤主之。

又云：少阴病下利，便脓血者，可刺。

注

《伤寒论》第306条：少阴病，下利便脓血者，桃花汤主之。
《伤寒论》第308条：少阴病，下利便脓血者，可刺。

下利脉浮尺中涩，或是发厥热如初。

二证皆圜脓血利，悉见长沙仲景书。

仲景云：一证，伤寒发热四日，厥反三四日，复热四日，厥少热多，其病当愈。四日至六日，热不除，必清脓血。又一证云：下利，脉又浮数，尺中自涩，其人必圜脓血。

注

《伤寒论》第341条：伤寒发热四日，厥反三日，复热四日。厥少热多者，其病当愈；四日至七日热不除者，必清脓血。

《伤寒论》第363条：下利，寸脉反浮数，尺中自涩者，必清脓血。

第八十证
昼夜偏剧歌

卫气循环不暂停，昼则行阳夜在阴。
卫独留阳阳跷盛，阳盛阴虚夜不宁。
忽若留阴阴跷满，阴满阳虚昼却争。

《黄帝针经》云：卫气者，昼日行于阳，夜行于阴，卫气不得入于阴，常留于阳。留于阳则阳气满，满则阳跷盛而不得入于阴，阴气虚则夜不得宁也。卫气留于阴不得行于阳，留于阴则阴盛，阴盛则阴跷满，不得入于阳，阳气虚。故昼则争而不安。

暮谵昼了阴虚证，昼躁阳虚夜气清。

仲景云：妇人伤寒发热，经水适来，昼则明了，暮则谵语，为热入血室。

又云：下之后，复发汗，昼则烦躁不得眠，夜而安静，不呕不渴，无表里证，脉沉微身无大热者，干姜附子汤主之。

热入血室，以阴虚而邪入之也，故暮谵昼了，下而复汗，以亡阳而卫在阴也，故昼躁夜静。

注

《伤寒论》第145条：妇人伤寒，发热，经水适来，昼日明了，暮则谵语，如见鬼状者，此为热入血室。无犯胃气及上二焦，必自愈。

《伤寒论》第61条：下之后，复发汗，昼日烦躁不得眠，夜而安静，不呕，不渴，无表证，脉沉微，身无大热者，干姜附子汤主之。

要须调卫各归分，二气谐和可渐平。

（陈富丽）

卷 五

第八十一证
循衣摸空歌

伤寒吐下仍不解，大便不利潮热在。

循衣摸床惕不安，独语犹如见鬼怪。

微喘直视不识人，谵语狂言还可骇。

大承服后脉弦生，忽若涩兮死何悔。

仲景云：伤寒吐下后未解，不大便五六日，至十余日，其人日晡所发潮热，不恶寒，如见鬼神状，若剧者，发则不识人，循衣妄撮，怵惕不安，微喘直视，脉弦者生，涩者莫不死。

仲景云：太阳中风以火劫之，两阳相熏灼，其身发黄，鼻衄血，循衣摸床，小便利者，可治。

华佗云：病人循衣缝，不可治。

注

《伤寒论》第 212 条：伤寒若吐若下后不解，不大便五六日，上至十余日，日晡所发潮热，不恶寒，独语如见鬼状；若剧者，发则不识人，循衣摸床，惕而不安，微喘直视，脉弦者生，涩者死。微者，但发热谵语者，大承气汤主之。若一服利，则止后服。

《伤寒论》第 111 条：太阳病中风，以火劫发汗，邪风被火热，血气流溢，失其常度，两阳相熏灼，其身发黄，阳盛则欲衄，阴虚小便难，阴阳俱虚竭，身体则枯燥，但头汗出，剂颈而还，腹满，微喘，口干，咽烂，或不大便，久则谵语，甚者至哕，手足躁扰，捻衣摸床。小便利者，其人可治。

《华氏中藏经·卷中·察声色形证决死法第四十九》：循摸衣缝者，死。

第八十二证
筋惕肉眴歌

病人肉眴并筋惕，汗过经虚真武敌。

仲景云：大青龙汤证云，若脉微弱，汗出恶风者，不可服之，服之则厥逆，筋惕肉𥆧，此为逆也。

又云：太阳病发汗，汗出不解，其人仍发热，心下悸，头眩，身𥆧动，振振欲擗地者，真武汤主之。

注

《伤寒论》第38条：太阳中风，脉浮紧，发热，恶寒，身疼痛，不汗出而烦躁者，大青龙汤主之；若脉微弱，汗出恶风者，不可服之，服之则厥逆，筋惕肉𥆧，此为逆也。

《伤寒论》第82条：太阳病发汗，汗出不解，其人仍发热，心下悸，头眩，身𥆧动，振振欲擗地者，真武汤主之。

不然邪入大经中，状如痿痓惊痫疾。

发汗动经身振摇，宜用茯苓桂枝术。

仲景云：伤寒若吐下后，心下逆满，气上冲胸，起则头眩，脉沉紧，发汗则动经，身为振摇者，茯苓桂枝白术甘草汤。

又云：伤寒吐下后，汗虚脉微，眩冒，经脉动惕者，久而成痿。

注

《伤寒论》第67条：伤寒，若吐若下后，心下逆满，气上冲胸，起则头眩，脉沉紧，发汗则动经，身为振振摇者，茯苓桂枝白术甘草汤主之。

《伤寒论》第160条：伤寒吐下后，发汗，虚烦，脉甚微，八九日心下痞硬，胁下痛，气上冲咽喉，眩冒，经脉动惕者，久而成痿。

动气在左误下之，忽尔肉𥆧最为逆。

仲景云：动气在左，不可发汗，发汗则头眩，汗不止，怵惕肉𥆧。

注

《伤寒论·辨不可发汗病脉证并治》：动气在左，不可发汗，发汗则头眩，汗不止，筋惕肉𥆧。

第八十三证

口燥咽干歌

脾中有热胃干枯，口燥咽干津液无。

阳明白虎加参证，少阳口苦小柴胡。

仲景云：阳明病，脉浮紧，咽干口苦，口干舌燥者，白虎汤。

又云：少阳之为病，口苦咽干目眩者，宜小柴胡汤。

注

《伤寒论》第221条：阳明病，脉浮而紧，咽燥口苦，腹满而喘，发热汗出，不恶寒反恶热，身重。若发汗则躁，心愦愦反谵语。若加温针，必怵惕，烦躁不得眠。若下之，则胃中空虚，客气动膈，心中懊侬，舌上苔者，栀子豉汤主之。

《伤寒论》第222条：若渴欲饮水，口干舌燥者，白虎加人参汤主之。

《伤寒论》第263条：少阳之为病，口苦，咽干，目眩也。

《伤寒论》第266条：本太阳病不解，转入少阳者，胁下硬满，干呕不能食，往来寒热，尚未吐下，脉沉紧者，与小柴胡汤。

咽干慎不可发汗，发汗无津气愈虚。

仲景云：咽喉干燥不可发汗。

注

《伤寒论》第83条：咽喉干燥者，不可发汗。

少阴口燥急须下，肾经少水致焚如。

仲景云：少阴病，得之二三日，口燥咽干，急下之，宜服承气汤。

又云：少阴病二三日，咽痛者，与甘草汤不瘥，与桔梗汤。此证切宜审用之。

注

《伤寒论》第320条：少阴病，得之二三日，口燥咽干者，急下之，宜大承气汤。

《伤寒论》第311条：少阴病二三日，咽痛者，可与甘草汤；不瘥，与桔梗汤。

虫蚀上部声嗄蜮，咽干蚀脏下（上声）名狐。

仲景云：狐蜮之病，虫蚀上下部，蚀上部则声嗄，蚀下部则咽干。

注

《金匮要略·百合狐惑阴阳毒病证治》：狐惑之为病，状如伤寒，默默欲眠，目不得闭，卧起不安，蚀于喉为惑，蚀于阴为狐，不欲饮食，恶闻食臭，其面目乍赤、乍黑、乍白，蚀于上部则声嗄，甘草泻心汤主之；蚀于下部则咽干，苦参汤洗之。

第八十四证

伤寒似疟歌

伤寒似疟三证详，血室阳明及太阳。

谓妇人热入血室及阳明太阳证也。

太阳汗出脉洪大，桂枝各半合麻黄。

仲景云：太阳病八九日，如疟状，热多寒少，清便自可，宜桂枝麻黄各半汤。

注

《伤寒论》第23条：太阳病，得之八九日，如疟状，发热恶寒，热多寒少，其人不呕，清便欲自可，一日二三度发。脉微缓者，为欲愈也；脉微而恶寒者，此阴阳俱虚，不可更发汗、更下、更吐也，面色反有热色者，未欲解也，以其不能得小汗出，身必痒，宜桂枝麻黄各半汤。

阳明忽尔还如疟，不呕清便热复凉。

脉若虚浮桂枝稳，小承气脉实相当。

仲景云：病者烦热，汗出即解，复如疟状，日晡所发者属阳明。脉实者当下之，脉浮虚者，当发其汗。下宜承气汤，发汗宜桂枝汤。

注

《伤寒论》第240条：病患烦热，汗出则解，又如疟状，日晡所发热者，属阳明也。脉实者，宜下之；脉浮虚者，宜发汗。下之与大承气汤，发汗宜桂枝汤。

妇人热入血凝结，柴胡加入地黄汤。

仲景云：妇人中风，七八日，寒热往来，经水适断，血结，如疟状，宜小柴胡主之。

注

《伤寒论》第144条：妇人中风，七八日续得寒热，发作有时，经水适断者，此为热入血室，其血必结，故使如疟状，发作有时，小柴胡汤主之。

第八十五证
邪中二焦歌

寸口阴阳脉俱紧，上下二焦皆受病。

仲景云：寸口脉阴阳俱紧者，当清邪中于上焦，浊邪中于下焦。

注

《伤寒论·辨脉法》：寸口脉阴阳俱紧者，法当清邪中于上焦，浊邪中于下焦。

清邪中上洁为名，浊邪中下浑斯应。

仲景云：清邪中上名曰洁，浊邪中下名曰浑也。

注

《伤寒论·辨脉法》：清邪中上，名曰洁也；浊邪中下，名曰浑也。

阴中于邪必内慄，足膝逆冷便溺出。

又云：阴中于邪，必内慄也。

又云：浊邪中下，阴气为慄，足膝逆冷，便溺妄出也。

注

《伤寒论·辨脉法》：阴中于邪，必内慄也，表气微虚，里气不守，故使邪中于阴也。阳中于邪，必发热头痛，项强颈挛，腰痛胫酸，所为阳中雾露之气，故曰清邪中上，浊邪中下。阴气为慄，足膝逆冷，便溺妄出，表气微虚，里气微急，三焦相溷，内外不通，上焦怫郁，脏气相熏，口烂食龂也。

阳中于邪项必强，发热头疼颈挛屈。

阳中于邪，必发热，头痛，项强，颈挛，腰痛，胫酸也。

注

《伤寒论·辨脉法》：阳中于邪，必发热，头痛，项强，颈挛，腰痛，胫酸，所为阳中雾露之气。

皆因雾露气为伤，随证治之宜审的。

第八十六证

多 眠 歌

多眠四证病形殊，风温狐惑及柴胡。
更有少阴同共四，当观形与证何如。
风温身热常自汗，

仲景云：风温，脉阴阳俱浮，自汗，身重，多眠，鼻息必鼾。

注

《伤寒论》第6条：太阳病，发热而渴，不恶寒者，为温病。若发汗已，身灼热者，名风温。风温为病，脉阴阳俱浮，自汗出，身重，多眠睡，鼻息必鼾，语言难出；若被下者，小便不利，直视失溲；若被火者，微发黄色，剧则如惊痫，时瘛疭，若火熏之。一逆尚引日，再逆促命期。

小柴胁满项强拘。

仲景云：阳明中风，脉弦浮大而短气，腹都满，胁下及心痛，其人嗜卧，一身及目悉黄，小便难，有潮热，宜小柴胡汤。

注

《伤寒论》第231条：阳明中风，脉弦浮大而短气，腹都满，胁下及心痛，久按之气不通，鼻干不得汗，嗜卧，一身及目悉黄，小便难，有潮热，时时哕，耳前后肿，刺之小瘥，外不解，病过十日，脉续浮者，与小柴胡汤。

少阴自利但欲寐，

仲景云：少阴病，但欲寐。六经中，此一经最难辨难治，要在审详。然证辨亦有不寐者。

仲景云：少阴病，其人欲吐不吐而烦，但欲寐，五六日，自利而渴者，属少阴。仲景不论方。

又云：少阴脉微细沉，但欲卧，汗出不烦，自欲吐。五六日，自利，烦躁不得卧寐者，死。

又云：心中烦而不得卧者，黄连阿胶汤。

狐蜮多眠非一途。

仲景云：狐蜮证，默默但欲卧，目瞑不得眠，泻心、苦参汤主之。

又《玉函》一证云：三阳合病，脉浮大，上关上，但欲寐，目合则汗。

注

《伤寒论》第281条：少阴之为病，脉微细，但欲寐也。

《伤寒论》第282条：少阴病，欲吐不吐，心烦但欲寐，五六日自利而渴者，属少阴也。虚故引水自救。若小便色白者，少阴病形悉具，小便白者，以下焦虚有寒，不能制水，故令色白也。

《伤寒论》第300条：少阴病，脉微细沉，但欲卧，汗出不烦，自欲吐，至五六日自利，复烦躁不得卧寐者死。

《伤寒论》第303条：少阴病，得之二三日以上，心中烦，不得卧，黄连阿胶汤主之。

《金匮要略·百合狐惑阴阳毒病证治》：狐惑之为病，状如伤寒，默默欲眠，目不得闭，卧起不安，蚀于喉为惑，蚀于阴为狐，不欲饮食，恶闻食臭，其面目乍赤、乍黑、乍白，蚀于上部则声嗄，甘草泻心汤主之；蚀于下部则咽干，苦参汤洗之。

第八十七证
不 得 眠 歌

伤寒何事不得眠，汗过胃中干燥烦。

仲景云：太阳病发汗，若大汗出，胃中干燥，烦不得眠，其人欲饮水，当稍饮之，荣卫和则愈矣。

注

《伤寒论》第71条：太阳病，发汗后，大汗出，胃中干，烦躁不得眠，欲得饮水者，少少与饮之，令胃气和则愈；若脉浮，小便不利，微热，消渴者，五苓散主之。

或因吐下虚烦致，

仲景云：发汗吐下后，虚烦不得眠。若剧者，必反复颠倒，心中懊恼，栀子豉汤主之。

注

《伤寒论》第 76 条：发汗后，水药不得入口，为逆，若更发汗，必吐下不止，发汗吐下后，虚烦不得眠；若剧者，必反复颠倒，心中懊恼，栀子豉汤主之；若少气者，栀子甘草豉汤主之；若呕者，栀子生姜豉汤主之。

或因大热语言颠。

阳毒、热病皆不得眠。

小便不利正发渴，心烦少气苦致煎。
忽若水停心下满，但与猪苓可保全。

仲景云：胃中干燥，不得眠者，猪苓汤。

注

《伤寒论》第 319 条：少阴病，下利六七日，咳而呕渴，心烦，不得眠者，猪苓汤主之。

伤寒瘥后热尚在，阴未复时阳使然。

《病源》云：卫气昼行于阳，夜行于阴。阴主夜，夜主卧，谓阳气尽，阴气盛则目瞑矣。今热气未散，与诸阳并，所以阳独盛，阴偏虚。虽复，病后仍不得眠者，阴气未复于本故也。《外台》有《肘后》乌梅汤。

注

《诸病源候论·卷第八》：夫卫气昼行于阳，夜行于阴，阴主夜，夜主卧，谓阳气尽，阴气盛，则目瞑矣。今热气未散，与诸阳并，所以阳独盛，阴偏虚，虽复，病后仍不得眠者，阴气未复于本故也。

第八十八证

小便不利歌

胃中干则无小便，慎勿利之强使然。

《病源》云：伤寒，发汗后而汗出不止，津液少，胃中干，小肠有伏热，故小便不通也。故不可强利之。

注

《诸病源候论·卷第八》：伤寒，发汗后而汗出不止，津液少，胃内极干，小肠有伏热，故小便不通。

下焦有热不通泄，量病浮沉用药宣。

下焦有热者，可宣导之也。

咳而有水青龙候，

仲景云：伤寒表不解，心下有水气，干呕发热而咳，或小便不利少腹满或喘者，小青龙汤主之。

注

《伤寒论》第40条：伤寒表不解，心下有水气，干呕发热而咳，或渴，或利，或噎，或小便不利，少腹满，或喘者，小青龙汤主之。

项强无汗桂枝痉。

仲景云：服桂枝汤，或下之，仍头项强痛，翕翕发热，无汗，心下满，胀痛，小便不利者，桂枝去桂加茯苓白术汤。

注

《伤寒论》第28条：服桂枝汤，或下之，仍头项强痛，翕翕发热，无汗，心下满，微痛，小便不利者，桂枝去桂加茯苓白术汤主之。

大抵中湿发黄者，先利小便当使快。

仲景云：中湿之为候，其人小便不利，大便反快，但当利其小便。

仲景论风湿证云：若被下者，小便不利。

又云：伤寒，身色如金黄，如橘子色，小便利，腹微满者，茵陈蒿汤主之。

注

《金匮要略·辨痉湿暍脉证治第二》：太阳病，关节疼痛而烦，脉沉而细者，此名湿痹。湿痹之候，小便不利，大便反快，但当利其小便。

《金匮要略·辨痉湿暍脉证治第二》：湿家，其人但头汗出，背强，欲得被覆向火，若下之早则哕，或胸满，小便不利，舌上如胎者，以丹田有热，胸上有寒，渴欲得饮而不能饮，口燥烦也。

《伤寒论》第260条：伤寒七八日，身黄如橘子色，小便不利，腹微满者，茵陈蒿汤主之。

阳明汗多津液无，却以小便利为戒。

仲景云：阳明病，汗出多而渴者，不可与猪苓汤。以汗多胃中燥，猪苓复利其小便也。

注

《伤寒论》第224条：阳明病，汗出多而渴者，不可与猪苓汤，以汗多胃中燥，猪苓汤复利其小便故也。

阳若凑之阴分虚，小便难出热中居。

《素问》云：阴虚者，阳必凑之。阳入阴分，则膀胱热而小便难。

注

《素问·评热病论》：岐伯曰：邪之所凑，其气必虚，阴虚者，阳必凑之，故少气时热而汗出也。

漏风不止桂加附，阳明风中小柴胡。

仲景云：太阳病，发汗，遂漏风不止，恶风，小便难，四肢急，桂枝加附子汤主之。

注

《伤寒论》第20条：太阳病，发汗，遂漏不止，其人恶风，小便难，四肢微急，难以屈伸者，桂枝加附子汤主之。

《伤寒论》第231条：阳明中风，脉弦浮大而短气，腹都满，胁下及心痛，久按之气不通，鼻干不得汗，嗜卧，一身及目悉黄，小便难，有潮热，时时哕，耳前后肿，刺之小瘥，外不解。病过十日，脉续浮者，与小柴胡汤。

第八十九证
小便自利歌

太阳下焦有热秘，小腹必满便不利。
小便不利反自利，此是抵当血证谛。

大抵热在下焦，小腹必胀满，小便不利，今反利者，有瘀血也。

仲景云：伤寒有热而小腹满，应小便不利，今反利者，此为血证，当下之，宜抵当圆。

又云：太阳病，身黄，其脉沉结，小腹坚，小便不利，为无血，小便自利，其人如狂者，血证谛也，宜抵当汤。

注

《伤寒论》第125条：太阳病，身黄，脉沉结，少腹硬，小便不利者，为无血也；小便自利，其人如狂者，血证谛也，抵当汤主之。

《伤寒论》第126条：伤寒有热，少腹满，应小便不利，今反利者，为有血也，当下之，不可余药，宜抵当丸。

阳明自汗小便结，急若利时津液竭。

屎虽坚硬不可攻，蜜兑用之斯要诀。

仲景云：阳明病，汗出，若发其汗，小便自利，此为津液内竭，屎虽坚，不可攻之，宜用蜜兑导之使通，或土瓜根、猪胆汁皆可以导之也。

注

《伤寒论》第233条：阳明病，自汗出，若发汗，小便自利者，此为津液内竭，虽硬不可攻下之，当须自欲大便，宜蜜煎导而通之。若土瓜根及大猪胆汁，皆可为导。

又问小便何故数，肾与膀胱虚热作。

虚则故令小便频，热则迟涩相击搏。

虚中有热，小便故难频，并必迟涩也。

自汗不可服桂枝，

仲景云：伤寒脉浮，自汗出，小便数，心烦，微恶寒，脚挛急，服桂枝，得之便厥，作甘草干姜汤主之。

注

《伤寒论》第29条：伤寒脉浮，自汗出，小便数，心烦，微恶寒，脚挛急，反与桂枝，欲攻其表，此误也。得之便厥，咽中干，烦躁吐逆者，作甘草干姜汤与之，以复其阳。若厥愈足温者，更作芍药甘草汤与之，其脚即伸；若胃气不和谵语者，少与调胃承气汤；若重发汗，复加烧针者，四逆汤主之。

趺阳浮涩是脾约。

仲景云：趺阳脉浮而涩，浮则胃气强，涩则小便数，浮涩相搏，大便必硬，其脾为约，麻仁圆主之。

注

《伤寒论》第247条：趺阳脉浮而涩，浮则胃气强，涩则小便数，浮涩相搏，大便则硬，其脾为约，麻子仁丸主之。

胃中不和谵语时，调胃承气宜斟酌。

仲景云：伤寒脉浮自汗，小便数，若胃中不和，谵语者，少与调胃承气汤。

注

《伤寒论》第29条：伤寒脉浮，自汗出，小便数，心烦，微恶寒，脚挛急，反与桂枝，欲攻其表，此误也。得之便厥，咽中干，烦躁吐逆者，作甘草干姜汤与之，以复其阳。若厥愈足温者，更作芍药甘草汤与之，其脚即伸；若胃气不和谵语者，少与调胃承气汤；若重发汗，复加烧针者，四逆汤主之。

第九十证
大便不利歌

大便坚硬或不通，柴胡承气可收功。

大柴胡汤、大小承气皆要药也。

亦有不可攻击者，歌在前篇里证中。

前篇里证歌有不可下者。

寒则溏，热则垢，可见阴阳虚实候。

岁火不及大寒行，民病鹜溏肠胃吼。

《素问》云：岁火不及，寒乃大行，民病鹜溏者，鸭溏也。

注

《素问·气交变大论》：岁火不及，寒乃大行，长政不用，物荣而下，凝惨而甚，则阳气不化，乃折荣美，上应辰星。民病胸中痛，胁支满，两胁痛，膺背肩胛间及两臂内痛，郁冒朦昧，心痛暴痦，胸腹大，胁下与腰背相引而痛，甚则屈不能伸，髋髀如别，上应荧惑、辰星，其谷丹。复则埃郁，大雨且至，黑气乃辱，病鹜溏腹满，食饮不下，寒中肠鸣，泄注腹痛，暴挛痿痹，足不任身，上应镇星、辰星，玄谷不成。

第九十一证
大便下利歌

伤寒下利多种数，要识阴阳勿差互。

三阳利时身必热，三阴但温无热具。

三阳下利身热，三阴下利但温而不热，此其大概也。

合病自利葛根汤，或用黄芩无致误。

仲景云：太阳阳明合病，必自利，葛根汤主之。桂枝证医反下之，利不止者，葛根黄芩黄连汤。

注

《伤寒论》第 32 条：太阳与阳明合病者，必自下利，葛根汤主之。

《伤寒论》第 34 条：太阳病，桂枝证，医反下之，利遂不止，脉促者，表未解也；喘而汗出者，葛根黄芩黄连汤主之。

自利不渴属太阴，少阴必渴肾虚故。

仲景云：自利不渴，属太阴，其脏有寒故也，当温之，宜四逆辈。

又云：自利而渴者，属少阴虚，故引水自救也。

注

《伤寒论》第 277 条：自利不渴者，属太阴，以其脏有寒故也，当温之，宜服四逆辈。

《伤寒论》第 282 条：少阴病，欲吐不吐，心烦但欲寐，五六日自利而渴者，属少阴也。虚故引水自救；若小便色白者，少阴病形悉具，小便白者，以下焦虚有寒，不能制水，故令色白也。

外审证，内凭脉，内外并观斯两得。

脉大由来却是虚，脉滑而数有宿食。

《脉经》云：大则为虚。

仲景云：滑而数者，有宿食也。

注

《伤寒论》第 256 条：阳明少阳合病，必下利，其脉不负者，为顺也，负者，失也，互相克贼，名为负也。脉滑而数者，有宿食也，当下之，宜大承气汤。

《脉经·平惊悸衄吐下血胸满瘀血脉证》：寸口脉弦而大，弦则为减，大则为芤。减则为寒，芤则为虚，寒虚相抟，此名为革，妇人则半产漏下，男子则亡血。

协热而利脐下热，

仲景云：太阳证，外证未除，而数下之，遂协热而利，利下不止，心下痞硬，表里未解者，桂枝人参汤。

朱肱云：协热利，脐下必热也。

注

《伤寒论》第 163 条：太阳病，外证未除而数下之，遂协热而利，利下不止，心下痞硬、表里不解者，桂枝人参汤主之。

谵语而利燥屎结。

仲景云：下利而谵语者，为有燥屎也，属承气汤。

注

《伤寒论》第 374 条：下利谵语者，有燥屎也，宜小承气汤。

少阴心痛口燥烦，却与利之斯要诀。

仲景云：少阴病下利清水，色青者，心下必痛，口干燥者可下之，宜大柴胡汤。六经中，惟少阴病难治，有补泻之法，不可下审也。

注

《伤寒论》第 321 条：少阴病，自利清水，色纯青，心下必痛，口干燥者，可下之，宜大承气汤。

第九十二证
狐 蜮 证 歌

虫蚀下部名曰狐，虫蚀上部名曰蜮。

狐则咽干蜮声嗄，伤寒变坏成斯疾。

面目乍赤乍白黑，但欲睡眠昏默默。

更有䘌虫蚀肛外，舌上尽白齿无色。

仲景云：狐蜮之病，其气如伤寒，默默但欲卧，目瞑不得眠，起则不安，蚀于喉咽者为蜮，蚀于阴者为狐。狐蜮之病，并恶饮食，不欲闻食臭，其面乍赤、乍黑、乍白。蚀于上部其声嗄，蚀于下部其咽干。蚀上部者，泻心汤主之。蚀下部者，苦参汤淹洗之。蚀肛外者烧用雄黄熏之。

注

《金匮要略·百合狐惑阴阳毒病证治第三》：狐惑之为病，状如伤寒，默默欲眠，目不得闭，卧起不安，蚀于喉为惑，蚀于阴为狐，不欲饮食，恶闻食臭，其面目乍赤、乍黑、乍白，蚀于上部则声嗄，甘草泻心汤主之；蚀于下部则咽干，苦参汤洗之。蚀于肛者，雄黄熏之。

上唇有疮蚀其脏，下唇疮甚连肛蚀。

须频看上下唇有无疮，有疮则杀人，紧急者也。

多因下利而得之，此证杀人为最急。

第九十三证
百 合 歌

百脉一宗皆病形，无复经络最难明。

巢氏云：伤寒百合病者，谓无经络，百脉一宗，悉致病也。皆因伤寒虚劳，大病之后不平复而变成斯病也。

注

《诸病源候论·卷第八》：百合病者，谓无经络，百脉一宗，悉致病也。多因伤寒虚劳，大病之后不平复，变成斯疾也。

> 欲卧又却不得卧，欲行还复不能行。
>
> 饮食有美有不美，虽如强健步难胜。
>
> 如有寒，复无寒，如有热，复无热，
>
> 　　　口苦小便还赤结。
>
> 药才入口即吐利，如有神灵来作孽。
>
> 病后虚劳多变成，百合地黄汤可啜。

巢氏云：其状意欲食，复不得食；常默欲卧，复不得卧，欲出行而复不能行。饮食或有美时，或有不美时。或如强健人，而欲卧复不得卧。如有寒，复如无寒，如有热复如无热。至朝口苦，小便赤黄。百合之病，诸药不能疗，得药则剧而吐，如有神灵所加也。身形如和，其人脉微软，每尿辄头痛，其病六十日乃愈，若尿时不头痛，淅淅然如寒者，四十日愈；若尿时快然但眩者，二十日愈也。

注

《金匮要略·百合狐惑阴阳毒病证治第三》论曰：百合病者，百脉一宗，悉致其病也。意欲食复不能食，常默默，欲卧不能卧，欲行不能行，饮食或有美时，或有不用闻食臭时，如寒无寒，如热无热，口苦，小便赤，诸药不能治，得药则剧吐利，如有神灵者，身形如和，其脉微数。每溺时头痛者，六十日乃愈；若溺时头不痛，淅然者，四十日愈；若溺快然，但头眩者，二十日愈。其证或未病而预见，或病四五日而出，或病二十日，或一月微见者，各随证治之。

《诸病源候论·卷第八》：其状，意欲食，复不能食，常默默，欲得卧，复不得卧，欲出行，复不能行，饮食或有美时，或不用饮时。如强健人，而卧不能行，如有寒，复如无寒，如有热，复如无热，口苦，小便赤黄。百合之病，诸药不能治，得药则剧吐利，如有神灵者，身形如和，其人脉微数，每尿辄头痛，其病六十日乃愈。若尿头不痛，淅淅然者，四十日愈。若尿快然，但眩者，二十日愈。

《金匮要略·百合狐惑阴阳毒病证治第三》：百合病，不经汗吐下，病形如初者，百合地黄汤主之。

第九十四证

辨伤寒疫气不同歌

> 春气温和夏暑热，秋气凄凉冬凛冽。
>
> 四时正气自调均，不犯寒邪无病孽。
>
> 冬时寒凛欲周密，君子深藏宜入室。
>
> 中而即病曰伤寒，触冒寒邪成此疾。

> 毒气若深不即病，至春与夏邪方出。

> 春为温病夏为暑，变态无端证非一。

以上论伤寒也。仲景云：春为温和，夏为暑热，秋气清凉，冬气冷冽，此则四时正气之序也。冬时严寒，万类深藏，君子固密，则不伤于寒，触冒之者，乃名伤寒耳。其伤于四时之气，皆能为病，以伤寒为毒者，以其最成杀厉之气也。中而即病者，名曰伤寒。不即病者，寒毒藏于肌肤，至春变为温病，至夏变为暑病。暑病热极，重于温也，是以辛苦之人，春夏多温热病者，皆由冬时触冒所致，非时行之气。

注

《伤寒论·伤寒例》：《阴阳大论》云：春气温和，夏气暑热，秋气清凉，冬气冷冽，此则四时正气之序也。冬时严寒，万类深藏，君子固密，则不伤于寒。触冒之者，乃名伤寒耳。其伤于四时之气，皆能为病。以伤寒为毒者，以其最成杀厉之气也。中而即病者，名曰伤寒。不即病者，寒毒藏于肌肤，至春变为温病，至夏变为暑病。暑病者，热极重于温也。是以辛苦之人，春夏多温热病者，皆由冬时触寒所致，非时行之气也。

> 若及时行自不同，盖是不时之气尖。

> 春时应暖反大寒，夏时应热却寒慄。

> 秋气清凉大热来，冬气寒时似春日。

> 少长一般病相似，此是时行号温疫。

> 欲知正气与天行，要在潜心占斗历。

以上论时行疫气。仲景云：凡时行者，春时应暖而反大寒，夏时应热而反大凉，秋气应凉而大热，冬时应寒而反大温，此非其时有其气，是一岁之中，长幼之病相似者，此时行之气也。夫欲候知四时正气为病及时行疫气之法者，当按斗历占之。

注

《伤寒论·伤寒例》：凡时行者，春时应暖而反大寒；夏时应热而反大凉，秋时应凉而反大热；冬时应寒而反大温。此非其时而有其气，是以一岁之中，长幼之病多相似者，此则时行之气也。夫欲候知四时正气为病，及时行疫气之法，皆当按斗历占之。

第九十五证

妇人伤寒歌

> 妇人此疾当区别，身重身轻不同列。

    产前身重且安胎，产后血虚先补血。

产前安胎，产后补血，此大法也。

    水火相刑浸自伤，荣卫不和多阻节。

    平居水常养于木，水木相资血通彻。

伤寒，男子先调气，妇人先调血。血室不蓄，则一气谐和；血室凝结，水火相刑。五行相克以生，相扶以出。平居之日，水常养于木，水木相生则荣养血室，血室不蓄则脾无蕴积，无蕴积则刚燥不生。

    左关浮紧汗为宜，正恐室中成血结。

妇人左关浮紧，不可下，当发其汗，以救血室。荣卫得和，津液自通，浃然汗出而解也。

    血室不蓄脾无蕴，刚燥不生免邪热。

血蓄则刚燥生，仲景所谓无犯胃气及上二焦者也。

    产后多生三种病，大便坚秘难通泄。

    郁冒仍兼自汗多，皆是血虚津液竭。

妇人产后有三种病，大便秘、郁冒、自汗，皆是血虚所致也。

    血虚而厥厥必冒，冒家解时汗流浃。

    津液既少大便难，孤阳上出恐阴绝。

三病皆血少阴虚，孤阳独行所致也，当补阴抑阳。

    唯有柴胡四物汤，庶可调和使安悦。

注

《金匮要略·妇人产后病脉证治第二十一》：产妇郁冒，其脉微弱，呕不能食，大便反坚，但头汗出。所以然者，血虚而厥，厥而必冒，冒家欲解，必大汗出，以血虚下厥，孤阳上出，故头汗出，所以产妇喜汗出者，亡阴血虚，阳气独盛，故当汗出，阴阳乃复，大便坚，呕不能食，小柴胡汤主之。

第九十六证

妇人热入血室歌

    妇人中风七八日，身热续续发寒慄。

    经水适来或适断，热随阴血居其室。

    昼则明了暮谵语，状如见鬼如疟疾。

无犯胃气及二焦，小柴胡证尤为的。

更刺期门以泻肝，邪去自然保安吉。

切须急疗莫迟迟，变证来时恐无及。

仲景云：妇人中风发热恶寒，经水适来，得之七八日，热除后遍身凉，胸膈苦满，如结胸状。谵语者，此为热入血室也，当刺期门穴，随其虚实而取之。

又云：妇人中风七八日，续得寒热，发作有时，经水适断者，此为热入血室，其血必结。故使如疟状，发作有时，小柴胡汤主之。

又云：妇人伤寒，发热，经水适来，昼则明了，暮则谵语，如见鬼状者，此为热入血室，无犯胃气及上二焦，自愈。

注

《伤寒论》第 143 条：妇人中风发热恶寒，经水适来，得之七八日，热除而脉迟，身凉，胸胁下满，如结胸状，谵语者，此为热入血室也，当刺期门，随其实而取之。

《伤寒论》第 144 条：妇人中风，七八日续得寒热，发作有时，经水适断者，此为热入血室，其血必结，故使如疟状，发作有时，小柴胡汤主之。

《伤寒论》第 145 条：妇人伤寒，发热，经水适来，昼日明了，暮则谵语，如见鬼状者，此为热入血室。无犯胃气及上二焦，必自愈。

第九十七证
伤寒瘥后病歌

伤寒瘥后还喜唾，胸里有寒实无那。

此候唯宜服理中，胃暖病治痰自破。

仲景云：大病已后，其人喜唾，久久不了，胸上有寒，当温之，宜理中圆主之。

注

《伤寒论》第 396 条：大病瘥后，喜唾，久不了了，胸上有寒，当以丸药温之，宜理中丸。

劳复枳实栀子汤，发热小柴胡亦可。

仲景云：大病已后，劳复，枳实栀子汤主之。

又云：伤寒瘥后发热，小柴胡汤主之。

注

《伤寒论》第 393 条：大病瘥后劳复者，枳实栀子汤主之。

《伤寒论》第 394 条：伤寒瘥以后更发热，小柴胡汤主之；脉浮者，以汗解之；脉沉实者，以下解之。

腰下水气牡蛎散，

仲景云：大病已后，腰下有水气者，宜用牡蛎散主之也。

日暮微烦脾不磨。

注

《伤寒论》第 395 条：大病瘥后，从腰以下有水气者，牡蛎泽泻散主之。

要须损谷自然安，甘节吉兮必无祸。

仲景云：病人脉已解，日暮微烦者，以病新瘥，强与谷，食不消也，损谷则愈。《周易·节卦》：九五，甘节吉，往有尚，象曰，甘节之吉，居位中也。

注

《伤寒论》第 398 条：病人脉已解，而日暮微烦，以病新瘥，人强与谷，脾胃气尚弱，不能消谷，故令微烦；损谷则愈。

第九十八证
伤寒五脏死绝歌

水浆不下汗如油，形体不仁喘不休。
此为命绝终难治，更看何脏绝中求。
汗出发润为肺绝，唇吻反青肝绝忧。
脾绝口黑并黄色，肾绝便失与遗溲。
心绝身似烟熏黑，更兼直视与摇头。
五脏皆绝无可疗，纵逢和缓亦难瘳。

仲景云：脉浮而洪，身汗如油，喘而不休，水浆不下，形体不仁，乍静乍乱，此为命绝也。又未知何脏先受其灾，若汗出发润，喘而不休者，此肺先绝也。阳反独留，形体如烟熏，直视摇头，此心绝也。唇吻反青，四肢漐习者，此肝先绝也。环口黧黑，柔汗发黄，此脾绝也。溲便遗失，狂言，目反直视，此为肾绝也。

注

《伤寒论·辨脉法》：脉浮而洪，身汗如油，喘而不休，水浆不下，形体不仁，乍静乍乱，此为命绝也。又未知何脏先受其灾。若汗出发润，喘不休者，此为肺先绝也。阳反独留，形体如烟熏，直视摇头，此为心绝也。唇吻反青，四肢漐习者，此为肝绝也。环口黧黑，柔汗发黄者，此为脾绝也。溲便遗失，狂言，目反直视者，此为肾绝也。

第九十九证
伤寒死脉歌

伤寒死脉定难痊，阳病见阴端可怜。

仲景云：阳病见阴脉者死。

注

《伤寒论·辨脉法》：凡阴病见阳脉者生，阳病见阴脉者死。

上气脉散为形损，耳聋浮涩命难全。

仲景云：伤寒咳逆上气，其脉散者死，谓其形损故也。

扁鹊云：病若耳聋，脉反浮大而涩者，死也。

注

《伤寒论·辨脉法》：伤寒咳逆上气，其脉散者死，谓其形损故也。

谵言身热宜洪大，沉细而微寿不延。
腹大泄利当微细，紧大而滑归下泉。
吐衄若得沉细吉，浮大而牢叹逝川。

扁鹊云：病若谵言妄语，身当有热，脉当洪大，而反手足厥逆，脉沉细而微者，死。病若大腹而泄，脉当微细而涩，反得紧大而滑者，死。病若吐血，复鼽衄血者，脉当沉细，而反浮大而牢者，死也。

阴阳俱虚热不止，乍疏乍数命归天。

仲景云：阴阳俱虚，热不止者，死。脉至乍数乍疏者，死。

注

《伤寒论·伤寒例》：脉阴阳俱盛，大汗出不解者死。脉阴阳俱虚，热不止者死。脉至乍数乍疏者死。

如屋漏，如雀啄，来如弹石去解索。

《经》云：脉如屋漏，如雀啄者，死。脉来如弹石，去如解索者，死。弹石者，辟辟急也。解索者，动数而随散乱，无复以绪者也。

注

《古今医统大全·卷之四》：屋漏脉，如残漏之下，良久一滴，溅起无力。啄漏二脉皆脾胃衰弱之绝脉也。解索脉，指下散乱，无复次序。

虾游鱼翔脉证乖，转豆偃刀形候恶。

《经》云：病人脉如虾之游，如鱼之翔者，死。脉如转豆者，死。如偃刀者，死。

注

《古今医统大全·卷之四》：虾游脉，在皮肤，始则冉冉不动，少焉而去，久之倏尔复来。鱼翔脉，其脉本不动而末强摇。釜沸脉，在皮肤，有出无入，涌涌如羹上之波。皆死脉也。

下不至关阳气绝，上不至关阴气铄。

《经》云：寸脉下不至关为阳绝，尺脉上不至关为阴绝，皆死不治。

注

《伤寒论·平脉法》：师曰：寸脉下不至关，为阳绝；尺脉上不至关，为阴绝。此皆不治，决死也。

代脉来时不用医，必定倾危难救药。

仲景云：代，阴也，得此脉者必难治也。

注

《伤寒论》第178条：脉按之来缓，时一止复来者，名曰结。又脉来动而中止，更来小数，中有还者反动，名曰结，阴也；脉来动而中止，不能自还，因而复动者，名曰代，阴也，得此脉者必难治。

第一百证
伤寒死候歌

伤寒死候要须知，泄而腹满大难医。
舌本烂伤热不已，

《千金》云：伤寒死候有九证，二曰泄而腹满甚者死，六曰舌本烂伤，热不已者死。

汗后脉躁亦倾危。

《太素》云：热病已得汗而脉尚躁，此阴极之脉也，死。

《千金》云：伤寒已得汗，脉静者生，躁者死。

注

《太素·热病说》：热病得汗热去，即须脉静，而躁盛者是阴极，无阴故死。得汗脉静者热去，故脉静而生也。

《备急千金要方·卷二十八脉法·诊百病死生要诀第十五》：热病已得汗，脉静安者，生。脉躁者，难治。

汗出虽多不至足，

《千金》云：汗出不至足者死。

手循衣缝更何为。

华佗云：病人手循衣缝者，不可活。

注

《备急千金要方·卷二十八脉法·诊百病死生要诀第十五》：温病，汗不出，出不至足者死。

《华氏中藏经·卷中·察声色形证决死法第四十九》：循摸衣缝者死。

卵缩舌卷证候恶，

华佗云：卵缩舌卷者，必死。

口张目陷不多时。

华佗云：口如鱼口不闭，目眶陷者，皆死。

注

《华氏中藏经·卷中·察声色形证决死法第四十九》：口如鱼口者，三日死……阴阳俱绝，目眶陷者死……五脏内外绝，舌卷卵缩死，面黑直视者死。

赤斑五死一生在，黑斑十死更何疑。

凡发斑者，热乘虚入胃，胃烂故也。赤斑出，五死一生。黑斑出，十死一生。

注

《诸病源候论·卷之四十六》：斑毒之病，是热气入胃，而胃主肌肉，其热挟毒，蕴积于胃，毒气熏发于肌肉。状如蚊蚤所啮，赤斑起，周匝遍体。此病或者伤寒，或时气，或温病，皆由热不时歇，故热入胃，变成毒，乃发斑也。凡发赤斑者，十生一死，黑者，十死一生。

两感伤寒最大忌，死期六日命难追。

仲景云：热虽甚不死，若两感于寒而病者，必死。

注

《伤寒论·伤寒例》：凡伤于寒，则为病热，热虽甚，不死。若两感于寒而病者，必死。

（陈富丽）

《伤寒九十论》

《伤寒九十论》提要

宋白沙许叔微知可述。先列病证，后论治法，剖析颇精。是书诸家书目俱未著录，伏读钦定《四库全书总目》云：叔微书，属辞简雅，不谐于俗，故明以来，不甚传布。是则因传本稀少，故藏书家俱未之见欤？陈振孙曰：叔微有伤寒治法八十一篇，未知即此书否。

辨桂枝汤用芍药证第一

马亨道，庚戌春病发热、头疼、鼻鸣、恶心、自汗、恶风，宛然桂枝证也。时贼马破仪真三日矣，市无芍药，自指圃园，采芍药以利剂。一医曰：此赤芍药耳，安可用也？予曰：此正当用，再啜而微汗解。论曰：仲景桂枝加减法，十有九证，但云芍药，《圣惠方》皆称赤芍药，孙尚药方皆曰白芍药。《圣惠方》，太宗朝翰林王怀隐编集，孙兆为国朝医师，不应如此背戾，然赤者利，白者补。予尝以此难名医，皆愕然失措。

谨案：《神农本草》称，芍药主邪气腹痛，利小便，通顺血脉，利膀胱大小肠，时行寒热，则全是赤芍药也。又桂枝第九证云：微寒者，去赤芍药。盖惧芍药之寒也。惟芍药甘草汤一证云白芍药，谓其两胫拘急，血寒也，故用白芍药以补，非此时也。《素问》云：涩者阳气有余也。阳气有余为身热无汗，阴气有余为多汗身寒。伤寒脉涩，身热无汗，盖邪中阴气，故阳有余，非麻黄不能发散。中风脉滑，多汗身寒，盖邪中阳，故阴有余，非赤芍药不能劫其阴邪。然则桂枝用芍药赤者明矣。当参《百证歌》。

注

《伤寒论》第 12 条：太阳中风，阳浮而阴弱，阳浮者，热自发；阴弱者，汗自出。啬啬恶寒，淅淅恶风，翕翕发热，鼻鸣干呕者，桂枝汤主之。

《伤寒论》第 21 条：太阳病，下之后，脉促胸满者，桂枝去芍药汤主之。

《伤寒论》第 29 条：伤寒脉浮，自汗出，小便数，心烦，微恶寒，脚挛急，反与桂枝，欲攻其表，此误也。得之便厥，咽中干，烦躁吐逆者，作甘草干姜汤与之，以复其阳。若厥愈足温者，更作芍药甘草汤与之，其脚即伸；若胃气不和谵语者，少与调胃承气汤；

《素问·脉要精微论》：切之，涩者阳气有余也，滑者阴气有余也。阳气有余，为身热无汗，阴气有余，为多汗身寒，阴阳有余，则无汗而寒。

评

仲景时代芍药不分赤白，现在临床上桂枝汤多用白芍敛阴止汗，与桂枝相伍调和营卫。

桂枝加附子汤证第二

有一李姓士人，得太阳，因汗后汗不止，恶风，小便涩，足挛曲而不伸。予诊其脉，浮而大，浮为风，大为虚，此证桂枝汤第七证也。

仲景云：太阳病，发汗，遂漏不止，其人恶风，小便难，四肢微急，难以屈伸者，桂枝加附子。三投而汗止。再投以芍药甘草，而足得伸。数日愈。

论曰：仲景第十六证云：伤寒脉浮，自汗出，小便数，心烦，微恶寒，脚挛急，反与桂枝汤以攻其表，此误也。得之便厥，咽中干，烦躁吐逆者，作甘草干姜汤。若厥愈足温者，更作芍药甘草汤与之，其脚即伸。若胃气不和，谵语者，少与调胃承气汤。盖第七证则为发汗漏不止，小便难，第十六证则为自汗，小便数。故仲景于诸证，纷纷小变异，便变法以治之，故于汤不可不谨。

注

《伤寒论》第20条：太阳病，发汗，遂漏不止，其人恶风，小便难，四肢微急，难以屈伸者，桂枝加附子汤主之。

《伤寒论》第29条：伤寒脉浮，自汗出，小便数，心烦，微恶寒，脚挛急，反与桂枝，欲攻其表，此误也。得之便厥、咽中干、烦躁吐逆者，作甘草干姜汤与之，以复其阳。若厥愈足温者，更作芍药甘草汤与之，其脚即伸；若胃气不和谵语者，少与调胃承气汤；

评

本案病人有表证，使用汗法后，由于汗不如法，而见汗不止，恶风，小便涩，足挛曲而不伸脉，浮而大。太阳表证应该用汗法，给邪以出路，仲景在桂枝汤方后注中明示：要"遍身漐漐微似有汗者益佳，不可令如水流漓"，本案汗后，汗不出不止，说明汗不如法，过用汗药，汗出伤阳，故见恶风，表证未愈亦可见恶风。小便涩，足挛均为阴伤之证，浮为表，大为虚。此为阳虚汗漏之证，虽有津伤之证，但阳虚汗漏为津伤之因，扶阳即可以止汗，汗止则津复。用桂枝加附子汤解肌祛风，温经扶阳。

桂枝加厚朴杏子汤证第三

戊申正月，有一武弁在仪真为张遇所虏，日夕置于舟舻板下，不胜跧伏。后数日得脱，因饱食解衣扪虱以自快，次日遂作伤寒。医者以因饱食伤而下之，一医以解衣中邪而汗之。杂治数日，渐觉昏困，上喘息高。医者怆惶，罔知所指。

予诊之曰：太阳病下之，表未解，微喘者，桂枝加厚朴杏子汤，此仲景法也。医者争曰：某平生不曾用桂枝，况此药热，安可愈喘？予曰：非汝所知也。一投而喘定，再投而漐漐汗出。至晚身凉而脉已和矣。医者曰：予不知仲景之法，其神如此。予曰仲景之法，岂诳惑后世也哉！人自寡学，无以发明耳。

注

《伤寒论》第43条：太阳病，下之微喘者，表未解故也，桂枝加厚朴杏子汤主之。

评

本案有外感风寒病史，表证当用汗法，医者不识，反用下法，下后引邪内陷，表邪未解，而乘虚犯肺，肺气上逆而作喘，此时当用桂枝加厚朴杏子汤解肌祛风，降气平喘。本方亦可治疗素有喘息，外感引动而喘者。

麻黄汤证第四

乡人邱忠臣，寓毗陵荐福寺，病伤寒，予为诊视，其发热头疼烦渴，脉虽浮数无力，自尺以下不至。予曰：虽麻黄证而尺迟弱。仲景云：尺中迟者，营气不足，血气微少，未可发汗。予于建中汤加当归、黄芪，令饮之。翌日，病者不耐，其家晓夜督发汗药，其言至不逊。予以乡人隐忍之，但以建中调理而已。及六七日，尺脉方应，遂投以麻黄汤。啜第二服，狂言烦躁且闷，须臾稍定，已中汗矣。五日愈。

论曰：仲景虽云不避晨夜，即宜便治，医者亦须顾其表里虚实，待其时日。若不循次第，虽暂时得安，亏损五脏，以促寿限，何足尚哉？昔范云为陈霸先属，霸先有九锡之命，期在旦夕矣。云偶感寒疾，恐不及豫盛事，请余文伯诊视之。恳曰：便可得愈乎？文伯曰：便差甚易，但恐二年后不复起尔。云曰：朝闻道，夕死可矣，况二年乎！文伯以火烧地，布桃柏叶，设席置卧其上，顷刻汗解，以温粉扑之。翌日愈，甚喜。文伯曰：不足喜也。后二年果卒矣。夫取汗先期尚促寿限，况不顾表里，不待时日，便欲速愈乎？每见病家不耐三四日，昼夜促汗，医者顾利，恐别更医，随情顺意，鲜不致毙。故书此以为龟鉴。

注

《伤寒论》第35条：太阳病，头痛，发热，身疼，腰痛，骨节疼痛，恶风，无汗而喘者，麻黄汤主之。

《伤寒论》第50条：脉浮紧者，法当身疼痛，宜以汗解之；假令尺中迟者，不可发汗。何以知然，以荣气不足，血少故也。

《伤寒论·伤寒例》：凡作汤药，不可避晨夜，觉病须臾，即宜便治，不等早晚，则易愈矣。如或差迟，病即传变，虽欲除治，必难为力。服药不如方法，纵意违师，不须治之。

评

本案患者发热，头疼，烦渴，脉虽浮数无力，自尺以下不至。麻黄汤治疗伤寒表寒之证，证见身疼，腰痛，骨节疼痛，恶风无汗而喘，案虽未言是否无汗，但从其用麻黄汤而取效可知为无汗。古人有云：不发虚人之汗。仲景亦明言"尺中迟者""尺中脉微""不可发汗"，"须表里实，津液自和，便自汗出乃愈"。因此许叔微先用建中汤加当归、黄芪以扶正，待正气足以后，再发热而病愈。

治病须辨阴阳表里寒热虚实，治疗有先后次第之分，不可求急功，不可求速愈，要遵循治病之道。

大青龙汤证第五

何保义从王太尉军中，得伤寒，脉浮涩而紧。予曰：若头疼发热，恶风无汗，则麻黄汤证也；烦躁，则青龙汤证也。何曰：今烦躁甚。予投以大青龙汤，三投汗解。

论曰：桂枝、麻黄、青龙，皆表证发汗药。而桂枝治汗出恶风，麻黄治无汗恶寒，青龙治无汗而烦，三者皆欲微汗解。若汗多亡阳为虚，则烦躁不眠也。

注

《伤寒论》第12条：太阳中风，阳浮而阴弱，阳浮者，热自发；阴弱者，汗自出。啬啬恶寒，淅淅恶风，翕翕发热，鼻鸣干呕者，桂枝汤主之。

《伤寒论》第35条：太阳病，头痛，发热，身疼，腰痛，骨节疼痛，恶风，无汗而喘者，麻黄汤主之。

《伤寒论》第38条：太阳中风，脉浮紧，发热，恶寒，身疼痛，不汗出而烦躁者，大青龙汤主之。

评

本案脉浮紧涩而烦躁，虽未言是否有汗，但脉浮紧可知无汗，大青龙汤证为麻黄汤证的进一步发展，卫闭营郁的麻黄汤证如果进一步发展，卫阳被遏，"气有余便是火"，阳郁而化热，热扰心神则烦躁，因此用大青龙汤发汗解表，兼清里热，大青龙汤为发汗峻剂，作用时必须慎重，仲景在条文中指出"汗出多者，温粉粉之"。

桂枝汤、麻黄汤、大青龙汤均为汗药，但桂枝汤治疗太阳中风表虚证，以汗出，恶风为主，麻黄汤治疗太阳伤寒表实证，以无汗，恶风为主，大青龙汤以不汗出而烦躁为主。三者皆不可大汗，应该微汗出。若汗不如法，可见阳虚汗漏之桂枝加附子汤证，进一步发展可见阴液的消亡，而见阴虚躁烦之证，此为危证。

阳明可下证第六

一武弁李姓，在宣化作警，伤寒五六日矣。镇无医，抵郡召予。予诊视之曰：脉洪大而长，大便不通，身热无汗，此阳明证也，须下。病家曰：病者年逾七十，恐不可下。予曰：热邪毒气并蓄于阳明，况阳明经络多血少气，不问老壮，当下。不尔，别请医治。主病者曰：审可下，一听所治。予以大承气汤，半日，殊未知。诊其病，察其证，宛热在。予曰：药曾尽否？主者曰：恐气弱不禁，但服其半耳。

予曰：再作一服，亲视饮之。不半时间，索溺器，先下燥粪十数枚，次溏泄一行，秽不可近。未离，已中汗矣，漐然周身。一时顷汗止身凉，诸苦遂除。次日，予自镇归，病人索补剂。予曰：服大承气汤得瘥，不宜服补剂，补则热仍复，自此但食粥旬日可也。故予治此疾终身，止大承气一服而愈，未有若此之捷。

论曰：老壮者，形气也，寒热者，病邪也。脏有热毒，虽衰年亦可下，脏有寒邪，虽壮年亦可温，要之与病相当耳。失此是致速毙也，谨之。

注

《伤寒论》第 186 条：伤寒三日，阳明脉大。

《伤寒论》第 398 条：病人脉已解，而日暮微烦，以病新瘥，人强与谷，脾胃气尚弱，不能消谷，故令微烦；损谷则愈。

阳明蜜兑证第七

庚戌仲春，艾道先染伤寒近旬日，热而自汗，大便不通，小便如常，神昏多睡，诊其脉，长大而虚。予曰：阳明证也。乃兄景先曰：舍弟全似李大夫证，又属阳明，莫可行承气否？予曰：虽为阳明，此证不可下。仲景阳明自汗，小便利者，为津液内竭，虽坚不可攻，宜蜜兑导之。作三剂，三易之，先下燥粪，次泄溏，已而汗解。

论曰：二阳明证虽相似，然自汗小便利者，不可荡涤五脏，为无津液也。然则伤寒大证相似，脉与证稍异，通变为要，仔细斟酌。正如以格局看命，虽年月日时皆同，贵贱穷通不相侔者，于一时之顷，又有浅深也。

注

《伤寒论》第 233 条：阳明病，自汗出。若发汗，小便自利者，此为津液内竭，虽硬不可攻之；当须自欲大便，宜蜜煎导而通之。若土瓜根及与大猪胆汁，皆可为导。

评

本案患者大便不通，神昏多睡，发热而自汗出，小便如常，脉长大而虚。虽属阳明病，但脉大而虚，不属邪热壅滞阳明胃腑之承气汤证，从小便如常，自汗出，大便不通可知，此为肠中津液不足，导致大便不通，虽硬不可攻之，治疗以蜜煎导而通之。

肾虚阳脱证第八

朱保义抚辰，庚戌春权监务。予一日就务谒之，见拥炉忍痛，若不禁状。予问所苦？小肠气痛，求予诊之。

予曰：六日脉虚浮而紧，非但小肠气，恐别生他疾，越数日再往，卧病已五日矣。入其室，见一市医孙尚者供药。予诊之曰：此阴毒证，肾虚阳脱，脉无根蒂，独见于皮肤，黄帝所谓悬绝，仲景所谓瞥如羹上肥也。早晚喘急，未几而息已高矣。孙生尚与术附汤，灸脐下。予曰：虽卢扁之妙无及矣，是夕死。故论伤寒以真气为主。

论曰：伤寒不拘阴证阳证，阴毒阳毒，要之真气强壮者易治，真气不守，受邪才重，便有必死之道。何也？阳证宜下，真气弱，则下之便脱；阴证宜温，真阴弱，温之则客热便生。故医者难于用药，非病不可治也，主本无力也。

《经》曰：阳胜则身热，腠理闭，喘粗为之俯仰，汗不出而热，齿干以烦冤，腹满死。阴胜则身寒，寒则厥，厥则腹满死。帝曰：调此二者奈何？岐伯曰：女子二七天癸至，七七止。男子二八精气溢，八八止。妇人月事以时下，故七欲损也。男子精欲满，不欲竭，故八欲益也。如此则男妇身常无病，无病精气常固，虽有寒邪，易于调治，故曰二者可调。是知伤寒，真气壮者易治也。

注

《伤寒论》第82条：太阳病发汗，汗出不解，其人仍发热，心下悸，头眩，身瞤动，振振欲擗地者，真武汤主之。

《伤寒论·辨脉法》：脉瞥瞥如羹上肥者，阳气微也。

《素问·上古天真论》：帝曰：人年老而无子者，材力尽耶，将天数然也，岐伯曰：女子七岁，肾气盛，齿更发长；二七而天癸至，任脉通，太冲脉盛，月事以时下，故有子；三七，肾气平均，故真牙生而长极；四七，筋骨坚，发长极，身体盛壮；五七，阳明脉衰，面始焦，发始堕；六七，三阳脉衰于上，面皆焦，发始白；七七，任脉虚，太冲脉衰少，天癸竭，地道不通，故形坏而无子也。丈夫八岁，肾气实，发长齿更；二八，肾气盛，天癸至，精气溢泻，阴阳和，故能有子；三八，肾气平均，筋骨劲强，故真牙生而长极；四八，筋骨隆盛，肌肉满壮；五八，肾气衰，发堕齿槁；六八，阳气衰竭于上，面焦，发鬓颁白；七八，肝气衰，筋不能动。八八，天癸竭，精少，肾脏衰，形体皆极，则齿发去。肾者主水，受五脏六腑之精而藏之，故五藏盛乃能泻。今五脏皆衰，筋骨解堕，天癸尽矣，故发鬓白，身体重，行步不正，而无子耳。

《素问·上阴阳应象大论》：帝曰：法阴阳奈何？岐伯曰："阳胜则身热，腠理闭，喘粗为之俯仰，汗不出而热，齿干以烦冤，腹满死，能冬不能夏。阴胜则身寒，汗出身常清，数栗而寒，寒则厥，厥则腹满死，能夏不能冬。此阴阳更胜之变，病之形能也。"

评

《灵枢·刺节真邪》："真气者，所受于天，与谷气并而充身者也"。真气可以认为是由先天之元气和后天水谷精微之气化生而成，真气盛，则人体正气强，正气强则抗邪有力。伤寒不论阴证阳证，还是阴毒阳毒，其预后主要取决真气的强弱，如果真气弱，真气不守，加之感邪较重，则为死证。如果真气强，病为阳证，而阳证宜下，过下则真气脱，病为阴证，阴证宜温，温则客热生，因为治疗伤寒，真气壮者易治，而弱者难治。也提醒在治疗时要时时顾护真气。

脐中出血证第九

一妇人得伤寒数日，咽干烦渴，脉弦细。医者汗之，其始衄血，继而脐中出血，医者惊骇而遁。予曰：少阴强汗之所致也。盖少阴不当发汗。

仲景云：少阴强发汗，必动其血，未知从何道而出，或从口鼻，或从耳目，是为下厥上竭，此为难治。仲景云无治法，无药方。予投以姜附汤，数服血止，后得微汗愈。

论曰：本少阴证而误汗之，故血妄行，自脐中出。若服以止血药，可见其标而不见其本，予以治少阴之本而用姜附汤，故血止而病除。

注

《伤寒论》第294条：少阴病，但厥，无汗，而强发之，必动其血，未知从何道出，或从口鼻，或从目出者，是名下厥上竭，为难治。

评

病入少阴，气血阴阳均已亏损，即使有可汗、可下的证候，亦应该慎重用药。少阴病，阳气虚弱，所以厥冷无汗，即使汗出，多属亡阳危候。少阴正治，本无汗，麻附细辛汤证与麻附甘草汤证，都因太阳兼证，所以发表与护阳同用。今少阴外无兼证，而强发其汗，不但伤阳，而且伤阴，更能扰动营血，血随虚阳上涌，循清窍而出，但病变仓卒，很难逆料何处出血。所以说或从口鼻、或从目出，先有阳气虚于下而厥逆，后有营血溢于上，造成下厥上竭。下厥当温，上竭不宜温，故曰难治。

本案以姜附汤而血止，反证下厥为阴盛阳虚之寒厥。案中所见咽干烦渴，脉弦，为阴寒内盛，虚阳浮越之假象，非阳盛之象。本例用姜附，虽能温阳散寒，但姜附性温燥，若阴阳气血均不足，但应酌加滋阴补血之品。

本案血中脐中而出，可知强发少阴之汗，可以从口鼻出，可以从目出，凡有孔窍，皆可出血。

阴中伏阳证第十

乡人李信道，权狱官。得病六脉俱沉不见，深按至骨则弦细有力，头疼，身温，烦躁，手指末皆冷，中满，恶心，更两医矣。而医者不晓，但供调药。予往视之，曰：此阴中伏阳也。仲景方无此证，而世人患者多。若用热药以助之，则阴邪隔绝，不能引导其阳，反生客热；用寒药，则所伏真火愈见销铄。须是用破阴丹、行气导水夺真火之药，使火升水降，然后得汗而解。予令以冷盐汤下破阴丹三百丸，作一服。不半时，烦躁狂热，手足渐温，谵语躁扰，其家甚惊。予曰：汗证也，须臾稍宁。略睡，溅然汗出，自昏达旦方止，身凉而病除。（破阴丹方：

硫黄、水银各一两，结沙子青皮半两，为末，面糊和丸桐子大，每服三十丸，冷盐汤送下。出《中藏经·方脉举要》）

注

《难经·第二十难》：经言脉有伏匿。伏匿于何脏而言伏匿邪？然：谓阴阳更相乘、更相伏也。脉居阴部而反阳脉见者，为阳乘阴也，虽阳脉时沉涩而短，此谓阳中伏阴也；脉居阳部而反阴脉见者，为阴乘阳也，虽阴脉时浮滑而长，此谓阴中伏阳也。重阳者狂，重阴者癫。脱阳者见鬼，脱阴者目盲。

《中藏经·疗诸病药方六十道》：破棺丹：治阴厥。面目俱青，心下硬，四肢冷，脉细欲绝者。硫黄（一两，无灰酒煮三日三夜。如耗旋添暖酒，日足取出，研为末）丹砂，一两研匀细。上以酒煮糊为圆，如鸡头大，有此病者，先于净室中勿令人知，度病人长短，掘一地坑子，深一尺，以来用苜蓿火烧，令坑子极热，以醋五升，沃令气出，内铺衣被，盖坑以酒化下一丸，与病人服之，后令病人卧坑内，盖覆少时，汗出即扶病者令出，无风处盖覆，令病人四肢温，心下软，即渐去衣被，令通风，然后看虚实调补。

伤寒暴死证第十一

己未岁，一时官病伤寒，发热狂言烦躁，无他恶证，四日死。或者以为两感，然其证初无两感证候。是岁得此疾，三日四日死者甚多，人窃怪之。予叹之曰：是运使然也。己为土运，土运之岁，上见太阴，盖太乙天符为贵人。中执法者，其病速而危；中行令者，其病徐而持；中贵人者，其病暴而死，谓之异也。又曰：臣为君则逆，逆则其病危，其害速。是年少宫土运，木气大旺，邪中贵人，故多暴死。气运当然，何足怪也。

夜间不眠证第十二

陈姓士人，初得病，身热，脉浮，自汗。医者麻黄汤汗之，发热愈甚，夜间不得眠，头重，烦闷，悸悸然，中风证强责汗之过也。

仲景云：太阳病，发汗后，大汗出，胃中干燥，不得眠，其人欲得饮水者，少少与之，令胃气和则愈。予先与猪苓汤，次投之以当归、地黄、麦门冬、芍药、乌梅之类，为汤饮之，不汗而愈。

论曰：《黄帝针经》曰：卫气者，昼行阳，夜行阴，卫气不得入于阴，常行于外，行于外则阳满，满则阳跷盛而不得入于阴，阴虚则夜不得眠也。今津液内竭，胃中干燥，独恶于阳，阴无所归，其候如此。故以当归、地黄补血，用乌梅以收之，故不汗自愈。

注

《伤寒论》第35条：太阳病，头痛，发热，身疼，腰痛，骨节疼痛，恶风，无汗而喘者，麻黄汤主之。

《伤寒论》第71条：太阳病，发汗后，大汗出，胃中干，烦躁不得眠，欲得饮水者，少少与饮之，令胃气和则愈，若脉浮，小便不利，微热，消渴者，五苓散主之。

《伤寒论》第223条：若脉浮，发热，渴欲饮水，小便不利者，猪苓汤主之。

《灵枢·大惑论》：黄帝曰：病而不得卧者，何气使然？岐伯曰：卫气不得入于阴，常留于阳。留于阳则阳气满，阳气满则阳跷盛，不得入于阴则阴气虚，故目不瞑也。黄帝曰：人之多卧者，何气使然？岐伯曰：此人肠胃大而皮肤湿，而分肉不解焉。肠胃大则卫气留久；皮肤湿则分肉不解，其行迟。夫卫气者，昼日常行于阳，夜行于阴，故阳气尽则卧，阴气尽则寤。故肠胃大，则卫气行留久；皮肤湿，分肉不解，则行迟。留于阴也久，其气不清，则欲瞑，故多卧矣。其肠胃小，皮肤滑以缓，分肉解利，卫气之留于阳也久，故少瞑焉。

评

本案患者证见身热，脉浮，自汗，此本桂枝汤证，医者不识，用麻黄汤大汗，大汗出后发热加重，而见失眠，烦闷，头重，心悸。仲景第319条云："少阴病，下利六七日，渴而呕渴，心烦不得眠者，猪苓汤主之"。猪苓汤治疗下利日久，阴虚水热互结之证。本案大汗后，损伤津液，阴虚则热，误治表邪不解亦可化热，热有水结，热扰心神则烦，故夜间失眠；汗为心之液，津液不足，故心悸。案中虽未提小便情况，从治疗过程可以推断此处有小便不利之证。本证与猪苓汤证病机相合，故用先猪苓汤，因有津伤，次投当归、地黄、麦门冬、芍药、乌梅之属或滋阴或生津，不汗出而病愈。

大柴胡汤证第十三

羽流蒋尊病，其初心烦喜呕，往来寒热，医初以小柴胡汤与之，不除。予诊之曰：脉洪大而实，热结在里，小柴胡安能除也。仲景云：伤寒十余日，热结在里，复往来寒热者，与大柴胡。二服而病除。

论曰：大黄为将军，故荡涤湿热，在伤寒为要药，今大柴胡汤不用，诚误也。王叔和曰：若不加大黄，恐不名大柴胡。须是酒洗生用，乃有力。昔后周姚僧垣名善医，上因发热，欲服大黄。僧垣曰：大黄乃是快药，至尊年高，不宜轻用。上弗从，服之，遂不起。及至元帝有疾，诸医者为至尊至贵，不可轻服，宜用平药。僧垣曰：脉洪而实，必有宿食，不用大黄，病不能除。上从之，果下宿食而愈。此明合用与不合用之异也。

注

《伤寒论》第96条：伤寒五六日中风，往来寒热，胸胁苦满，嘿嘿不欲饮食，心烦喜呕，或胸中烦而不呕，或渴，或腹中痛，或胁下痞硬，或心下悸，小便不利，或不渴，身有微热，或咳者，小柴胡汤主之。

《伤寒论》第103条：太阳病，过经十余日，反二三下之，后四五日，柴胡证仍在者，先与小柴胡。呕不止，心下急，郁郁微烦者，为未解也，与大柴胡汤下之则愈。

评

大柴胡汤证为少阳阳明合病之证，主证为往来寒热，呕吐重，心下拘急，按之心下满痛，郁郁微烦，大便秘结。本案患者往来寒热，心烦喜呕，脉洪大而实，此为大柴胡汤证，医者不识辨为小柴胡汤证，小柴胡汤证只有少阴枢机不利，胆火内郁的病机，并无里实证存在，其脉仅见弦象，脉洪大而实为阳明之脉，故为少阳阳明合病之病，当以大柴胡汤和解少阳，兼清里热。

关于大柴胡汤里是否有大柴胡一说，古代医家多有争议，现在大多认为大柴胡汤里有大黄，由小柴胡汤去掉参草加大黄、枳实、芍药而成。

阳明急下证第十四

乡里豪子得伤寒，身热目痛，鼻干不眠，大便不通，尺寸俱大，已数日矣。自昨夕，汗大出。予曰：速以大柴胡下之。众医骇然，曰：阳明自汗，津液已竭，当用蜜兑，何故用大柴胡药？予曰：此仲景不传妙处，诸公安知之，予力争，竟用大柴胡，两服而愈。

论曰：仲景论阳明云：阳明病，多汗者，急下之。人多谓已自汗，若更下之，岂不表里俱虚也。论少阴云：少阴病一二日，口干燥者，急下之。人多谓病发于阴，得之日浅，但见干燥，若更下之，岂不阴气愈盛也。世人罕读，予以为不然，仲景称急下之者，亦犹急当救表，急当救里。凡称急者，急下之有三处。才觉汗出多，未至津液干燥，速下之，则为径捷，免致用蜜兑也。盖用蜜兑，已是失下，出于不得已耳。若胸中识得了了，何疑殆之有哉。

注

《伤寒论》第103条：太阳病，过经十余日，反二三下之，后四、五日，柴胡证仍在者，先与小柴胡。呕不止，心下急，郁郁微烦者，为未解也，与大柴胡汤下之则愈。

《伤寒论》第233条：阳明病，自汗出。若发汗，小便自利者，此为津液内竭，虽硬不可攻下之；当须自欲大便，宜蜜煎导而通之。若土瓜根及大猪胆汁，皆可为导。

《伤寒论》第253条：阳明病，发热，汗多者，急下之，宜大承气汤。

《伤寒论》第320条：少阴病，得之二三日，口燥咽干者，急下之，宜大承气汤。

评

本案患者身热，目痛，鼻干，不得眠，反映病在阳明之经；大便不通，尺寸俱大，病属里热入里结于阳明之腑，辨为阳明病确证无疑。本例，除上述见证外，增大汗出一证，仲景明言"阳明病，发热，汗多者，急下之，宜大柴胡汤。"许氏力排众议主张用大柴胡汤急下。此非熟读仲景者，不能辨为大柴胡汤证也。急用大柴胡汤通下阳明之实，以存津液，阳明病实证最易伤津，时刻要顾护津液，与大承汤急下存阴之义同，未至津液耗伤，即去除导致津液消亡的病因，此亦为"当随其所得者攻之"之义。

伤寒自解证第十五

闽人李宗古得疾，口中气热，唇干，屈体卧，足冷，舌上有苔。予诊之，尺寸俱紧。或者谓，气热口干，疑其阳胜；踡足卧、足冷，疑其阴胜，而又阴阳俱紧，是诚可疑也。若不熟读仲景方法，何能治？予曰：尺寸俱紧，是寒邪胜也。

仲景云：阴阳俱紧，法当清。邪中于上焦。又云：阴阳俱紧，口中气出，唇干舌燥，踡卧足冷，鼻中涕出，舌上苔滑，勿妄治也。到七日以来，其人发热，手足温者，此为欲解。盖以上证候，皆是阴盛阳弱，故仲景云勿妄治者，诚恐后人之疑也。故予以抑阴助阳温剂与之，紧脉渐退，四体和，不汗而自解矣。

注

《伤寒论·辨脉法》：寸口脉阴阳俱紧者，法当清邪中于上焦，浊邪中于下焦。脉阴阳俱紧者，口中气出，唇口干燥，踡卧足冷，鼻中涕出，舌上胎滑，勿妄治也。到七日以来，其人微发热，手足温者，此为欲解；或到八日以上，反大发热者，此为难治。设使恶寒者，必欲呕也；腹内痛者，必欲利也。

评

本案患者，尺寸俱紧，口中气热，唇干，屈体卧，足冷，舌上有苔，显为阴盛阳衰之证，而非寒热错杂。既是阴盛阳衰，则治以抑阴扶阳温里之法而紧可退，病可愈。

热入血室证第十六

辛亥二月，毗陵学官王仲景妹，始伤寒，七八日，昏塞，喉中涎响如锯，目瞑不知人，病势极矣。予诊之，询其未昏塞以前证，母在侧曰：初病四五日，夜间谵语，如见鬼状。予曰：得病之初，正值经候来否？答曰：经水方来，因身热病作而自止。予曰：此热入血室也。

仲景云：妇人中风发热，经水适来，昼日明了，夜则谵语，发作有时，此为热入血室。医者不晓，例以热药补之，遂致胸膈不利，三焦不通，涎潮上脘，喘急息高。予曰：病热极矣。先当化其涎，后当除其热，无汗而自解矣。予急以一呷散投之，两时间，涎定得睡，是日遂省人事。自次日，以小柴胡汤加生地黄，三投热除，无汗而解。

注

《伤寒论》第143条：妇人中风，发热恶寒，经水适来，得之七八日，热除而脉迟、身凉、胸胁下满，如结胸状，谵语者，此为热入血室也，当刺期门，随其实而取之。

《伤寒论》第144条：妇人中风，七八日续得寒热，发作有时，经水适断者，此为热入血室，其血必结，故使如疟状发作有时，小柴胡汤主之。

《伤寒论》第145条：妇人伤寒，发热，经水适来，昼日明了，暮则谵语，如见鬼状者，此为热入血室，无犯胃气及上二焦，必自愈。

评

热入血室是女性所独有的一种疾病，常发生在月经来潮前后，多表现为恶寒发热，或高热，胸胁下满或腹痛，神经错觉或谵语。仲景对于本病治疗方法主要有刺肝经募穴期门，以泻肝气；无犯胃气及上二焦，待其自愈；服用小柴胡汤。本案患者月经适来，感受邪气，热入血室而见谵语，如见鬼状。此时当用小柴胡汤或者刺期门，医者不识，以热药补之，而致胸膈不利，喘急息高，急以一呷散豁痰开窍。继以小柴胡汤加减和解表里，而热除病愈。

一呷散出自《魏氏家藏方》由天南星、白僵蚕、全蝎组成，用于卒中，昏不知人，痰气上壅，咽喉作声；喉痹缠喉，一切风痰壅塞，命在须臾者。

筋惕肉瞤证第十七

乡里市人姓京，鬻绳为业，谓之京绳子。其子年近三十，初得病，身微汗，脉弱，恶风，医者误以麻黄汤汗之，汗遂不止，发热，心痛，多惊悸，夜间不得眠卧，谵语，不识人，筋惕肉瞤，振振动摇，医者以镇心惊风药治之。予视之日：强汗之过也。

仲景云：脉微弱，汗出恶风者，不可服青龙汤，服之则筋惕肉瞤，此为逆也。惟真武汤可救之。仲景云：太阳病发汗，汗出不解，其人仍发热，心下悸，身瞤动，振振欲擗地者，真武汤主之。予三投而大病除，次以清心丸、竹叶汤解余毒，数日瘥。

注

《伤寒论》第38条：太阳中风，脉浮紧，发热恶寒，身疼痛，不汗出而烦躁者，大青龙汤主之；若脉微弱，汗出恶风者，不可服之。服之则厥逆，筋惕肉瞤，此为逆也。

《伤寒论》第82条：太阳病发汗，汗出不解，其人仍发热，心下悸，头眩，身瞤动，振振欲擗地者，真武汤主之。

《金匮要略·妇人产后病脉证治第二十一》：产后，中风发热，面正赤，喘而头痛，竹叶汤主之。

评

本案患者身微汗，脉弱，恶风，虽为表证，但由于脉弱，不可发汗，须里实才可发汗。前案有许叔微先予小建中汤加黄芪、当归，后用麻黄汤发汗的医案。因其有汗，即使用汗法，也当用桂枝汤解肌祛风，调和营卫。医者不识反与麻黄汤大发其汗，而阳虚汗漏不止，继则阴阳两虚而见筋惕肉瞤，振振动摇，夜间不得眠卧等证。仲景明示：太阳病发汗，汗出不解，其人仍发热，心下悸，头眩，身瞤动，振振欲擗地者，真武汤主之。因此以真武汤温阳利水气。

阳明当下证第十八

乡人李生，病伤寒身热，大便不通，烦渴，郁冒。一医以巴豆丸下之，虽得溏利，而病宛然如旧。予视之曰：阳明热结在里，非大柴胡、承气不可，巴豆止去寒积，岂能荡涤邪热温毒耶？亟进大柴胡，三服而溏利止，中夜汗解。

论曰：仲景一百十三方，丸者有五，理中、陷胸、抵当、麻仁、乌梅也。理中、陷胸、抵当皆大弹丸，煮化而服之，与汤散无异。至于麻仁治脾约、乌梅治湿䘌，故须小丸达下部。其他皆入经络，逐邪毒、破坚癖、导血、润燥屎之类，必凭汤剂也。未闻巴豆小丸以下邪毒，且如巴豆性热大毒，而病热人服之，非徒无益，而为害不小矣。李生误服不死，其大幸欤！

注

《伤寒论》第 103 条：太阳病，过经十余日，反二三下之，后四五日，柴胡证仍在者，先与小柴胡。呕不止，心下急，郁郁微烦者，为未解也，与大柴胡汤下之则愈。

《伤寒论》第 126 条：伤寒有热，少腹满，应小便不利，今反利者，为有血也，当下之，不可余药，宜抵当丸。

《伤寒论》第 131 条：病发于阳，而反下之，热入因作结胸；病发于阴，而反下之，因作痞也。所以成结胸者，以下之太早故也。结胸者，项亦强，如柔痉状，下之则和，宜大陷胸丸。

《伤寒论》第 238 条：阳明病，下之，心中懊而烦，胃中有燥屎者，可攻。腹微满，初头硬，后必溏，不可攻之。若有燥屎者，宜大承气汤。

《伤寒论》第 247 条：趺阳脉浮而涩，浮则胃气强，涩则小便数；浮涩相搏，大便则硬，其脾为约，麻子仁丸主之。

《伤寒论》第 338 条：伤寒脉微而厥，至七八日肤冷，其人躁，无暂安时者，此为脏厥，非蛔厥也。蛔厥者，其人当吐蛔。今病者静，而复时烦者，此为脏寒。蛔上入其膈，故烦，须臾复止；得食而呕，又烦者，蛔闻食臭出，其人常自吐蛔。蛔厥者，乌梅丸主之。又主久利。

《伤寒论》第 396 条：大病瘥后，喜唾，久不了了，胸上有寒，当以丸药温之，宜理中丸。

评

本案患者身热，大便不通，烦渴显为阳明里热实证，郁冒为邪郁少阳，当辨为少阳阳明合病之大柴胡汤证，医者不识，因其大便秘结，而用巴豆，巴豆味辛性热，有大毒，用于治疗寒积积滞，本案，是里热实证，用巴豆无益于抱薪救火，由大便秘结转为热结旁流。《伤寒论》中第 165 条："伤寒发热，汗出不解，心中痞硬，呕吐而下利者，大柴胡汤主之。"以大柴胡汤和解少阳，攻下里实而病愈。

桂枝加葛根汤证第十九

庚戌，建康徐南强，得伤寒，背强，汗出，恶风。予曰：桂枝加葛根汤证。病家曰：他医用此方，尽二剂而病如旧，汗出愈加。予曰：得非仲景三方乎？曰：然。予曰：误矣。是方有麻黄，服则愈见汗多，林亿谓止于桂枝加葛根汤也。予令去而服之，微汗而解。

注

《伤寒论》第 14 条：太阳病，项背强几几，反汗出恶风者，桂枝加葛根汤主之。

评

本案患者背强，汗出，恶风，显系桂枝加葛根汤证，但服后不愈者何？因前医桂枝加葛根汤方中用了麻黄，麻桂相配，发汗力强，因此去麻黄后，以桂枝汤解肌祛风，调和营卫，加葛根升津舒筋，微汗而病愈。

葛根汤证第二十

市人杨姓者，病伤寒，无汗，恶风，项虽屈而强，医者以桂枝麻黄各半汤与之。予曰：非其治也。是谓项强几几，葛根证也。三投，濈濈然微汗解，翌日项不强，脉已和矣。

论曰：何谓几几，如短羽鸟之状，虽屈而强也。谢复古谓病人赢弱，须凭几而起，非是，此与成氏解不同。

注

《伤寒论》第 23 条：太阳病，得之八九日，如疟状，发热恶寒，热多寒少，其人不呕，清便欲自可，一日二三度发。脉微缓者，为欲愈也；脉微而恶寒者，此阴阳俱虚，不可更发汗、更下、更吐也；面色反有热色者，未欲解也，以其不能得小汗出，身必痒，宜桂枝麻黄各半汤。

《伤寒论》第 238 条：太阳病，项背强几几，无汗恶风，葛根汤主之。

评

本案患者无汗，恶风，项背拘急，为典型的葛根汤证，《伤寒论》第 31 条："太阳病，项背强几几，无汗恶风，葛根汤主之。"桂枝加葛根汤证与葛根汤证均项背拘急牵引不舒，主要区别在于有汗与无汗，本例无汗，显系葛根汤证，葛根汤为桂枝汤加麻黄、葛根而成。

刚痉证第二十一

宣和戊戌，表兄秦云老病伤寒，身热足寒，颈项瘰疬，医作中风治，见其口噤故也。予诊其脉实而有力，而又脚挛啮齿，大便不利，身燥无汗。予曰：此刚痉也。先以承气汤下之，次以续命汤调之，愈矣。

论曰：五常政大论曰：赫曦之纪，上羽正徵同，其收齐，其病痉。盖戊太阳寒水羽也。戊火运，正徵也。太过之火，上见太阳，则天气且刚，故其收齐，而人病痉者，过气然耳。火木遇，故年病，此证多刚痉。

注

《伤寒论》第 238 条：阳明病，下之，心中懊而烦，胃中有燥屎者，可攻。腹微满，初头硬，后必溏，不可攻之。若有燥屎者，宜大承气汤。

《金匮要略·痉湿暍病脉证治》：太阳病，发热无汗，反恶寒者，名曰刚痉。

《素问·五常政大论》：赫曦之纪，是谓蕃茂，阴气内化，阳气外荣，炎暑施化，物得以昌。其化长，其气高，其政动，其令鸣显，其动炎灼妄扰，其德暄暑郁蒸，其变炎烈沸腾，其谷麦豆，其畜羊彘，其果杏栗，其色赤白玄，其味苦辛咸，其象夏，其经手少阴太阳，手厥阴少阳，其脏心肺，其虫羽鳞，其物脉濡，其病笑疟疮疡血流狂妄目赤，上羽与正徵同，其收齐，其病痉，上徵而收气后也。暴烈其政，藏气乃复，时见凝惨，甚则雨水霜雹切寒，邪伤心也。

评

痉病的发生以津液不足为先，然后感受邪气而发痉，有根据其汗之有无分为刚痉柔痉，发热无汗，反恶寒者为刚痉，本案患者身热，足寒，颈项瘰疬，口噤，脚挛啮齿，大便不利，身燥无汗，脉实而有力，为刚痉，仲景指出"痉为病，胸满口噤，卧不着席，脚挛急，必龄齿，可与大承气汤"，先与大承气汤通腑泻热存阴，继以续命汤祛风清热，活血通络，以治其中风之证。

厥阴证第二十二

里中一人，中表病，渴甚，饮水不止，胸中热疼，气冲心下，八九日矣。医者或作中暍，或作奔豚。予诊之曰：证似厥阴，曾吐虫否？曰：昨曾吐蛔。予曰：审如是，厥阴证也。可喜者，脉来沉而缓迟耳。

仲景云：厥阴为病，消渴，气上撞心，饥不欲食，食则吐蛔。又曰：厥阴病，渴欲饮水者，少少与之愈。今病人饮水过多，乃以茯苓甘草白术桂枝汤治之，得止。后投以乌梅丸，数日愈。

论曰：病至厥阴，若太阳传者，三阴三阳皆已遍。唯恐脉强则肝邪盛，脾土受克，故舌卷囊缩而死。今脉来迟缓而沉，则土脉得气，脾不受克，故有可喜之道。仲景云：卫气和，名曰缓，营气和，名曰迟，迟缓相搏名曰沉。又曰：寸口脉缓而迟，缓则阳气长，其色鲜，其颜光，其声商。迟则阴气盛，骨髓满，精血生，肌肉紧。营卫俱行，刚柔相济，岂非安脉耶！

注

《伤寒论》第 67 条：伤寒，若吐、若下后，心下逆满，气上冲胸，起则头眩，脉沉紧，发汗则动经，身为振振摇者，茯苓桂枝白术甘草汤主之。

《伤寒论》第 326 条：厥阴之为病，消渴，气上撞心，心中疼热，饥而不欲食，食则吐蛔。下之利不止。

《伤寒论》第 329 条：厥阴病，渴欲饮水者，少少与之愈。

《伤寒论》第 338 条：伤寒脉微而厥，至七八日肤冷，其人躁，无暂安时者，此为藏厥，非蛔厥也。蛔厥者，其人当吐蛔。今病者静，而复时烦者，此为藏寒，蛔上入其膈，故烦，须臾复止；得食而呕，又烦者，蛔闻食臭出，其人常自吐蛔。蛔厥者，乌梅丸主之。又主久利。

《伤寒论·平脉法》：寸口卫气盛，名曰高；荣气盛，名曰章；高章相搏，名曰纲。卫气弱，名曰惵；荣气弱，名曰卑；惵卑相搏，名曰损。卫气和，名曰缓；荣气和，名曰迟；缓迟相抟，名曰沉。寸口脉缓而迟，缓则阳气长，其色鲜，其颜光，其声商，毛发长；迟则阴气盛，骨髓生，血满，肌肉紧薄鲜硬，阴阳相抱，荣卫俱行，刚柔相搏，名曰强也。

《金匮要略·痉湿暍病脉证治》：太阳中暍，发热恶寒，身重而疼痛，其脉弦细芤迟。小便已，洒洒然毛耸，手足逆冷，小有劳，身即热，口开，前板齿燥。若发其汗，则其恶寒甚；加温针，则发热甚；数下之，则淋甚。

《金匮要略·痉湿暍病脉证治》：太阳中热者，暍是也。汗出恶寒，身热而渴，白虎加人参汤主之。

评

本案患者证见呕吐，渴甚，饮水不止，胸中热疼，气冲心下。与《伤寒论》厥阴病提纲条"厥阴之为病，消渴，气上撞心，心中疼热，饥不欲食，食则吐蛔。"一致，厥阴为极阴，为阴尽阳生之时，仲景曰："厥阴中风，脉微浮为欲愈，不浮为未愈"，浮反映阳气能够顺利突破阴寒的羁留。厥阴以阳生为顺，厥阴病"渴欲饮水"为阳生之象，见到此种病状，仲景明示宜"少少与之愈。"病人不明此理，饮水过多，导致水饮不消，苓桂术甘汤健脾利水为治，后投以乌梅丸缓肝调中，清上温下，安蛔止痛。

厥阴肝木，依五行相生生克之理，肝木克脾土，如果厥阴阳生之机受到阴寒羁留则肝木胜，而乘土，则死。而今脉迟缓而沉，为脾不受乘之象，反证肝邪不胜，阳气有伸展之机，故而病可愈。

太阴证第二十三

曹生初病伤寒，六七日，腹满而吐，食不下，身温，手足热，自利，腹中痛呕恶心。医者谓之阳多，尚疑其手足热，恐热蓄于胃中而吐呕，或见吐利而为霍乱。请予诊，其脉细而沉，质之曰：太阴证也。太阴之为病，腹满而吐，食不下，自利益甚，时腹自痛。予止以理中丸，用仲景云如鸡子黄大，昼夜投五六枚，继以五积散，数日愈。

论曰：予见世医论伤寒，但称阴证阳证。盖仲景有三阴三阳，就一证中，又有偏胜多寡，须是分明辨质，在何经络，方与证候相应，用药有准。且如太阴、少阴，就阴证中自有补泻，岂可止谓之阴证也哉！

注

《伤寒论》第273条：太阴之为病，腹满而吐，食不下，自利益甚，时腹自痛。若下之，必胸下结硬。

《伤寒论》第386条：霍乱，头痛，发热，身疼痛，热多欲饮水者，五苓散主之；寒多不用水者，理中丸主之。

《太平惠民和剂局方·卷之二·治伤寒·五积散》：调中顺气，除风冷，化痰饮。治脾胃宿冷，腹胁胀痛，胸膈停痰，呕逆恶心；寒，内伤生冷，心腹痞闷，头目昏痛，肩背拘急，肢体怠惰，寒热往来，饮食不进血气不调，心腹撮痛，经候不调，或闭不通，并宜服之。

评

本案患者伤寒六七日，虽见身温，手足热等阳证，而其主证为腹满，恶心，呕吐，食不下，自利，腹中痛，脉细而沉，此为一派脾胃阳虚之象。"手足自温者，是为系在太阴"，太阴可以见到身温，手足热之证。结合《伤寒论》第273条提纲条："太阴之为病，腹满而吐，食不下，自利益甚，时腹自痛。"确证此为太阴病，以理中丸为主的四逆辈温中散寒。

太阳中暍证第二十四

毗陵一时官得病，身疼痛，发热体重，其脉虚弱，人多作风湿，或作热病，则又疑其脉虚弱不敢汗也，已数日矣。予诊视之，曰：中暍证也。

仲景云：太阳中暍者，身热体疼，而脉微弱。此以夏月伤冷水，水行皮中所致也。予以瓜蒂散治之，一呷而愈。论曰：仲景论暍有三证，一则汗出恶寒，身热而渴，此太阳经中暍也。一则发热恶寒，身疼痛，其脉弦细芤迟。一则夏月伤冷水，水行皮中，身热，疼痛重而脉微弱。不可下，不可行温针。

上二证皆宜用白虎加人参汤，后一证宜用瓜蒂散，方治不见于本论，而见于《金匮要略》。其脉证云：治太阳中暍，身热疼痛，而脉微弱者，夏月伤冷水，水行皮中所致，宜瓜蒂菜散。盖谓此也。

注

《伤寒论》第168条：伤寒若吐若下后，七八日不解，热结在里，表里俱热，时时恶风、大渴、舌上干燥而烦、欲饮水数升者，白虎加人参汤主之。

《伤寒论》第166条：病如桂枝证，头不痛，项不强，寸脉微浮，胸中痞硬，气上冲咽喉，不得息者，此为胸有寒也。当吐之，宜瓜蒂散。

《金匮要略·痉湿暍病脉证治》：太阳中暍，身热疼重，而脉微弱，此以夏月伤冷水，水行皮中所致也，一物瓜蒂汤主之。

评

中暍即伤暑，以发热自汗，烦渴溲赤，少气脉虚为主证，初起多见表证。暑多挟湿，因此每易兼挟湿而成虚实夹杂之候。本案患者见身疼痛，发热，体重，脉弱，若为单纯的太阳病，则其当见脉浮，不当见体重，此处身疼痛和发热为表证，而体重为挟有湿邪，湿盛则阳遏，故其脉虚弱，因此辨为伤暑挟湿的中暍，治以一物瓜蒂散除周身水气，水气去而暑湿解。

指甲黑青证第二十五

乾明僧人，病伤寒，目赤，颇渴，咽干，饮水无算，腰疼，身热，脉沉而微细，此少阴证也。恣纵不慎忌，乃饮水，遂致痞气，痞气结聚，身如被杖，数日变为阴毒矣。脉见于皮肤上，大而且虚，鼻中如烟煤，甲青，须臾发喘，是夕死。

论曰：扁鹊云：手足爪下青黑者死，宋迪《阴证诀》云：阴毒盛，则指甲黑青，病至此则为不治。

注

《寿世保元·扁鹊华佗察声色秘诀》：病患手足爪甲下肉黑者，八日死。

瞪目直视证第二十六

田仲容，得伤寒数日，身热，手足时厥，腹满，瞪目直视，狂言不识人。予诊之曰：不可治也，心肾俱绝矣。夜死。

论曰：仲景云：直视摇头，此为心绝也。又曰：狂言，反目直视，此为肾绝也。目者，五脏精华之所聚，今直视而不眴，则知五脏有死绝矣，故不治。

注

《伤寒论·辨脉法》：脉浮而洪，身汗如油，喘而不休，水浆不下，形体不仁，乍静乍乱，此为命绝也。又未知何脏先受其灾，若汗出发润，喘不休者，此为肺先绝也。阳反独留，形体如烟熏，直视摇头者，此为心绝也。唇吻反青，四肢集习者，此为肝绝也。环口黧黑，柔汗发黄者，此为脾绝也。溲便遗失、狂言、反目直视者，此为肾绝也。又未知何脏阴阳前绝，若阳气前绝，阴气后竭者，其人死，身色必青；阴气前绝，阳气后竭者，其人死，身色必赤，腋下温，心下热也。

舌卷囊缩证第二十七

句容县豪子李姓，初得伤寒，手足冷，气上冲心，饥不欲食，脉紧而弦。予诊曰：厥阴悉具，脉有刑克，最忌舌卷囊缩。翌日，卷舌而死。

论曰：《内经》云：厥阴者肝也，肝者筋合之。筋者聚于阴器，络于舌本。厥阴之气绝，故舌卷而囊缩也。

注

《灵枢·经脉》：足厥阴气绝，则筋绝，厥阴者，肝脉也，肝者，筋之合也，筋者，聚于阴气，而脉络于舌本也。故脉弗荣，则筋急；筋急则引舌与卵，故唇青舌卷卵缩，则筋先死。庚笃辛死，金胜木也。

循衣摸床证第二十八

仪征一妇，病伤寒八九日，发热，昏闷不识人，手循衣缝，摸床谵语，不识人事。他医不识，或汗或利，旬日增甚。予诊之曰：此脉涩而小便不利，不可治也。翌日死。论曰：华佗云，病人循衣摸床谵语，不可治。

仲景云：伤寒吐下后不解，不大便五六日，发潮热不识人，循衣撮空，微喘直视，脉弦者生，脉涩者死。又云：小便利者，可治。今脉涩，小便不利，见其两死，不见一生，吾莫能为也。

注

《伤寒论》第111条：太阳病中风，以火劫发汗。邪风被火热，血气流溢，失其常度。两阳相熏灼，其身发黄。阳盛则欲衄，阴虚小便难。阴阳俱虚竭，身体则枯燥，但头汗出，剂颈而还。腹满，微喘，口干，咽烂，或不大便，久则谵语，甚则至哕，手足躁扰，捻衣摸床。小便利者，其人可治。

《伤寒论》第212条：伤寒若吐、若下后不解，不大便五六日，上至十余日，日晡所发潮热，不恶寒，独语如见鬼状；若剧者，发则不识人，循衣摸床，惕而不安，微喘直视，脉弦者生，涩者死。微者，但发热谵语者，大承气汤主之。若一服利，则止后服。

《中藏经·察声色形证决死法》：循摸衣缝者死。妄语错乱。及不能语者死。热病即不死……阳绝阴结，精神恍惚，撮空裂衣者死。

邪入大经证第二十九

维扬谢康中，任仪征酒官，咽干烦渴，腰疼身热，脉细而微急，予诊视之曰：此真少阴证也。六经之中，少阴难治。少阴病传之经络，此证有补泻法。仲景泻者用承气，补者用四逆，误之则相去远矣。此证当温，勿以水证为疑也。予适以事出境，后七日归，则为他医汗之矣。经络既虚，邪毒流入大经之中，手足瘛疭，如惊痫状，其家狼狈求救。予曰：不可治也，予验此甚多，是谓邪入大经。不旋踵，其家已哭矣。

注

《伤寒论》第320条：少阴病，得之二三日，口燥咽干者，急下之，宜大承气汤。
《伤寒论》第323条：少阴病，脉沉者，急温之，宜四逆汤。

太阳桂枝证第三十

乡人吴德甫得伤寒，身热，自汗，恶风，鼻出涕，关以上浮，关以下弱。予曰；此桂枝证也，仲景法中第一方，而世人不究耳。使公服之，一啜而微汗解，翌日诸苦顿除。公曰：仲景法如此径捷，世人何以不用？予应之曰：仲景论表证，一则桂枝，二则麻黄，三则青龙。桂枝则治中风，麻黄治伤寒，青龙治中风见寒脉、伤寒见风脉。此三者，人皆能言之，而不知用药对证之妙处，故今之医者多不喜用，无足怪也。且脉浮而缓，中风也，故啬啬恶寒，淅淅恶风，翕翕发热，仲景以桂枝对之；脉浮紧而涩，伤寒也，故头痛发热，身疼腰痛，骨节皆疼，恶风，无汗而喘，仲景以麻黄对之。至于中风脉紧，伤寒脉浮缓，仲景皆以青龙对之。何也？予尝深究三者，审于证候脉息，相对用之，无不应手而愈。何以言之？风伤卫，卫，气也。寒伤营，营，血也。营行脉中，卫行脉外，风伤卫，则风邪中于阳气，阳气不固，发越而为汗，是以汗出而表虚，故仲景用桂枝以发汗，芍药以利其血。盖中风病在脉之外，其病稍轻，虽同曰发汗，特解肌之药耳。故桂枝证云；令遍身絷絷，微似有汗者益佳，不可如水淋漓，病必不除。是知中风，不可大发其汗，反动营血，邪乘虚而居中，故病不除也。寒伤营，则寒邪干于阴血，而营行脉中者也。寒邪客于脉中，非特营受病也，邪自内作，则并于卫气，犯之久则浸淫及骨，是以汗不出而热，烦冤，仲景以麻黄大发其汗，又以桂枝辛甘助其发散，欲损其内外之邪、营卫之病耳。大抵二药皆发汗，而桂枝则发卫之邪，麻黄并卫与营而治之。

仲景桂枝第十九证云：病常自汗出者，此为营气和，营气和者外不谐，以卫气不共营气和谐故耳。营行脉中，卫行脉外，复发其汗，营卫和则愈，宜桂枝汤。又第四十七证云：发热汗出者，此谓营弱卫强，故使汗出。欲救风邪，宜桂枝汤。是知中风汗出者，营和而卫不和也。又第一卷云：寸口脉浮而紧，浮则为风，紧则为寒，风则伤卫，寒则伤营，营卫俱病也。麻黄汤中并桂枝而用，此仲景之意欤。

至于青龙，虽治伤寒见风脉，伤风见寒脉，然仲景云：汗出恶风，不可服之，服之则厥逆，筋惕肉瞤。故青龙一证尤难用，须是形证的当，然后可行。王寔大夫证治中，止用桂枝麻黄各半汤代之，盖慎之也夫。

注

《伤寒论》第 12 条：太阳中风，阳浮而阴弱，阳浮者，热自发；阴弱者，汗自出。啬啬恶寒，淅淅恶风，翕翕发热，鼻鸣干呕者，桂枝汤主之。

《伤寒论》第 23 条：太阳病，得之八九日，如疟状，发热恶寒，热多寒少，其人不呕，清便欲自可，一日二三度发。脉微缓者，为欲愈也；脉微而恶寒者，此阴阳俱虚，不可更发汗、更下、更吐也；面色反有热色者，未欲解也，以其不能得小汗出，身必痒，宜桂枝麻黄各半汤。

《伤寒论》第 35 条：太阳病，头痛，发热，身疼，腰痛，骨节疼痛，恶风，无汗而喘者，麻黄汤主之。

《伤寒论》第 38 条：太阳中风，脉浮紧，发热，恶寒，身疼痛，不汗出而烦躁者，大青龙汤主之；若脉微弱，汗出恶风者，不可服之。服之则厥逆，筋惕肉，此为逆也。

《伤寒论》第 53 条：病常自汗出者，此为荣气和。荣气和者，外不谐，以卫气不共荣气谐和故尔。以荣行脉中，卫行脉外。复发其汗，荣卫和则愈。宜桂枝汤。

《伤寒论》第 95 条：太阳病，发热，汗出者，此为荣弱卫强，故使汗出。欲救邪风者，宜桂枝汤。

《伤寒论·辨脉法》：寸口脉浮而紧，浮则为风，紧则为寒。风则伤卫，寒则伤荣。荣卫俱病，骨节烦疼，当发其汗也。

评

桂枝汤证其基本病机为卫强营阴，麻黄汤证基本病机为卫闭营郁，前者用于治疗太阳中风表虚证，后者治疗伤寒表实者，均为太阳病本证，区别在于桂枝汤证有汗而脉浮缓，麻黄汤证无汗而脉浮紧。大青龙证为发汗之峻剂，为卫闭营郁之甚，郁而化热，见不汗出而烦躁之证，方中麻黄用量为麻黄汤中麻黄之倍，运用大青龙汤时仲景明示：若脉微弱，汗出恶风者，不可服之。古人认为不发虚人之汗，汗多伤阳，因此运用汗法时，一定要准确辨证，有是证而用是方，严格按照微汗的要求发汗。

桂枝证第三十一

里间张太医家，一妇病伤寒，发热，恶风，自汗，脉浮而弱。予曰；当服桂枝，彼云家有自合者，予令三啜之，而病不除，予询其药中用肉桂耳。予曰：肉桂与桂枝不同，予自治以桂枝汤，一啜而解。

论曰：仲景论用桂枝者，盖取桂枝轻薄者耳，非肉桂之肉厚也。盖肉桂厚实，治五脏用之，取其镇重。桂枝清轻，治伤寒用之，取其发散。今人一例，是以无功。

注

《伤寒论》第 12 条：太阳中风，阳浮而阴弱，阳浮者，热自发；阴弱者，汗自出。啬啬恶寒，淅淅恶风，翕翕发热，鼻鸣干呕者，桂枝汤主之。

评

《伤寒论》桂枝汤中桂用桂枝，而不是肉桂，桂枝味薄而发散，能够解肌发散，温经散寒，肉桂味厚，补火助阳，引火归源，散寒止痛。桂枝汤治疗卫强阳弱的太阳中风表虚证，当用桂枝发散。

少阴证第三十二

有人病伤寒数日，自汗，咽喉肿痛，上吐下利，医作伏气。予诊之曰：此证可疑，似是之非，乃少阴也。其脉三部俱紧，安得谓之伏气？伏气脉必浮弱，谓非时寒冷，着人肌肤，咽喉先痛，次下利者是也。近虽有寒冷不时，然当以脉证为主，若误用药，其毙可待。予先以吴茱萸汤救之，次调之以诸药而愈。

论曰：仲景论伏气之病，其脉微弱，喉中痛，似伤寒，非喉痹也，实咽中痛，今复下利。仲景少阴云：病人手足俱紧，反汗出者，亡阳也，此属少阴证，法当咽痛而复吐利。此证见少阴篇。今人三部脉俱紧，而又自汗咽痛下利，与伏气异。

然毫厘之差，千里之谬，须讲熟此书，精详分别，庶免疑惑矣。

注

《伤寒论》第 283 条：病人脉阴阳俱紧，反汗出者，亡阳也，此属少阴，法当咽痛而复吐利。

《伤寒论》第 309 条：少阴病，吐利，手足逆冷，烦躁欲死者，吴茱萸汤主之。

评

仲景论述咽喉痛在少阴篇，因手少阴心经，其支脉夹咽，足少阴肾经，循喉咙，夹舌本。本案患者见上吐下利，自汗出，咽喉肿痛，三部脉皆紧。仲景《伤寒论》第 283 条：病人脉阴阳俱紧，反汗出者，亡阳也，此属少阴，法当咽痛而复吐利。明确提出本案属少阴阳虚，当以温阳回阳为治，以吴茱萸汤温胃散寒，暖肾降浊。

此处当与伏气之病鉴别。《伤寒论·辨脉法第二》师曰：伏气之病，以意候之，今月之内，欲有伏气，假令旧有伏气，当须脉之，若脉微弱者，当喉中痛似伤，非喉痹也。病人云，实咽中痛，虽尔，今复欲下利。伏气之病虽亦可见喉中痛和下利，但其脉微弱，本案脉阴阳俱紧，两者实有不同。

少阳证第三十三

市人周姓者，同里俱病，头痛发热，耳聋目赤，胸中满闷。医中见外证胸满，遂吐之。既吐后，病宛然在。又见其目赤，发热，复利之，病不除，惴惴然恂慄。予诊视之，曰：少阳误吐下之过也。

仲景云：少阳中风，两耳无闻，目赤，胸满而烦者，不可吐下，吐下则惊而悸，此当用小柴胡汤，今误吐下，遂成坏证矣。乃以牡蛎四逆汤调于前，继之以桂枝柴胡各半汤，旬日瘥。

论曰：仲景虽云三阳受病，未入于脏者可汗。然少阳脉弦细，则不可汗，将入少阴经也。若误吐下之，是逆之，且当以救逆，先待惊悸定，后治余证，此所谓急其所当先也。

注

《伤寒论》第96条：伤寒五六日中风，往来寒热，胸胁苦满，嘿嘿不欲饮食，心烦喜呕，或胸中烦而不呕，或渴，或腹中痛，或胁下痞硬，或心下悸，小便不利，或不渴，身有微热，或咳者，小柴胡汤主之。

《伤寒论》第146条：伤寒六七日，发热，微恶寒，肢节烦痛，微呕，心下支结，外证未去者，柴胡桂枝汤主之。

《伤寒论》第264条：少阳中风，两耳无所闻，目赤，胸中满而烦者，不可吐下，吐下则悸而惊。

评

本案患者头痛发热，耳聋目赤，胸中满闷，此属少阳病，当用小柴胡汤和解少阳为治。仲景明示：少阳病邪在半表半里，禁用汗、吐、下。医者不识，误用吐法和下法，遂致变证。误用吐下，耗气伤津，心无所养则惊悸，《伤寒论》无牡蛎四逆汤方，从其治疗推测应该是柴胡加龙骨牡蛎一类的方剂和解安神。吐下后，表证未除，仍从少阳兼表施治，以柴胡桂枝汤，和解少阳，兼以解表。

两感证第三十四

族弟初得病，头痛，口干烦渴。第三日，予往视之，则已耳聋囊缩，昏冒不知人，厥逆，水浆不下矣。予曰：速治后事，是谓两感证，不可治矣。越三日死。

论曰：仲景论伤寒两感云：凡伤于寒，热虽甚不死。若两感于寒而病者，必死。又曰：两感病俱作，治有先后，发表攻里，本自不同。既云必死，又云治有先后，何也？大抵此病，表里双传，脏腑俱病，患此者十无一生，故云必死。然仲景岂以己见而重诬后人哉？故有发表攻里之说，以勉后人，恐万世后遇大圣而得之，不欲绝望于后人，仲景之心仁矣。

注

《伤寒论·伤寒例》：凡伤于寒，则为病热，热虽甚，不死。若两感于寒而病者，必死。凡两感俱作，治有先后，发表攻里，本自不同，而执迷用意者，乃云神丹甘遂合而饮之，且解其表，又除其里。

《素问·热论》：帝曰：其病两感于寒者，其脉应与其病形何如？岐伯曰：两感于寒者，病一日则巨阳与少阴俱病，则头痛口干而烦满；二日则阳明与太阴俱病，则腹满身热，不欲食谵言；三日则少阳与厥阴俱病，则耳聋囊缩而厥，水浆不入，不知人，六日死。

评

《素问·热论》有曰："两感于寒者，病一日则巨阳与少阴俱病，则头痛口干而烦满；二日则阳明与太阴俱病，则腹满身热，不欲食，谵言；三日则少阳与厥阴俱病，则耳聋囊缩而厥，水浆不入，不知人，六日死。"

《伤寒论·伤寒例》云："其两感于寒者……三日少阳受之，即与厥阴俱病，则耳聋，囊缩而厥，水浆不入，不知人者，六日死。"本案患者证见头痛，口干烦渴，耳聋囊缩，昏冒不知人，厥逆，水浆不入下。为少阳与厥阴俱病，故许氏断为死证。

三阳合病证第三十五

有市人李九妻，患腹痛，身体重，不能转侧，小便遗失，或作中湿治。予曰：非是也，三阳合病证。

仲景云见阳明篇第十证：三阳合病，腹满身重，难转侧，口不仁，面垢，谵语，遗尿。不可汗，汗则谵语，下则额上汗出，手足逆冷。乃三投白虎汤而愈。

注

《伤寒论》第219条：三阳合病，腹满、身重，难以转侧，口不仁，面垢，谵语，遗尿。发汗，则谵语；下之，则额上生汗，手足逆冷；若自汗出者，白虎汤主之。

评

本案患者发热，恶寒，自汗，脉浮而数弱，是典型的太阳中风表虚证，用桂枝汤解肌祛风，调和营卫则愈。许氏自注结合第12条阳浮而阴弱，解释太阳中风表虚证发热恶寒之因，有一定道理。

白虎加人参汤证第三十六

从军王武经病，始呕吐。误为医者下之，已八九日，而内外发热。予诊之日：

当行白虎加人参汤。或云：既吐复下，是里虚矣，白虎可行乎？予曰：仲景云见太阳篇二十八证：若下后，七八日不解，热结在里，表里俱热者，白虎加人参汤。证相当也。盖吐者为其热在胃脘，而脉致令虚大，三投而愈。

论曰：仲景称伤寒若吐下后七八日不解，热结在里，表里俱热者，人参白虎汤主之。又云：伤寒脉浮无汗，发热不解，不可与白虎汤。又云：脉滑为表有热，里有寒，白虎汤主之。国朝林亿校正，谓仲景此法必表里字差矣，是不大然。大抵白虎能除伤寒中暍，表里发热，故前后证或云表里俱热，或云表热里寒，皆可服之，宜也。中一证称表不解不可服者，以其宜汗发热，此全是伤寒麻黄与葛根汤证，安可行白虎？林但见所称表里不同，便谓之差，是亦不思不精之过也。

注

《伤寒论》第 31 条：太阳病，项背强几几，无汗，恶风，葛根汤主之。

《伤寒论》第 35 条：太阳病，头痛，发热，身疼，腰痛，骨节疼痛，恶风，无汗而喘者，麻黄汤主之。

《伤寒论》第 168 条：伤寒若吐若下后，七八日不解，热结在里，表里俱热，时时恶风、大渴、舌上干燥而烦、欲饮水数升者，白虎加人参汤主之。

《伤寒论》第 170 条：伤寒脉浮，发热，无汗，其表不解，不可与白虎汤。渴欲饮水，无表证者，白虎加人参汤主之。

《伤寒论》第 176 条：伤寒脉浮滑，此以表有热，里有寒，白虎汤主之。

评

本案患者内外发热，为表里俱热，从许氏用白虎加人参汤三投而愈，可知，本案除有内外发热外，当有恶风，大烦渴，欲饮水之证。

发热恶寒证第三十七

人患发热恶寒，自汗脉浮而微弱，予以三服桂枝投之，遂愈。

仲景云：太阳中风，阳浮而阴弱者，汗自出，啬啬恶寒，淅淅恶风，翕翕发热，宜桂枝汤。论曰：仲景云：假令寸口脉微，名曰阳不足，阴气上入阳中，则洒淅恶寒也。尺脉弱，名曰阴不足，阳气下陷入阴中，则发热。此医发其汗，使阳气微，又大下之，使阴气弱，此为医所病而然也。大抵阴不足阳从之，故阳内陷发热。阳不足阴往乘之，故阴上入阳中，则恶寒。阴阳不归其分，是以发热恶寒也。故孙真人云：有热不可大攻之，热去则寒起。

注

《伤寒论》第 12 条：太阳中风，阳浮而阴弱，阳浮者，热自发；阴弱者，汗自出。啬啬恶寒，淅淅恶风，翕翕发热，鼻鸣干呕者，桂枝汤主之。

《伤寒论·辨脉法》：曰：何谓阳不足，答曰：假令寸口脉微，名曰阳不足，阴气上入阳中，则洒淅恶寒也。曰：何谓阴不足，答曰：尺脉弱，名曰阴不足，阳气下陷入阴中，则发热也。

评

本案患者发热，恶寒，自汗，脉浮而数弱，是典型的太阳中风表虚证，用桂枝汤解肌祛风，调和营卫则愈。许氏自注结合第12条阳浮而阴弱，解释太阳中风表虚证发热恶寒之因，有一定道理。

结胸可下证第三十八

维杨李寅，始病头疼发热恶风。医者下之，忽尔心下坚硬，项强，短气，宛然结胸中证也。予曰：幸尔脉不浮，心不烦躁，非陷胸汤不可，投之，一宿乃下。

论曰：仲景言病发于阳而反下之，热入于胸，因作结胸者，以下之太早故也。盖恶寒尚有表证未罢而下之，故阳气内陷，阳内拒痛。脉浮者不可下，下之则死。结胸烦躁者必死。此是恶证，辨者仔细。

注

《伤寒论》第132条：结胸证，其脉浮大者，不可下，下之则死。

《伤寒论》第133条：结胸证悉具，烦躁者亦死。

《伤寒论》第134条：太阳病，脉浮而动数，浮则为风、数则为热、动则为痛、数则为虚；头痛、发热、微盗汗出，而反恶寒者，表未解也。医反下之，动数变迟，膈内拒痛，胃中空虚，客气动膈，短气躁烦，心中懊恼，阳气内陷，心下因硬，则为结胸，大陷胸汤主之。若不结胸，但头汗出，余处无汗，剂颈而还，小便不利，身必发黄，大陷胸汤。

评

表证当用汗法，本案患者头疼，发热，恶风，当以汗解之，医者不识，反用下法，误下引邪内陷，邪气遂与体内有形之痰水相结而成结胸，故而见心下痞硬，项强，短气，此时当以大陷胸汤泻热逐水，峻下热结。

结胸可灸证第三十九

城东李氏子，年十八，病伤寒结胸，状如痓，自心至脐，手不可近，短气心烦，真结胸也，医者便欲下之。予适过其门，见其仓惶面无色。予曰：公有忧色，何也？曰：以长子病伤寒作结胸证，医者将下之而犹豫。予就为诊之，自关以上浮大，表证未罢，不可下也。曰：事急矣。予以黄连饼子，灸脐中数十壮，得气下，心腹软，继以和气解肌药，数日瘥。当时若下，定是医杀。

注

《伤寒论》第 132 条：结胸证，其脉浮大者，不可下，下之则死。

评

本案患者为热实结胸之证，但结胸证脉见"寸脉浮，关脉沉""脉沉而紧"，此案"脉关以上浮大"，脉浮大反映病仍在表，未全入里，《伤寒论》第 132 条："结胸证，其脉浮大者，不可下，下之则死。"显然虽为结胸，不可用大陷胸汤峻下热结，下则死。

用黄连饼子味苦性寒清热燥湿，清泄已成之热结，有小陷胸汤用黄连之意，再加理气解肌之品，则病可愈。

汗后吃逆证第四十

张保义，得汗后呃逆，或者以胃虚则哕，故呃逆也。投以干姜、橘皮等汤，不下，命予治之。予曰：此证不可全作胃虚治，六脉尚躁，是余毒未解耳。投以小柴胡汤，两啜而愈。

注

《伤寒论》第 96 条：伤寒五六日中风，往来寒热，胸胁苦满，嘿嘿不欲饮食，心烦喜呕，或胸中烦而不呕，或渴，或腹中痛，或胁下痞硬，或心下悸，小便不利，或不渴，身有微热，或咳者，小柴胡汤主之。

评

仲景治呃逆，常用方剂有橘皮汤、橘皮竹茹汤和旋覆代赭汤。其中橘皮汤治疗干呕，哕，伴有手足厥的胃寒气逆之证；橘皮竹茹汤治疗胃虚有热，胃气上逆的呃逆之证；旋覆代赭汤治疗胃虚痰阻，虚气上逆的呃逆。呃逆虽为胃气上逆，但张景岳曰："然致逆之由，总由气逆"，本案病例，汗后而呃，取汗之因说明原有表证，现六脉尚躁，汗后表未全尽除，而在半表半里，少阳枢机不利，克脾犯胃，胃气上逆则呃逆，处以小柴胡汤疏肝和胃，气机调畅而呃止。

漏风证第四十一

癸卯秋九月，牒试淮南僧台，同试有建阳彭子静得疾，身热，头痛，呕逆，自汗如洗，已数日矣。召予诊视，谓予曰：去试不数日，而疾势如此，为之奈何？予曰：误服药多矣，此证当先止汗，幸无忧也。予作术附汤与之，三投而汗止。次日，微汗漐漐，身凉，五日而得愈。

注

《金匮要略·中风历节病脉证并治》：《近效方》术附汤治风虚头重眩，苦极，不知食味，暖肌补中，益精气。

评

本案患者身热，头痛，呕逆，自汗如洗，服汗药太多而致阳虚汗漏不止之证，以术附汤扶阳固表，阳固则汗止。

小便出血证第四十二

里人有病中脘吐，心下烦闷，多昏睡，倦卧，手足冷，盖少阴证也。十余日不瘥，忽尔通身大热，小便出血。予曰：阴虚者，阳必凑之，今脉细弱，而脐下不痛，未可下桃仁承气，且以芍药地黄汤，三投而愈。

注

《伤寒论》第106条：太阳病不解，热结膀胱，其人如狂，血自下，下者愈。其外不解者，尚未可改，当先解其外；外解已，但少腹急结者，乃可攻之，宜桃核承气汤。

《素问·评热病论》：岐伯曰：邪之所凑，其气必虚，阴虚者，阳必凑之，故少气时热而汗出也。

评

桃仁承气汤治血蓄下焦之证，证见小腹硬满急结，如狂或者发狂，小便自利，与本案不符，故不可用。"阴虚者，阳必凑之，故少气时热而汗出也。"

妊娠伤寒脚肿证第四十三

里巷一妇人，妊娠得伤寒，自腰以下肿满，医者或谓之阻，或谓之脚气，或谓之水分。予曰：此证受胎脉也，病名曰心实，当利小便。医者曰：利小便是作水分治，莫用木通、葶苈、桑皮否？曰：当刺劳宫、关元穴。医大骇，曰：此出何家书？予曰：仲景《玉函经》曰：妇人伤寒，妊娠及七月，腹满，腰以下如水溢之状，七月太阴当养不养，此心气实，当刺劳宫及关元，以利小便则愈。予教令刺穴，遂瘥。

注

《金匮要略·妇人妊娠病脉证并治》：妇人伤胎，怀身腹满，不得小便，从腰以下重，如有水气状，怀身七月，太阴当养不养，此心气实，当刺泻劳宫及关元，小便微利，则愈。

评

《金匮要略·妇人妊娠病脉证并治》："妇人伤胎，怀身腹满，不得小便，从腰以下重，如有水气状，怀身七月，太阴当养不养，此心气实，当刺泻劳宫及关元，小便微利则愈。"按逐月分经养胎之说，妊娠七月为手太阴肺经养胎之时。若此时心火气盛，火乘肺金，致肺失清肃、治节之职，影响气血津液的敷布，使胎失所养，妨碍水道能调，气滞水停，法当泻心火，利水道。王渭川指出：此二穴孕妇禁用，刺之有堕胎危险。因此，临床当慎用此二穴。

风温证第四十四

己酉，虏骑破淮阴，疫疬大作，时有王朝奉寓天庆得疾，身热自汗，体重难以转侧，多眠，鼾睡，医作三阳合病，或作漏风证，治之不愈。予曰：此风温病，投以葳蕤汤、独活汤，数日瘥。

论曰：仲景云见太阳病脉篇：太阳病，发热而渴，不恶寒者为温病。若发汗已，身灼热者，名曰风温。风温为病，脉阴阳俱浮，自汗出，身重，多眠睡，鼻息必鼾，语言难出。若被下者，小便不利，直视失溲。若被火者，微发黄色，剧则如惊痫，时瘛疭。又云：阳脉浮滑，阴脉濡弱，更遇于风，变为风温。大抵温气大行，更遇风邪，则有是证。令当春夏，病此者多，医作伤寒漏风治，非也。不是火不可下，不可大发汗，而仲景无药方。古法谓可取手少阴火、足厥阴木，随经所在而取之，故用葳蕤汤、独活汤辈为宜。若发热无下证者，当用知母石膏汤。误汗之，则防己黄芪汤救之。

注

《伤寒论》第6条：太阳病，发热而渴，不恶寒者，为温病。若发汗已，身灼热者，名风温。风温为病，脉阴阳俱浮，自汗出，身重，多眠睡，鼻息必鼾，语言难出；若被下者，小便不利、直视失溲；若被火者，微发黄色，剧则如惊痫，时瘛疭，若火熏之。一逆尚引日，再逆促命期。

《伤寒论·伤寒例》：若脉阴阳俱盛，重感于寒者，变成温疟。阳脉浮滑，阴脉濡弱者，更遇于风，变为风温。阳脉洪数，阴脉实大者，更遇温热，变为温毒。温毒为病最重也。阳脉濡弱，阴脉弦紧者，更遇温气，变为温疫。

《金匮要略·痉湿暍病脉证治》：风湿，脉浮身重、汗出恶风者，防己黄芪汤主之。

评

本案患者身热自汗，体重难以转侧，多眠，鼾睡。此非三阳合病，亦非漏汗之证，而为风温。《伤寒论》第6条指出"太阳病，发热而渴，不恶寒者，为温病……若发汗已，身灼热者，名曰风温。风温为病，脉阴阳俱浮，自汗出，身重，多眠睡，鼻息必鼾，语言难出"本案为风温，此处的风温，与温病学中的风温不同，不能用火法，不能用汗法，以滋肾益肺，祛风为治。

狐蜮证第四十五

句容县东豪子李姓者，得伤寒数日，村落无医，易师巫者五六日矣。或汗下，杂治百出，遂成坏病。予时自江北避寇，遁伏江左，求宿于其家，夜半闻呻吟声，询之，云患伤寒逾旬矣。予为诊视，其脉见于上下，唇皆已蜃蚀，声嘶而咽干，舌上白苔，齿无色。予曰：病名狐蜮，杀人甚急。秉烛为作雄黄丸、泻心汤投之，数日瘥。

注

《金匮要略·百合狐惑阴阳毒病脉证治》：狐惑之为病，状如伤寒，嘿嘿欲眠，目不得闭，卧起不安，蚀于喉为惑，蚀于阴为狐，不欲饮食，恶闻食臭，其面目乍赤，乍黑，乍白。蚀于上部则声喝，甘草泻心汤主之。

评

狐惑病是湿热蕴毒或虫毒感染所致以人体上部（咽喉、口腔、齿龈、目唇）和下部（前后二阴）蚀烂，甚或成脓为主，伴精神恍惚，狐疑惑乱为特征的一类疾病。仲景在《金匮要略·百合狐惑阴阳毒病脉证治》中明确提出，用雄黄熏之和服用甘草泻心汤为治。

发黄证第四十六

五月避地维扬，东面里沙中一豪子，病伤寒八九日，身体洞黄，鼻目皆黄，两膊及项、头、腰皆强急，大便涩，小便如金。予诊曰：脉紧且数，其病脾先受湿，暑热蕴蓄于足太阴之经，宿谷相搏，郁蒸而不得泄，故使头面有汗，项以下无之。若鼻中气冷，寸口近掌无脉则死。今脉与证相应，以茵陈汤调五苓散与之，数日瘥。

注

《伤寒论》第71条：太阳病，发汗后，大汗出，胃中干，烦躁不得眠，欲得饮水者，少少与饮之，令胃气和则愈；若脉浮，小便不利，微热，消渴者，五苓散主之。

《伤寒论》第236条：阳明病，发热、汗出者，此为热越，不能发黄也。但头汗出，身无汗，剂颈而还，小便不利，渴引水浆者，此为瘀热在里，身必发黄，茵陈蒿汤主之。

《金匮要略·黄疸病脉证并治》：黄疸病，茵陈五苓散主之。

注

本案患者身黄，目黄，小便黄，大便干结，辨为湿热熏蒸的黄疸病，用茵陈五苓散清热利湿退黄而愈。

湿家发黄证第四十七

人病身体疼痛，面黄喘满，头痛，自能饮食，大小便如常，或者多以茵陈五苓散与之。予诊其脉曰：大而虚，鼻塞且烦，其证如前，则非湿热与宿谷相搏，乃头中寒湿。

仲景云：疼痛发热，面黄而喘，头痛，鼻塞而烦，其脉大，自能饮食，腹中和无病，病在头中寒湿，故鼻塞，纳药鼻中则愈。而仲景无药方，其方见《外台·删繁》，证云：治天行热毒，通贯脏腑，沉鼓骨髓之间，或为黄疸，须瓜蒂散。瓜蒂二七枚，赤小豆、秫米各二七枚，为末，如大豆许，内鼻中，搐鼻当出黄水。慎不可吹入鼻中深处。

注

《金匮要略·痉湿暍病脉证治》：湿家病身疼发热，面黄而喘，头痛鼻塞而烦，其脉大，自能饮食，腹中和无病，病在头中寒湿，故鼻塞，内药鼻中则愈。

《金匮要略·黄疸病脉证并治第十五》：黄疸病，茵陈五苓散主之。

评

黄疸见证见身黄，目黄，小便黄，目睛黄染，本案患者身体疼痛，面黄喘满，头痛，饮食如故，大小便如常，且脉大而虚，鼻塞且烦。此为寒湿在头，里无病，故饮食如故，大小便如常。头中寒湿，滞于鼻窍，故头痛，鼻塞；湿滞阳郁，故身体疼痛。鼻为肺窍，肺窍不利故喘满。仲景未出方证，可用瓜蒂散搐鼻以散头中寒湿。

黄入清道证第四十八

夏有高师病黄证，鼻内痠疼，身与目如金色，小便赤涩，大便如常，则知病不在脏腑。今眼睛疼，鼻额痛，则知病在清道中矣。清道者，华盖肺之经也。若服大黄，则必腹胀为逆。当用瓜蒂散，先含水，次搐之，令鼻中黄水尽则愈。如其言，数日而病除。

注

《伤寒论》第166条：病如桂枝证，头不痛，项不强，寸脉微浮，胸中痞硬，气上冲咽喉不得息者，此为胸有寒也。当吐之，宜瓜蒂散。

先汗后下证第四十九

己酉夏，一时官病伤寒，身热，头疼，无汗，大便不通，已五日矣。予适自外邑归城，访之，见医者治大黄、芒硝辈，将下之矣。予曰：子姑少待，予适为诊视。视之脉缓而浮，卧密室中，自称恶风。予曰：病人表证如此，虽大便闭，腹且不满，别无所苦，何遽便下？于仲景法，须表证罢方可下。不尔，邪毒乘虚而入内，不为结胸，必为协热利也。予作桂枝麻黄各半汤，继之以小柴胡汤，浆浆然汗出，大便通，数日愈。

论曰：仲景云：伤寒病多从风寒得之，始表中风寒，入里则不消矣。拟欲攻之，当先解表，方可下之。若表已解，而内不消，大满大坚，实有燥屎，方可议下。若不宜下而遽攻之，诸变不可胜数，轻者必笃，重者必死。

注

《伤寒论》第23条：太阳病，得之八九日，如疟状，发热恶寒，热多寒少，其人不呕，清便欲自可，一日二三度发。脉微缓者，为欲愈也；脉微而恶寒者，此阴阳俱虚，不可更发汗、更下、更吐也；面色反有热色者，未欲解也，以其不能得小汗出，身必痒，宜桂枝麻黄各半汤。

《伤寒论》第96条：伤寒五六日中风，往来寒热，胸胁苦满，嘿嘿不欲饮食，心烦喜呕，或胸中烦而不呕，或渴，或腹中痛，或胁下痞硬，或心下悸，小便不利，或不渴，身有微热，或咳者，小柴胡汤主之。

《伤寒论》第131条：病发于阳，而反下之，热入因作结胸；病发于阴，而反下之，因作痞也。所以成结胸者，以下之太早故也。结胸者，项亦强，如柔痉状，下之则和，宜大陷胸丸。

《伤寒论》第152条：太阳中风，下利，呕逆，表解者，乃可攻之。其人𦅾𦅾汗出，发作有时，头痛，心下痞硬满，引胁下痛，干呕，短气，汗出不恶寒者，此表解里未和也。十枣汤主之。

《伤寒论》第163条：太阳病，外证未除而数下之，遂协热而利，利下不止，心下痞硬、表里不解者，桂枝人参汤主之。

《伤寒论》第164条：伤寒大下后复发汗，心下痞，恶寒者，表未解也。不可攻痞，当先解表，表解乃可攻痞；解表宜桂枝汤，攻痞宜大黄黄连泻心汤。

《伤寒论·伤寒例》：凡伤寒之病，多从风寒得之。始表中风寒，入里则不消矣。未有温覆而当不消散者。不在证治，拟欲攻之，尤当先解表，乃可下之。若表已解，而内不消，非大满，尤生寒热，则病不除。若表已解，而内不消，大满大实坚，有燥屎，自可除下之。虽四五日，不能为祸也。若不宜下，而便攻之，内虚热入，协热遂利，烦躁诸变，不可胜数，轻者困笃，重者必死矣。

《伤寒论条辨·卷一》：协：互相和同之谓。言误下则致里虚，外热乘里虚而入里，里虚遂协同外热变而为利，利即俗谓泄泻，是也。

评

仲景《伤寒论》第91条：伤寒，医下之，续得下利清谷不止，身疼痛者，急当救里；后身疼痛，清便自调者，急救表，救表宜桂枝汤，救里宜四逆汤。表里同病，如果里证为急，先救其里，一般而言，先解表，后治里，表解，才可治里。如果误用攻下，可引表邪内陷，若成协热，或成结胸。本案患者恶风，脉缓而浮，大便闭，腹不满，虽属表里同病，但以表证为急，故先与桂麻各半汤以治其表，后以小柴胡汤治其半表半里之邪，而病愈。

太阳瘀血证第五十

仇景莫子仪，病伤寒七八日，脉微而沉，身黄发狂，小腹胀满，脐下如冰，小便反利。医见发狂，以为热毒蓄伏心经，以铁粉、牛黄等药，欲止其狂躁。予诊之曰：非其治也，此瘀血证尔。

仲景云：太阳病身黄，脉沉结，小腹硬，小便不利，为无血；小便自利，其人如狂者，血证也，可用抵当汤。再投而下血几数升，狂止，得汗而解。经云：血在下则狂，在上则忘。太阳，膀胱经也，随经而蓄于膀胱，故脐下胀，自阑门渗入大肠，若大便黑者，此其验也。

注

《伤寒论》第 124 条：太阳病，六七日，表证仍在，脉微而沉，反不结胸；其人发狂者，以热在下焦，少腹当硬满，小便自利者，下血乃愈。所以然者，以太阳随经，瘀热在里故也。抵当汤主之。

《伤寒论》第 125 条：太阳病，身黄，脉沉结，少腹硬，小便不利者，为无血也；小便自利，其人如狂者，血证谛也，抵当汤主之。

《伤寒论》第 237 条：阳明证，其人喜忘者，必有蓄血。所以然者，本有久瘀血，故令喜忘；屎虽硬，大便反易，其色必黑者，宜抵当汤下之。

评

"血在下如狂，血在上喜忘"，本案患者发狂，身黄，小腹胀满，小便利，脉微而沉，此为蓄血之证。《伤寒论》第 125 条：太阳病身黄，脉沉结，少腹鞕，小便不利者，为无血也。小便自利，其人如狂者，血证谛也，抵当汤主之。以抵当汤峻下瘀热而愈。

阴病阳脉证第五十一

刘中道初得病，四肢逆冷，脐中筑痛，身疼如被杖，盖阴证也。急投金液来复之类，其脉得沉而滑。盖沉者阴证也，滑者阳脉也。病虽阴而是阳脉，仲景所谓阴证见阳脉生也。于是再灸脐下丹田百壮，谓手足温，阳回体热而汗解。

或问：滑脉之状如何？曰：仲景云翕奄沉名曰滑。古人论滑脉，虽云往来前却流利，展转替替，然与数相似，曾未若仲景三语而足也。翕合也，言张而复合也，故云翕为正阳。沉言脉降而下也，故曰沉为纯阴。方翕而合，俄降而下。奄谓奄忽之间复降也。仲景论滑脉，方为谛当也。

注

《伤寒论·辨脉法》：问曰：脉有阴阳，何谓也？答曰：凡脉大、浮、数、动、滑，此名阳也；脉沉、涩、弱、弦、微，此名阴也。凡阴病见阳脉者生，阳病见阴脉者死。

《伤寒论·平脉法》：问曰：翕奄沉，名曰滑，何谓也？师曰：沉为纯阴，翕为正阳，阴阳和合，故令脉滑，关尺自平。阳明脉微沉，食饮自可。少阴脉微滑，滑者，紧之浮名也，此为阴实，其人必股内汗出，阴下湿也。

评

《伤寒论·辨脉法》："凡脉大、浮、数、动、滑，此名阳也。脉沉、涩、弱、弦、微，此名阴也。凡阴病见阳脉者生，阳病见阴脉者死。"本案患者四肢逆冷，脐中筑痛，身疼如被杖，此为阴病。脉沉而滑，沉为阳，滑为阳，此为阴证见阳脉，生。灸脐下丹田百壮，温中散寒，手足温，则阳回，阳回则病解。

辩少阴脉紧证第五十二

玄华得伤寒六七日，烦，昏睡，多吐呕，小便白色，自汗出，予诊其脉，寸口尺中俱紧，谓曰寒中少阴经中，是以脉紧，当作少阴治也。仲景云：病人脉紧反汗出，亡阳也，属少阴证，当咽痛而复吐利，盖谓此也。有难者曰：《脉诀》以紧为七表，仲景以紧为少阴，紧脉为阴耶？

予曰：仲景云：寸口脉俱紧者，口中气出，唇口干燥，踡卧足冷，鼻中涕出，舌上白苔，勿妄治也。又云：紧则为寒。又云：曾为人所难，紧脉从何而来？师曰：假令亡汗，若吐，以肺里寒，故令脉紧。又曰：寸口脉微，尺中紧，其人虚损多汗。由是观之，则是寒邪入经络所致，皆虚寒之脉也。其在阳经则浮而紧，在阴经则沉而紧。故仲景云：浮紧者，名为伤寒。又云：阳明脉浮而紧者，必潮湿。此在阳则脉浮而紧者。仲景又云：病人脉阴阳俱紧者，属少阴。又云：寸口脉微，尺脉紧，其人虚损多汗，则阴常在，绝不见阳。又云：少阴脉紧，至七八日，自下利，脉暴微，手足反温，脉紧反去者，此欲解也。此在阴沉而紧也。仲景云：浮为在表，沉为在里，数为在腑，迟为在脏。欲知表里脏腑，先以浮沉迟数为定，然后兼余脉而定阴阳也，若于《脉诀》而言则疏矣。故予尝谓伤寒脉者，当以仲景脉为准法。

注

《伤寒论》第283条：病人脉阴阳俱紧，反汗出者，亡阳也。此属少阴，法当咽痛而复吐利。

《伤寒论》第201条：阳明病，脉浮而紧者，必潮热发作有时；但浮者，必盗汗出。

《伤寒论》第3条：太阳病，或已发热，或未发热，必恶寒，体痛，呕逆，脉阴阳俱紧者，名为伤寒。

《伤寒论》第287条：少阴病，脉紧，至七八日自下利，脉暴微，手足反温，脉紧反去者，为欲解也，虽烦、下利，必自愈。

《伤寒论·辨脉法》：寸口脉浮为在表，沉为在里，数为在腑，迟为在脏。假令脉迟，此为在脏也。

《伤寒论·辨脉法》：脉阴阳俱紧者，口中气出，唇口干燥，踡卧足冷，鼻中涕出，舌上苔滑，勿妄治也，到七日以来，其人微发热，手足温者，此为欲解，或到八日以上，反大发热者，此为难治，设使恶寒者，必欲呕也，腹内痛者，必欲利也。

《伤寒论·辨脉法》：问曰：曾为人所难，紧脉从何而来？师曰：假令亡汗、若吐，以肺里寒，故令脉紧也。假令咳者，坐饮冷水，故令脉紧也。假令下利，以胃虚冷，故令脉紧也。

《伤寒论·辨脉法》：寸口脉微，尺脉紧，其人虚损多汗，知阴常在，绝不见阳也。

青筋牵引证第五十三

吴德甫戊申春病伤寒，先寒后热，项筋强急，脚蜷缩不得伸。医者欲以麻黄辈除其颈强，又欲桂枝加附除其足缩。予曰：皆非治也，此时行疫气，病为青筋牵引，投以柴胡地黄汤，三服而病已。论曰：庞安常论四时受乖气而成脏腑阴阳湿毒者，春名青筋牵，夏名赤脉攒，秋名白气狸，冬名黑骨温毒，四季中十八日名黄肉随。春气在头项，使人青筋牵急，故先寒后热，脚缩不得伸，盖谓此。夫天行之病，大则流毒天下，小则方次一乡，亦有遍着一家者。悉由气运郁结，变成乖戾之气，人命遭之所成病者，能调护将理，庶可免耳。

注

《伤寒论》第20条：太阳病，发汗，遂漏不止，其人恶风，小便难，四肢微急，难以屈伸者，桂枝加附子汤主之。

下脓血证第五十四

远族人患伤寒，他医以阴证治之，硫黄、附子相继而进，旬日大胀，下脓血，或如赤豆汁。医尚作少阴证治，复下桃花汤治之。予因诊视曰：所误多矣，表里虚，热气乘虚入肠胃，而又投以燥药，是以下脓血也。遂投梅煎散，数剂愈。

注

《伤寒论》第306条：少阴病，下利便脓血者，桃花汤主之。

评

梅煎散，见《普济方》。由赤芍药、黄连、甘草各30克，罂粟壳90克组成，此处用之以清热止痢。

刺阳明证第五十五

庚戌五月，李氏病伤寒，身热，头痛，无汗，浑身疼痛，脉浮大而紧。予投以麻黄汤，数服终不得汗，又多用张苗烧蒸之法，而亦不得。予教令刺阳明，少间汗出，漐漐遍身一时间，是夕身凉病退。

论曰：《刺热论》云：热病先手臂痛，刺阳明而汗出。又曰：刺阳明出血如大豆，立已。盖谓刺也，阳明穴，在手大指内侧，去爪甲角，手阳明脉之所出也。刺可人同身寸之一分，留一呼。大凡伤寒热病，有难取汗者，莫如针之为妙。

仲景云：凡治温病，可刺五十九穴。《素问》云：病甚者，为五十九刺。其详在注中。

注

《伤寒论》第35条：太阳病，头痛，发热，身疼，腰痛，骨节疼痛，恶风，无汗而喘者，麻黄汤主之。

《素问·刺热》：热病先胸胁痛，手足躁，刺足少阳，补足太阴，病甚者为五十九刺。热病始手臂痛者，刺手阳明太阴而汗出止。热病始于头首者，刺项太阳而汗出止。热病始于足胫者，刺足阳明而汗出止。热病先身重骨痛，耳聋好暝，刺足少阴，病甚为五十九刺。热病先眩冒而热，胸胁满，刺足少阴少阳。

评

本案用麻黄汤辛温发汗，而汗不出。"大凡伤寒热病，有难取汗者，莫如针之为妙。""汗血同源"，可以针刺手阳明之穴而使汗出病解，这一方法值得临床应用。

阴阳交证第五十六

里有张姓者病伤寒，医汗之，汗虽出，身热如旧。予诊之曰：得汗宜身凉脉静喜食，今脉躁身热不食狂言，病名阴阳交，不可治也。

《素问》黄帝问：有温病，汗出辄复热，而脉躁，病不为汗衰，狂言不能食，名何疾？岐伯曰：病名阴阳交，交者死也。人所以汗出者，皆生于谷，谷生于精，今邪气交争于骨肉而得汗者，是邪却而精胜也。精胜则能食而不复热矣。汗者，精气。今汗出而复热者，是邪胜也。不能食者，精无俾也。其寿可立而倾也，果半日死。

注

《素问·评热病论》：黄帝问曰：有病温者，汗出辄复热，而脉躁疾不为汗衰，狂言不能食，病名为何？岐伯对曰：病名阴阳交，交者死也。帝曰：愿闻其说。岐伯曰：人所以汗出者，皆生于谷，谷生于精。今邪气交争于骨肉而得汗者，是邪却而精胜也。精胜，则当能食而不复热，复热者邪气也，汗者精气也；今汗出而辄复热者，是邪胜也，不能食者，精无俾也，病而留者，其寿可立而倾也。

阴阳易证第五十七

己巳，邻人王友生以贩京为业，蓄一婢，患伤寒，热八九日。予为治之，得汗而愈。未数日，生自病身热，头重不欲举，目中生花，召予视之。予曰：是必伤寒初愈，妇人交接得之，即令阴头上必肿，小腹绞痛，然是阴阳易也。生曰：前患者婢子，意谓已安，遂与之交。翌日得此疾，良若。予曰：失所治，必吐舌数寸而死。予作雄鼠粪、烧裈散等，以利其毒气，旬日安。

注

《伤寒论》第 392 条：伤寒阴易之为病，其人身体重，少气，少腹里急，或引阴中拘挛，热上冲胸，头重不欲举，眼中生花，膝胫拘急者，烧裈散主之。

评

伤寒热病之后，余邪未尽，不可行房事。若行房事，则将邪毒传于对方而为病，仲景命名为阴阳易。本案患者，由于婢子热病未尽痊愈，而行房事，遂得阴阳易之证，可用烧裈散导邪外出。此病临床不太常见，非熟读《伤寒论》者不知此等用法，可见许氏对仲景的熟悉程度。

叉手冒心证第五十八

乙巳六月，吉水谭商人寓城南，得伤寒八九日，心下惕惕然，以两手扪心，身体振振动摇，他医以心痛治之，不效。予曰：此汗过多之所致也。仲景云：未持脉时，病人叉手自冒心，心下悸。所以然者，以重获汗，虚，故如此。又云：发汗过多，其人叉手自冒心，心下悸，欲得按者，桂枝甘草汤证。予投黄芪建中、真武及甘草桂枝，渐得平复。

注

《伤寒论》第 64 条：发汗过多，其人叉手自冒心，心下悸欲得按者，桂枝甘草汤主之。

《伤寒论》第 82 条：太阳病发汗，汗出不解，其人仍发热，心下悸，头眩，身𥆧动，振振欲擗地者，真武汤主之。

《金匮要略·血痹虚劳病脉证并治》：《千金》疗男女因积冷气滞，或大病后不复常，苦四肢沉重，骨肉酸疼，吸吸少气，行动喘乏，胸满气急，腰背强痛，心中虚悸，咽干唇燥，面体少色，或饮食无味，胁肋腹胀，头重不举，多卧少起，甚者积年，轻者百日，渐至瘦弱，五脏气竭，则难可复常，六脉俱不足，虚寒乏气，少腹拘急，羸瘠百病，名曰黄芪建中汤，又有人参二两。

《伤寒论》第 75 条：未持脉时，病人手叉自冒心。师因教试令咳而不咳者，此必两耳聋无闻也。所以然者，以重发汗，虚故如此。发汗后，饮水多必喘；以水灌之亦喘。

评

本案患者心下动悸不安,身体振振动摇,汗为心之液,出汗过多,损伤心阳,因此以桂枝甘草汤辛甘化阳,以复心阳。心阳虚不能制水,水饮凌心犯肺,浸渍全身则身为振振动摇,以真武汤温阳利水。"求阴阳之和者,必与中气,求中气之立者,必与建中"本例用小建中汤加黄芪,益气建中,以治虚劳里急诸不足之证。

伤寒耳聋证第五十九

戊申年,类试山阳,一时官病伤寒八九日,耳聋而无闻。楚医少阳治,意谓仲景称少阳受病,则胁痛而耳聋也。予诊之曰:两手脉弱而无力,非少阳证也。若少阳则渴饮水,心烦,但寐,咽痛,今俱无此证,但多汗惊悸,必汗过多所致也。

仲景云:未持脉时,令病人咳而不咳者,两耳聋无所闻也。所以然者,因重发汗,虚,故如此。病家曰:医者尝大发汗矣。遂投以真武、白术附子汤辈,数日,耳有闻而愈。

注

《伤寒论》第75条:未持脉时,病人手叉自冒心。师因教试令咳而不咳者,此必两耳聋无闻也。所以然者,以重发汗,虚故如此。发汗后,饮水多必喘;以水灌之亦喘。

《伤寒论》第82条:太阳病发汗,汗出不解,其人仍发热,心下悸,头眩,身瞤动,振振欲擗地者,真武汤主之。

评

本案主诉为伤寒八九日,耳聋而无闻,似属少阳病,但少阳当伴见胁痛,且脉弦细。本案脉弱而无力。且汗出多,而惊悸,故不属少阳。其耳聋、汗多、惊悸乃因汗出过多,心阳虚,心无所主所致,汗多,气虚,气不摄津,故多汗出。以真武汤温阳固表为治。白术附子汤由桂枝附子汤去桂加白术而成,仲景原文治疗风湿相搏身疼痛,大便坚,小便自利之证,以方测证,此处当有大便坚。

扬手踯足证第六十

己酉,王仲贤患伤寒,发热,头痛,不恶风,身无汗,烦闷,脉浮而紧,八九日不退。予诊之曰:麻黄证也。所感多热,是以烦躁,遂投以麻黄汤三服。至暮,烦愈甚,手足躁乱,扬踯不止。或以为发狂,须用寒药。予争之曰:此汗证也,幸勿忧,切忌乱服药。守一时须稍定,比寐少时,中汗出矣。

仲景云:至六七日,三部大、手足躁乱者,欲解也,盖谓此耳。若行寒剂,定是医杀。

注

《伤寒论》第35条：太阳病，头痛，发热，身疼，腰痛，骨节疼痛，恶风，无汗而喘者，麻黄汤主之。

《伤寒论·平脉法》：脉阴阳俱紧，至于吐利，其脉独不解，紧去入安，此为欲解。若脉迟，至六七日不欲食，此为晚发，水停故也，为未解，食自可者，为欲解。病六七日，手足三部脉皆至，大烦而口噤不能言，其人躁扰者，必欲解也。若脉和，其人大烦，目重，脸内际黄者，此欲解也。

评

本案初起证见发热，头痛，不恶风，不汗出而有烦闷，脉浮而紧，似当以大青龙汤解表清热。

后期服麻黄汤三服后，烦愈甚，手足躁乱，扬踯不止。此为服药后，正邪交争之势，与战汗理同。

遗尿证第六十一

城南妇人，腹满身重，遗尿，言语失常。他医曰：不可治也，肾绝矣，其家惊忧无措，密召予至，则医尚在座。乃诊之曰：何谓肾绝？医家曰：仲景谓溲便遗失，狂言反目直视，此谓肾绝也。予曰：今脉浮大而长，此三阳合病也，胡为肾绝？

仲景云：腹满身重，难以转侧，口不仁，谵语，遗尿，发汗则谵语，下之则额上生汗，手足厥冷，白虎证也。今病人谵语者，以不当汗而汗之，非狂言反目直视。须是肾绝脉，方可言此证。乃投以白虎加人参汤，数服而病悉除。

注

《伤寒论》第219条：三阳合病，腹满，身重，难以转侧，口不仁，面垢，谵语，遗尿，发汗，则谵语；下之，则额上生汗，手足逆冷；若自汗出者，白虎汤主之。

《伤寒论》第67条：伤寒若吐若下后，七八日不解，热结在里，表里俱热，时时恶风，大渴，舌上干燥而烦，欲饮水数升者，白虎加人参汤主之。

评

《伤寒论·辨脉法》"脉浮而洪，身汗如油，喘而不休，水浆不下，形体不仁，乍静乍乱，此为命绝也……溲便遗失，狂言，目反直视者，此为肾绝也。"本案患者虽见到腹满身重，遗尿，言证失常，但脉浮大而长，无目直视，此为三阳合病，以白虎汤加人参辛寒清热，益气生津而愈。

舌上滑苔证第六十二

丁未五月，乡人邢原晖病伤寒，寒热往来，心下郁闷，舌上白滑苔。予曰：

舌上滑苔有数证，有阴阳脉紧，鼻出涕者；有脏结而不可治者；有温瘴丹田有热者；有阳明胁下坚者。此证属阳明，宜栀子汤吐之于前，小柴胡继于其后，数日汗解而愈。

注

《伤寒论》第96条：伤寒五六日中风，往来寒热，胸胁苦满，嘿嘿不欲饮食，心烦喜呕，或胸中烦而不呕，或渴，或腹中痛，或胁下痞硬，或心下悸，小便不利，或不渴，身有微热，或咳者，小柴胡汤主之。

《伤寒论》第130条：脏结，无阳证，不往来寒热，其人反静，舌上苔滑者，不可攻也。

《伤寒论》第221条：阳明病，脉浮而紧，咽燥，口苦，腹满而喘，发热汗出，不恶寒反恶热，身重，若发汗则燥，心愦愦反谵语；若加温针，必怵惕烦躁不得眠；若下之，则胃中空虚，客气动膈，心中懊恼，舌上胎者，栀子豉汤主之。

评

本案患者寒热往来，心下郁闷，舌上白滑苔，此非脏结死证，脏结证是肾脏真阳极虚之证，为阴证，不会见到往来寒热。

阳明热证只可用清法，不可用下法，若误用下法，则邪热不去反聚于胸膈，而见心中懊恼，舌上苔滑薄黄，当以栀子豉汤清宣郁热。本案患者虽未经误下，但辨为无形邪热留扰胸膈，当以栀子豉汤清宣郁热，因其尚有往来寒热之小柴胡汤证，再有小柴胡汤和解少阳而病愈。

衄血证第六十三

睢阳张士美，病伤寒七八日，口燥饮水而不咽入，俄而衄血，脉浮紧，身热。医者云：伤寒，脉浮紧，不发汗，因致衄血者，属麻黄汤。予曰：不可，古人虽云当汗不汗，热化为血，此证亦有不可汗者。

仲景云：阳明病，口燥，但欲饮水而不咽者，必发衄。又云：衄家不可发汗，发汗则额上陷，不得眠，不能眴。此只可用犀角汤、地黄汤，若当时行麻黄，必额上陷，直视不眠也。

注

《伤寒论》第35条：太阳病，头痛，发热，身疼，腰痛，骨节疼痛，恶风，无汗而喘者，麻黄汤主之。

《伤寒论》第86条：衄家，不可发汗，汗出必额上陷，脉急紧，直视不能眴不得眠。

《伤寒论》第202条：阳明病，口燥但欲漱水，不欲咽者，此必衄。

评

"汗血同源"，卫闭营郁之麻黄汤证，如卫阳被寒邪郁闭之甚，可见衄血，而病愈。

伤寒胁痛证第六十四

董齐贤病伤寒数日，两胁挟脐痛不可忍，或作奔豚治。予视之曰：非也。少阳胆经循胁入耳，邪在此经，故病心烦喜呕渴，往来寒热，默不能食，胸胁满闷，少阳证也。始太阳传入此经，故有是证。

仲景云：太阳病不解，传入少阳，胁下满干呕者，小柴胡汤主之。三投而痛止，续得汗解。

注

《伤寒论》第266条：本太阳病不解，转入少阳者，胁下硬满，干呕不能食，往来寒热，尚未吐下，脉沉紧者，与小柴胡汤。

评

胁肋为少阳专位，本案病例两胁部疼痛，且有心烦喜呕渴，往来寒热，默默不能食，胸胁满闷为胆火内郁，枢机不利之小柴胡汤证，以小柴胡汤而愈。

伤寒温疟证第六十五

友人孔彦辅病伤寒，身大热，头痛，自汗，恶热，阳明证也。此公不慎将理，病未除，当风取凉以自快，越半月，寒热大交作。予再视之，则为坏病温疟矣。

仲景云：若十三日以上，更感异气，变为他病者，当依后坏病证而治之。若脉阴阳俱盛，重感于寒，变成温疟。脉之变证，方治如法，乃小柴胡汤之类，加桂枝治之愈。论曰：往来尝见一士人施疟方，以榜睢阳市肆，柴胡白虎之类也。俗人不问是何疟证，例用前方，往往反变大疾。呜呼！将欲济人，反致损人，岂理也哉！

予尝谓疟证最多，有暑疟、食疟、脾寒疟，手足三阴三阳皆有疟，脾肺肾肝心胃亦有疟，各各不同，安得一概与柴胡白虎汤耶？误治尚可批议，唯脾寒、中暑二证，若水火不相将。

《素问》曰：夏伤于暑，秋为痎疟。又曰：夏暑汗不出者，秋成风疟。始因伏暑，得秋气乃发，故先热后寒，或热多寒少，头目昏痛。虚则发战汗出，一时而止。盖心恶暑气，心为君，心不受邪，而心包络痰涎所聚，暑伏于涎中，岂比脾寒而厚朴草果所能驱，温疟而柴胡黄芩所能止也，非砒硃脑麝之属不能入。故暑疟脾寒，患者多而医者不识，妄投以寒药，真气先受病，所以连绵不已也。

予尝精究疟证一病，须详审谛当，然后行药，十治十中，无有失者。众人以疟为难疗，予独以为易治，要在别其证类，识其先后耳。因论温疟言及此，亦欲使患者知药不可妄投也。《素问·疟论》甚详，当精观之。

注

《伤寒论》第96条：伤寒五六日中风，往来寒热，胸胁苦满，嘿嘿不欲饮食，心烦喜呕，或胸中烦而不呕，或渴，或腹中痛，或胁下痞硬，或心下悸，小便不利，或不渴，身有微热，或咳者，小柴胡汤主之。

《伤寒论》第219条：三阳合病，腹满，身重，难以转侧，口不仁，面垢，谵语，遗尿。发汗，则谵语；下之，则额上生汗，手足逆冷；若自汗出者，白虎汤主之。

《素问·阴阳应象大论》：天有四时五行，以生长收藏，以生寒暑燥湿风。人有五脏化五气，以生喜怒悲忧恐。故喜怒伤气，寒暑伤形。暴怒伤阴，暴喜伤阳。厥气上行，满脉去形。喜怒不节，寒暑过度，生乃不固。故重阴必阳，重阳必阴。故曰：冬伤于寒，春必温病；春伤于风，夏生飧泄；夏伤于暑，秋必痎疟；秋伤于湿，冬生咳嗽。

发斑证第六十六

族有乳媪，患伤寒七八日发斑，肌体如火，脉洪数而牢，心中烦满不快，俄而变赤黑斑，其家甚惊惶。予曰：此温毒也。温毒为病最重，而年齿为迈，是诚可忧也。

仲景云：伤寒脉洪数，阴脉实大，更遇湿热，变成温毒。温毒最重也，故斑疹生，心下不快，痞闷，遂以升麻玄参汤与之。日夜四五服，斑退而愈。

论曰：华佗云：伤寒五日在腹，六日在胃，入胃则可下也。若热毒未入于胃，而先下之者，其热乘虚入胃，则胃烂。然热入胃，要须复下之，不得留在胃中也。胃若实为致此病，三死一生。其热微者赤斑出，剧者黑斑出。赤斑出者五死一生；黑斑出者十死一生，但看人有强弱耳。病者至日，不以时下之，热不得泄，亦胃烂斑出，盖此是恶候。若下之早，则热乘虚入胃；或下迟，则热入不得泄。须是乘机，不可失时，庶几轻可也。

注

《伤寒论·伤寒例》：若脉阴阳俱盛，重感于寒者，变成温疟。阳脉浮滑，阴脉濡弱者，更遇于风，变为风温。阳脉洪数，阴脉实大者，更遇温热，变为温毒，温毒为病最重也。阳脉濡弱，阴脉弦紧者，更遇温气，变为温疫。

《华佗神方·华佗治伤寒初起神方》：伤寒始得一日，在皮当摩膏，火炙即愈。若不解者，至二日在肤可法针，服解肌散发汗，汗出即愈。若不解者，至三日在肌，复发汗则愈。若不解者，止勿复发汗也。至四日在胸，宜服藜芦丸，微吐则愈。若更困，藜芦丸不能吐者，服小豆瓜蒂散，吐之则愈。视病尚未醒者，复一法针之。五日在腹，六日入胃，入胃则可下也。又伤寒初起时，用柴胡、白芍、茯苓、甘草、桂枝、麻黄各一钱、当归二钱，陈皮五分，水煎服极效。

脏结证第六十七

甲辰，盐商舣舟江次，得伤寒，胸膈痞，连脐下旁不可忍，饮食不进。予诊之曰：此非结胸，乃脏结也，不可救矣。脏结者，寸脉浮，关脉细小沉紧者，尚有白苔。痛引小腹则死。仲景云：痛引小腹，入阴经者死。次日，痛引小腹，午时果死。

注

《伤寒论》第129条：何为脏结？答曰：如结胸状，饮食如故、时时下利，寸脉浮，关脉小细沉紧，名曰脏结。舌上白苔滑者，难治。

《伤寒论》第167条：病胁下素有痞，连在脐旁，痛引少腹，入阴筋者，此名脏结，死。

阳结证第六十八

豫章刘商人，伤寒发热，口苦咽干，腹满能食，大便闭，医作阳明治。召予视，同坐。予问医曰：何以见证属阳明？

医曰：仲景云：阳明中风，口苦咽干，腹满。又云：阳明病若能食，名曰中风；不能食，名曰伤寒。又曰：少阳阳明者，胃中烦，大便难。是审兹三者，全是阳明证也。予曰：阳明之脉长而实，中风者必自汗。今证虽阳明，然脉反见数，而身无汗，果可作阳明治否？医无以应。予曰：以仆观之，所谓阳结也。今计其日已十六日矣，来日当病剧，当与公治之。其家疑而不决，来日病果大作，亟召。

予曰：是阳结证也。仲景云：脉有阴结阳结，何以别之？答曰：其脉浮而数，能食，不大便，此为实，名阳结也，期十七日当剧。其脉沉而迟，不能食，身体重，大便反硬，名曰阴结，期十四日当剧。今病者十七日而剧者，是其候也。乃投以大柴胡，两啜而病除矣。

论曰：仲景云：脉来霭霭如车盖者，名曰阳结。脉来累累如循长竿者，名曰阴结。霭霭如车盖，则是浮是数之状，仲景所谓善取象矣。然则阳结何以十七日当剧？阴结何以十四日当剧？盖十七日，老阳少阳之数。十四日，老阴少阴之数也。老阳之数九，少阳之数七，七九计十六，更进一数，阳之数而其道常饶，又阳数奇故也。老阴之数六，少阴之数八，八六计十四日，不进者，阴主静，而其道常乏，又阴数偶也。如此盈虚消长，不能逃乎时数。

注

《伤寒论》第 103 条：太阳病，过经十余日，反二三下之，后四、五日，柴胡证仍在者，先与小柴胡。呕不止，心下急，郁郁微烦者，为未解也，与大柴胡汤，下之则愈。

《伤寒论》第 179 条：问曰：病有太阳阳明，有正阳阳明，有少阳阳明，何谓也？答曰：太阳阳明者，脾约是也；正阳阳明者，胃家实是也；少阳阳明者，发汗，利小便已，胃中燥、烦、实、大便难是也。

《伤寒论》第 190 条：阳明病，若能食，名中风；不能食，名中寒。

《伤寒论·辨脉法》：问曰：脉有阳结阴结者，何以别之？答曰：其脉浮而数，能食，不大便者，此为实，名曰阳结也，期十七日当剧。其脉沉而迟，不能食，身体重，大便反硬，名曰阴结也。期十四日当剧。

《伤寒论·辨脉法》：脉蔼蔼，如车盖者，名曰阳结也。脉累累，如循长竿者，名曰阴结也。

伤寒协热利证第六十九

庚戌四月，乡妇吴氏病伤寒，头疼身热，下利不止，众医多以附子、理中、金液治之，烦躁而利愈甚。予视之曰：脉迟而沉，若脐下热，则协热利也。投三黄熟艾汤，三服而利止渴除。渐投以解肌汗药，而得汗瘥。

注

《伤寒论》第 163 条：太阳病，外证未除而数下之，遂协热而利，利下不止，心下痞硬，表里不解者，桂枝人参汤主之。

《伤寒论条辨·卷一》：协：互相和同之谓。言误下则致里虚，外热乘里虚而入里，里虚遂协同外热变而为利。利即俗谓泄泻，是也。

胃热呕吐证第七十

丁未岁夏，族妹因伤寒已汗后，呕吐不止，强药不下，医以丁香、硝石、硫黄、藿香等药治之，盖作胃冷治也。予往视之曰：此汗后余热尚留胃脘，若投以热药，如以火济火，安能止也？故以香薷汤、竹茹汤，三服愈。

注

《金匮要略·呕吐哕下利病脉证治》：干呕哕，若手足厥者，橘皮汤主之，哕逆者。橘皮竹茹汤主之。

《太平惠民和剂局方·卷之二·续添诸局经验秘方》：香薷汤宽中和气，调荣卫。治饮食不节，饥饱失时，或冷物过多，或硬物壅驻，或食或惊忧恚怒，或劳役动气，便欲饮食，致令脾胃不和，三脘痞滞；内感风冷，外受寒壮热，遍体疼痛，胸膈满闷，霍乱呕吐，脾疼翻胃；中酒不醒；四时伤寒头痛，得汗即痊。常服益脾温胃，散宿痰停饮，能进食，辟风、寒、暑、湿、雾露之气。白扁豆（炒），茯神，浓朴（去粗皮，锉，姜汁炒）各一两，香薷（去土，二两），甘草（炙）半两，上为细末。每服二钱，沸汤点服，入盐点亦得，不拘时。

《圣济总录·卷二十五·伤寒干呕》：治伤寒胃气虚热，干呕不止。竹茹汤方，淡竹茹半两，人参一两，前胡（去芦头）三分，甘草（半两炙），芦根（一两），葛根（三分），半夏（半两汤洗七遍切焙干），上七味，锉如麻豆，每服五钱匕，水一盏半，入生姜一分拍碎，同煎至八分，去滓温服，不计时候。

霍乱转筋证第七十一

夏，钟离德全，一夕病上吐下泻，身冷，汗出如洗，心烦躁，予以香薷饮与服之。翌日遂定，进理中等调之痊。

论曰：仲景云：病发热头痛，身疼恶寒吐利者，此属何病？答曰：此名霍乱。自吐下又利止而复作，更发热也。此病多由暑热，阴阳不和，清浊相干，饮食过伤，三焦混乱，腹中撮痛，烦渴不止，两足转筋，杀人颇急，不可缓也。

注

《太平惠民和剂局方·卷之二·治伤寒》：香薷散治脏腑冷热不调，饮食不节，或食腥、生冷过度，或起居不节，或路卧湿地取凉，而风冷之气，归于三焦，传于脾胃，脾胃得冷，不能消化水谷，致令真邪相虚弱，因饮食变乱于肠胃之间，便致吐利，心腹疼痛，霍乱气逆。有心痛而先吐者而先利者，有吐利俱发者，有发热头痛，体疼而复吐利虚烦者，或但吐利心腹刺痛筋拘急疼痛，或但呕而无物出，或四肢逆冷而脉欲绝，或烦闷昏塞而欲死者，此药白扁豆（微炒）浓朴（去粗皮，姜汁炙熟各半斤）香薷（去土，一斤），上粗末。每三钱，水一盏，入酒一分，煎七分，去滓，水中沉冷，连吃二服，立有神效，随病不拘时。《活人书》方不用白扁豆，加黄连四两锉碎，以生姜汁同研匀，炒令黄色，曰黄连香薷散。

《伤寒论》第383条：问曰：病发热头痛，身疼，恶寒，吐利者，此属何病？答曰：此名霍乱。霍乱自吐下，又利止，复更发热也。

《伤寒论》第386条：霍乱，头痛，发热，身疼痛，热多欲饮水者，五苓散主之；寒多不用水者，理中丸主之。

两胫逆冷证第七十二

江西茶客吴某，病头疼如裹，两脚自膝以下皆冷，胸间多汗，时时谵语，医作阴证，治以附子辈，意其足冷而厥也。予诊其脉，关尺急，遂断以湿温脉证。其病先日受湿，而又中暍，湿热相搏，故此证成。急以白虎，三投而解。

注

《伤寒论》第219条：三阳合病，腹满身重，难以转侧，口不仁，面垢，谵语，遗尿。发汗，则谵语。下之，则额上生汗，手足逆冷；若自汗出者，白虎汤主之。

《金匮要略·痉湿暍病脉证治》：太阳中暍，发热恶寒，身重而疼痛，其脉弦细扎迟。小便已，洒洒然毛耸，手足逆冷，小有劳，身即热，口开，前板齿燥。若发其汗，则其恶寒甚；加温针，则发热甚；数下之，则淋甚。

《金匮要略·痉湿暍病脉证治》：太阳中热者，暍是也。汗出恶寒，身热而渴，白虎加人参汤主之。

汗后劳复证第七十三

有人伤寒，得汗数日，忽身热自汗，脉弦数，宛然复作，断之曰：劳心所致也。神之所舍，未复其初，而又劳伤其神，营卫失度，当补其子，益其脾，解其劳，庶几便愈。医者在座，难之曰：虚则补其母，今补其子，出在何经也？

予曰：出《千金方》论，子不知虚劳之证乎？《难经》曰：虚则补其母，实则泻其子。此虚则当补其母也。《千金方》曰：心劳甚者，补脾气以益其心，脾旺则感于心矣。此劳则补其子也。盖母，生我者也；子，继我助我者也。方治其虚，则补其生我者，与《锦囊》所谓本骸得气，遗体受荫同义。方治其劳，则补其助我者，与《荀子》未有子富而父贫同义。故二者补法各自有理，医唯唯而退。

注

《难经·第六十九难》：经言，虚者补之，实者泻之，不实不虚，以经取之，何谓也？然：虚者补其母，实者泻其子，当先补之，然后泻之。不实不虚，以经取之者，是正经自生病，不中他邪也，当自取其经，故言以经取之。

汗后疮疡证第七十四

李琛大夫病伤寒发热，面目俱赤，气上冲，腹满，大小便闭，无汗，脉紧而长。予令服大承气汤。他医以小柴胡汤与之，不验，又以大柴胡汤与之，亦不效。又增大柴胡汤大剂，大便通，下燥屎得愈。乃夸曰：果不须大承气。予笑曰：公苟图目前，而不知贻祸于后。病虽瘥，必作疮疡之证。后半月忽体生赤疮，次日背发肿如盘，坚如石，痛不堪忍。渠以为背疽忧甚，急召予。予曰：疮疡之证也，若当日服承气，今无此患矣。治以数日瘥。或者问何以知其疮疡之证？

予曰：仲景云：趺阳脉滑而紧者，胃气实，脾气强，持实击强，痛还自伤，以手把刃，坐作疮疡。盖病势有浅深，药力有轻重，治者必察其病者如何耳。疾势深，则以重剂与之；疾势轻，则以轻剂与之。正如持衡，锱铢不偏也。不然，焉用七方十剂？今病人毒邪如此深，须藉大黄、朴硝，荡涤脏腑经络毒气，利三二行，则邪毒皆去。今医小心谨慎，又不能了了见得根源，但以大柴胡得屎，因谓大便通行，便得安痊，不知遗祸于后必疮疡。当时若听予言，岂有斯患。

注

《伤寒论》第 96 条：伤寒五六日中风，往来寒热，胸胁苦满，嘿嘿不欲饮食，心烦喜呕，或胸中烦而不呕，或渴，或腹中痛，或胁下痞硬，或心下悸，小便不利，或不渴，身有微热，或咳者，小柴胡汤主之。

《伤寒论》第 103 条：太阳病，过经十余日，反二三下之，后四、五日，柴胡证仍在者，先与小柴胡。呕不止，心下急，郁郁微烦者，为未解也，与大柴胡汤，下之则愈。

《伤寒论》第 238 条：阳明病，下之，心中懊侬而烦，胃中有燥屎者，可攻。腹微满，初头硬，后必溏，不可攻之。若有燥屎者，宜大承气汤。

《伤寒论·平脉法》：趺阳脉滑而紧，滑者胃气实，紧者脾气强，持实击强，痛还自伤，以手把刃，坐作疮也。

面垢恶寒证第七十五

一尼病头痛身热，烦渴燥，诊其脉大而虚。问之曰：小便赤，背恶寒，毛竦洒洒然面垢，中暑也。医作热病治，但未敢服药。予投以白虎汤，数日愈。

论曰：仲景云：脉虚身热，得之伤暑。又云：其脉弦迟芤细，何也？《素问》曰：寒伤形，热伤气。盖伤气不伤形，则气消而脉虚弱，所以弦迟芤细，皆虚脉而可知矣。

注

《伤寒论》第 219 条：三阳合病，腹满，身重，难以转侧，口不仁，面垢，谵语，遗尿。发汗，则谵语；下之，则额上生汗，手足逆冷；若自汗出者，白虎汤主之。

《伤寒论·辨痉湿暍脉证》：脉盛身寒，得之伤寒；脉虚身热，得之伤暑。

《素问·阴阳应象大论》：阴胜则阳病，阳胜则阴病。阳胜则热，阴胜则寒。重寒则热，重热则寒。寒伤形，热伤气。气伤痛，形伤肿。故先痛而后肿者，气伤形也；先肿而后痛者，形伤气也。

伤寒下利证第七十六

吕商得伤寒，自利腹满，不烦不渴，呕吐头痛。予诊趺阳脉大而紧，曰：太阴证也。若少阴下利必渴，今不渴，故知太阴证。

仲景云：自利不渴属太阴。调治数日愈。

论曰：或问伤寒何以诊趺阳？

予曰：仲景称趺阳脉大而紧者，当即下利。《脉经》云：下利脉大为未止，脉微细者，今自愈。仲景论趺阳脉九十一处，皆因脾胃而设也。且如称趺阳脉滑而紧，则曰滑乃胃实，紧乃脾弱。趺阳脉浮而涩，则曰浮为吐逆，水谷不化，涩则食不得入。趺阳脉紧而浮，浮则腹满，紧则绞痛。趺阳脉不出，则曰脾虚，上下身冷肤硬。则皆脾胃之设可知矣。大抵外证腹满自利，呕恶吐逆之类，审是病在脾胃，而又参决以趺阳之脉，则无失矣。其脉见于足趺之阳，故曰趺阳。仲景讥世人握手而不及足。

注

《伤寒论》第 277 条：自利、不渴者，属太阴，以其脏有寒故也，当温之。宜服四逆辈。

《伤寒论·平脉法》：趺阳脉滑而紧，滑者胃气实，紧者脾气强，持实击强，痛还自伤，以手把刃，坐作疮也。

《伤寒论·平脉法》：趺阳脉浮而涩，浮则吐逆，水谷不化，涩则食不得入，名曰关格。

《伤寒论·平脉法》：趺阳脉紧而浮，浮为气，紧为寒。浮为腹满，紧为绞痛。浮紧相搏，肠鸣而转，转即气动，膈气乃下。少阴脉不出，其阴肿大而虚也。

《伤寒论·平脉法》：趺阳脉不出，脾不上下，身冷肤硬。

伤寒闭目证第七十七

李思顺得伤寒，恶寒发热，口中气热，如火不绝七八日矣，而目闭不肯开。予诊其脉，阴阳俱紧，是必汗之而复下之故也，此坏证矣。病家曰：一医于三日前汗之不愈，一医复下之而目闭矣。遂投以小柴胡汤，五啜而愈。

论曰：或问何以知其汗下而目闭？

予曰：仲景称伤寒发热，口中气勃勃然，头痛目黄，若下之则目闭。又云：伤寒脉阴阳俱紧，恶寒发热，目赤脉多，睛不慧，医复汗之，咽中伤；若复下，则两目闭。此坏证，须小柴胡汤调之愈。

注

《伤寒论》第 96 条：伤寒五六日中风，往来寒热，胸胁苦满、嘿嘿不欲饮食，心烦喜呕，或胸中烦而不呕，或渴，或腹中痛，或胁下痞硬，或心下悸，小便不利，或不渴，身有微热，或咳者，小柴胡汤主之。

《伤寒论·辨不可下病脉证并治》：伤寒脉阴阳俱紧，恶寒发热，则脉欲厥。厥者，脉初来大，渐渐小，更来渐大，是其候也。如此者恶寒，甚者翕翕汗出，喉中痛，若热多者，目赤脉多，睛不慧。医复发之，咽中则伤；若复下之，则两目闭，寒多便清谷，热多便脓血；若熏之，则身发黄；若熨之，则咽燥。若小便利者，可救之；若小便难者，为危殆。

《伤寒论·辨不可下病脉证并治》：伤寒发热，口中勃勃气出，头痛，目黄，衄不可制，贪水者必呕，恶水者厥。若下之，咽中生疮，假令手足温者，必下重便脓血。头痛目黄者，若下之，则目闭。贪水者，若下之，其脉必厥，其声嘤，咽喉塞；若发汗，则寒栗，阴阳俱虚。恶水者，若下之，则里冷不嗜食，大便完谷出；若发汗，则口中伤，舌上白胎，烦躁，脉数实，不大便，六七日，后必便血；若发汗，则小便自利也。

伤寒表实证第七十八

羽流病伤寒，身热头痛。予诊之曰：邪在表，此表实证也，当汗之。以麻黄辈，数日愈。论曰：或问伤寒因虚，故邪得以入之。今邪在表，何以为表实也？予曰：古人称邪之所凑，其气必虚，留而不去，为病则实。盖邪之入也，始因虚，及邪居中反为实矣。大抵调治伤寒，先要明表里虚实，能明此四字，则仲景三百九十七法，可坐而定也。何以明之？有表实，有表虚，有里实，有里虚，有表里俱实，有表里俱虚，予于表里虚实百证歌中，尝论之矣。仲景麻黄汤类，为表实而设也。桂枝汤类，为表虚而设也。里实，承气之类；里虚，四逆、理中之类。表里俱实，所谓阳盛阴虚，下之则愈也。表里俱虚，所谓阴盛阳虚，汗之则愈也。

注

《伤寒论》第12条：太阳中风，阳浮而阴弱。阳浮者，热自发；阴弱者，汗自出。啬啬恶寒，淅淅恶风，翕翕发热，鼻鸣干呕者，桂枝汤主之。

《伤寒论》第35条：太阳病，头痛，发热，身疼，腰痛，骨节疼痛，恶风，无汗而喘者，麻黄汤主之。

《伤寒论》第213条：阳明病，其人多汗，以津液外出，胃中燥，大便必硬，硬则谵语，小承气汤主之。若一服谵语止者，更莫复服。

《伤寒论》第220条：二阳并病，太阳证罢，但发潮热，手足汗出、大便难而谵语者，下之则愈，宜大承气汤。

《伤寒论》第248条：太阳病三日，发汗不解，蒸蒸发热者，属胃也，调胃承气汤主之。

《伤寒论》第323条：少阴病，脉沉者，急温之，宜四逆汤。

《素问·热论》：伤寒有汗出而愈，下之而死者；有汗出而死，下之而愈者，何也？然：阳虚阴盛，汗出而愈，下之即死；阳盛阴虚，汗出而死，下之而愈。

手足逆冷证第七十九

酒家朱三者，得伤寒六七日，自颈以下无汗，手足厥冷，心下满大便秘结。或者见其逆冷，又汗出满闷，以为阴证。予诊其脉沉而紧，曰：此证诚可疑，然大便结者为虚结也，安得为阴？脉虽沉紧，为少阴证。然少阴证多自利，未有秘结。予谓此半在表，半在里也，投以小柴胡汤，大便得通而愈。

论曰：伤寒恶寒，手足冷，心下满，口不欲食，大便硬，脉细者，此为阳微结，必有表，复有里也。脉沉亦在里也。汗出为阳微。假令纯阴结，不得复有外证，悉入在里，此为半在表半在里也。脉虽沉紧，不得为少阴病。所以然者，阴不得有汗，今头汗出，故知非少阴也，可与小柴胡汤。设不了了者，得屎而解也。

难者曰：仲景云：病人脉阴阳俱紧，反汗出者，亡阳也，此属少阴。今云阴不得有汗，何也？今头汗出，故知非少阴也。何以头汗出则知非少阴？

予曰：此说正是议论处。谓四肢冷，脉沉紧，腹满，全是少阴。然大便硬，头汗出，不得谓少阴。盖头者三阳所聚，三阳自胸中而还，有头汗出，自是阴虚，故曰汗出为阳微，是阴不得有头汗也。若少阴有头汗，则九死一生。故仲景平脉法云：心者火也，名少阴。其病，头无汗者可治，有汗者死。心为手少阴，肾为足少阴，然相与为病，以意逆志，是谓得之。

注

《伤寒论》第96条：伤寒五六日中风，往来寒热，胸胁苦满，嘿嘿不欲饮食，心烦喜呕，或胸中烦而不呕，或渴，或腹中痛，或胁下痞硬，或心下悸，小便不利，或不渴，身有微热，或咳者，小柴胡汤主之。

《伤寒论》第148条：伤寒五六日，头汗出，微恶寒，手足冷，心下满，口不欲食，大便硬，脉细者，此为阳微结，必有表，复有里也。脉沉亦在里也。汗出，为阳微；假令纯阴结，不得复有外证，悉入在里，此为半在里半在外也。脉虽沉紧，不得为少阴病。所以然者，阴不得有汗，今头汗出，故知非少阴也，可与小柴胡汤；设不了了者，得屎而解。

《伤寒论》第283条：病人脉阴阳俱紧，反汗出者，亡阳也。此属少阴，法当咽痛而复吐利。

《伤寒论·平脉法》：南方心脉，其形何似？师曰：心者，火也，名少阴，其脉洪大而长，是心脉也。心病自得洪大者，愈也。假令脉来微去大，故名反，病在里也。脉来头小本大，故名覆，病在表也。上微头小者，则汗出。下微本大者，则为关格不通，不得尿。头无汗者，可治，有汗者死。

寒热类伤寒证第八十

一尼病恶风体倦，乍寒乍热，面赤心烦，时或有汗，他医以伤寒温疟治之。见其寒热往来，时方疫气大作也，大小柴胡杂进，数日愈甚，转剧。予诊之曰：两手不受邪，厥阴脉弦长而上鱼际，此非伤寒，乃阴动不得阳也。此正与仓公治一绣女病同，投以抑阴等药，数日愈。

论曰：昔褚澄云治师尼寡妇，别制方，盖有为也。师尼寡妇，独居怨旷，独阴而无阳，欲心屡萌而不适其欲，是以阴阳交争，乍寒乍热，虚汗倦怠，全类温疟，久久成痨瘵矣。

尝记《史书·仓公传》载济北王侍者绣女，病腰背寒热，众医皆为寒热也。仓公曰：病得之欲男子而不可得也。何以知之？诊其脉，肝部弦出寸口，是以知也。男子以精为主，女子以血为主，男子精溢则思室，女子血盛则怀胎。肝摄血者也，今肝脉弦长上寸口及鱼际，则血盛欲男子之候也。然则治师尼寡妇，尤不可与寻常妇人一概论也。

注

《伤寒论》第 96 条：伤寒五六日中风，往来寒热，胸胁苦满，嘿嘿不欲饮食，心烦喜呕，或胸中烦而不呕，或渴，或腹中痛，或胁下痞硬，或心下悸，小便不利，或不渴，身有微热，或咳者，小柴胡汤主之。

《伤寒论》第 103 条：太阳病，过经十余日，反二、三下之，后四、五日，柴胡证仍在者，先与小柴胡。呕不止，心下急，郁郁微烦者，为未解也，与大柴胡汤，下之则愈。

失汗衄血证第八十一

里人秦氏子得伤寒，发热身疼，骨节疼痛，恶风无汗。或者劝其不须服药，待其自安，如是半月矣而病不除，不得已召医治之。医至问日数，又不审其脉与外证，但云已过期矣，不可汗下矣，且与调气药以正气。复延予，予诊其脉，浮涩而紧大，此麻黄证无疑者。但恐当汗不汗，化为衄血，必有是证。言未已，衄血作。予急以麻黄汤与之，继之以犀角地黄汤，血止汗解愈。

论曰：仲景云：凡作汤药，不可避晨夜，觉病须臾，即宜便治，不等早晚，则易愈。或稍迟，病即传变，虽欲除，必难为力。今医不究根源，执以死法，必汗之于四日之前，下之于四日之后，殊不知此惑也。又云：病不服药，犹得中医，此为无医而设也。若大小便不通，必待其自瘥乎？盖前后不得溲，必下部腹胀，数日死矣。又况结胸、蓄血、发狂、发斑之类，未有勿药而愈者。知者知变，愚者执迷，以取祸也。须是随病浅深，在表在里，或阴或阳，早为治疗，如救火及溺然，庶易瘥。《素问》云：邪风之至，疾如风雨。故善治者治皮毛，其次治肌肤，其次治筋脉，其次治六腑，其次治五脏。治五脏者，半死半生也。扁鹊望齐侯而逃，其斯之谓欤！

注

《伤寒论》第 35 条：太阳病，头痛，发热，身疼，腰痛，骨节疼痛，恶风，无汗而喘者，麻黄汤主之。

《伤寒论·伤寒例》：凡作汤药，不可避晨夜，觉病须臾，即宜便治，不等早晚，则易愈矣。如或差迟，病即传变，虽欲除治，必难为力。服药不如方法，纵意违师，不须治之。

《素问·阴阳应象大论》：故邪风之至，疾如风雨。故善治者治皮毛，其次治肌肤，其次治筋脉，其次治六腑，其次治五脏。治五脏者，半死半生也。故天之邪气，感则害人五脏；水谷之寒热，感则害于六腑；地之湿气，感则害皮肉筋脉。

脾约证第八十二

一豪子郭氏，得伤寒数日，身热头痛，恶风，大便不通，脐腹膨胀，易数医。一医欲用大承气，一医欲用大柴胡，一医欲用蜜导，病家相知，凡三五人，各主其说，纷然不定。最后请予至，问小便如何？病家云：小便频数。乃诊六脉，下及跌阳，脉浮且涩，予曰：脾约证也，此属太阳阳明。

仲景云：太阳阳明者，脾约也。仲景又曰：跌阳脉浮而涩，浮则胃气强，涩则小便数，浮涩相搏，大便则硬。其脾为约者，大承气、大柴胡恐不当，仲景法中麻仁丸不可易也。主病亲戚尚尔纷纷。予曰：若不相信，恐别生他证，请辞，无庸召我。坐有一人，乃弟也，逡巡曰：诸君不须纷争，既有仲景证法相当，不同此说何据？某虽愚昧，请终其说，诸医若何，各请叙述。众医默默，纷争始定。予以麻仁丸百粒，分三服，食顷间尽，是夕大便通，中汗而解。

论曰：浮者风也；涩者津液少也。小便频数，津液枯竭，又烁之以风，是以大便坚硬。乃以大黄朴硝汤剂荡涤肠胃，虽未死，恐别生他证。

尝读《千金方》论脚气云：世间人病，有亲戚故旧，远近问病，其人曾不经一事，未读一方，骋骋诈作明能，诡论或言是虚，或言是实，或以为风，或以为虫，或道是水，或道是痰，纷纷谬说，种种不同，破坏病人心意，莫知孰是，迁延未定，时不待人，忽然致祸，各自走散。凡为医者，要识病浅深，探赜方书，博览古今，是事明辨。不尔，大误人事。识者宜知，以为医戒。

注

《伤寒论》第 179 条：问曰：病有太阳阳明，有正阳阳明，有少阳阳明，何谓也？答曰：太阳阳明者，脾约是也；正阳阳明者，胃家实是也；少阳阳明者，发汗，利小便已，胃中燥，烦，实，大便难是也。

《伤寒论》第 247 条：跌阳脉浮而涩，浮则胃气强，涩则小便数；浮涩相搏，大便则硬，其脾为约，麻子仁丸主之。

格阳关阴证第八十三

张养愚患伤寒八九日以上，吐逆，食不得入，小便痊闷不通，医作胃热而吐，传入膀胱，则小便不通也。予诊其脉，见寸上二溢，而尺覆关中，伏而不见。乃断之曰：格阳关阴证也。阳溢于上不得下行，阴覆于下不得上达，中有关格之病，是以屡汗而不得汗也。予投以透膈散，三啜而吐止，小便利而解。

论曰：或问何谓格阳关阴？答曰：《难经》云：关以前动者阳之动也，脉当见九分而浮。过者，法曰太过，减者，法曰不及。遂入尺为覆，为内关外格，此阳乘之脉也。又曰：阴气太盛，阳气不得营，故曰关。阳气太盛，阴气不得营，故曰格。阴阳俱盛，不能相营也，故曰关格。关格者，不得尽期而死矣。《素问》曰：人迎四盛以上为格阳，寸口四盛以上为关阴，人迎与寸口俱盛，四倍以上为关格。仲景云：在尺为关，在寸为格，关则小便不利，格则吐逆。又趺阳脉伏而涩，伏则吐逆，水谷不化，涩则食不得入，名曰关格。由是言之，关脉沉伏而涩，尺寸有覆溢者，关格病也。何以言之，天气下降，地气上升，在卦为泰。泰者通也。天气不降，地气不升，在卦为否，否者闭也。今阳不降，上鱼际为溢，故其病吐逆，名为外格。阴不得上浮，入尺为覆，故其病小便不通，为内关。此关格之异也。

注

《伤寒论·平脉法》：寸口脉浮而大，浮为虚，大为实。在尺为关，在寸为格。关则不得小便，格则吐逆。趺阳脉浮而涩，浮则吐逆，水谷不化，涩则食不得入，名曰关格。

《素问·六节藏象论》：故人迎一盛病在少阳，二盛病在太阳，三盛病在阳明，四盛已上为格阳。寸口一盛病在厥阴，二盛病在少阴，三盛病在太阴，四盛已上为关阴。人迎与寸口俱盛，四倍已上为关格。关格之脉赢，不能极于天地之精气，则死矣。

《难经·第三难》：脉有太过，有不及，有阴阳相乘，有覆有溢，有关有格，何谓也？然：关之前者，阳之动也，脉当见九分而浮。过者，法曰太过；减者，法曰不及。遂上鱼为溢，为外关内格，此阴乘之脉也。关之后者，阴之动也，脉当见一寸而沉。过者，法曰太过；减者，法曰不及。遂入尺为覆，为内关外格，此阳乘之脉也。故曰覆溢，是其真脏之脉，人不病而死也。

太阳阳明合病证第八十四

有豪子病伤寒，脉浮而长，喘而胸满，身热头疼，腰脊强，鼻干不得眠。予曰：太阳阳明合病证。仲景法中有三证：下利者葛根汤；不下利呕逆者加半夏；喘而胸满者麻黄汤也。治以麻黄汤，得汗而解。

论曰：或问传入之次第，自太阳，阳明，少阳，太阴，少阴，厥阴，何哉？说者谓：阳主生，故足太阳水，传足阳明土，土传足少阳木为微邪。阴主杀，故太阴土传少阴水，水传足厥阴木为贼邪。少阴水传厥阴木，安得为贼也？故予以为不然。《素问·阴阳离合论》云：太阳根起于至阴，结于命门，名曰阴中之阳。阳明根起于厉兑，名曰阴中之阳，少阳根起于窍阴，名曰阴中之少阳。太阴根起于隐白，名曰阴中之阴。少阴根起于涌泉，名曰阴中之少阴。厥阴根起于大敦，名曰阴之绝阴。大抵伤寒，始因中之气得之于阴，是以止传足经者，是阴中之阳，阳中之阴，亦自然之次第也。故此篇因黄帝问三阴三阳之离合，岐伯自圣人南面而立，前曰广明而推之。且以太阳为开，阳明为阖，少阳为枢；太阴为开，厥阴为阖，少阴为枢，六经不得相失，则其序有授矣。不特此也，以六气在天而考之，厥阴为初之气，少阴为二之气，太阴为三之气，少阳为四之气，阳明为五之气，太阳为六之气，此顺也。逆而言之，则太阳而后阳明，阳明而后少阳，少阳而后太阴，太阴而后少阴，少阴而后厥阴。伤寒为病，在气则逆而非顺，自太阳而终厥阴也。

注

《伤寒论》第32条：太阳与阳明合病者，必自下利，葛根汤主之。

《伤寒论》第33条：太阳与阳明合病，不下利，但呕者，葛根加半夏汤主之。

《伤寒论》第36条：太阳与阳明合病，喘而胸满者，不可下，宜麻黄汤。

《素问·阴阳离合论》：帝曰：愿闻三阴三阳之离合也。岐伯曰：圣人南面而立，前曰广明，后曰太冲，太冲之地，名曰少阴，少阴之上，名曰太阳，太阳根起于至阴，结于命门，名曰阴中之阳。中身而上，名曰广明，广明之下，名曰太阴，太阴之前，名曰阳明，阳明根起于厉兑，名曰阴之阳。厥阴之表，名曰少阳，少阳根起于窍阴，名曰阴中之少阳。是故三阳之离合也，太阳为开，阳明为阖，少阳为枢。三经者，不得相失也，搏而勿浮，命曰一阳。帝曰：愿闻三阴。岐伯曰：外者为阳，内者为阴，然则中为阴，其冲在下，名曰太阴，太阴根起于隐白，名曰阴中之阴。太阴之后，名曰少阴，少阴根起于涌泉，名曰阴中之少阴。少阴之前，名曰厥阴，厥阴根起于大敦，名曰阴之绝阴。是故三阴之离合也，太阴为开，厥阴为阖，少阴为枢。三经者不得相失也，搏而勿沉，名曰一阴。阴阳雩重，积传为一周，气里形表而为相成也。

懊恼怫郁证第八十五

士人陈彦夫病伤寒八九日，身热无汗，喜饮，时时谵语。因下利后，大便不通三日，非烦非躁，非寒非痛，终夜不得眠，但心没晓会处，或时发一声，如叹息之状。医者不晓是何证，但以宁心宽膈等药，不效。召予诊视，两手关脉长，按之有力，乃曰：懊恼怫郁证也。此胃中有燥屎，宜与承气汤。服之，下燥屎二十枚，次复下溏粪，得利而解。

论曰：仲景云：阳明病下之，心中懊恼而微烦，胃中有燥屎，可攻，宜承气汤。又云：病者小便不利，大便乍难乍易，时有微热，怫郁不得眠者，有燥屎也，承气汤主之。盖屎在胃则胃不和。《素问》曰：胃不和则卧不安。此所以夜不得眠也。仲景云：胃中燥，大便坚者，必谵语，此所以时时谵言也。非烦非躁，非寒非痛，所谓心中懊恼也。声口叹息而时发一声，所谓土气怫郁也。燥屎得除，大便通利，阴阳交和，是以其病得除。

注

《伤寒论》第 212 条：伤寒若吐、若下后不解，不大便五六日，上至十余日，日晡所发潮热，不恶寒，独语如见鬼状；若剧者，发则不识人，循衣摸床，惕而不安，微喘直视，脉弦者生，涩者死。微者，但发热谵语者，大承气汤主之。若一服利，则止后服。

《伤寒论》第 213 条：阳明病，其人多汗，以津液外出，胃中燥，大便必硬，硬则谵语，小承气汤主之。若一服谵语止者，更莫复服。

《伤寒论》第 238 条：阳明病，下之，心中懊而烦，胃中有燥屎者，可攻。腹微满，初头硬，后必溏，不可攻之。若有燥屎者，宜大承气汤。

《素问·逆调论》：岐伯曰：不得卧而息有音者，是阳明之逆也，足三阳者下行，今逆而上行，故息有音也。阳明者胃脉也，胃者六腑之海，其气亦下行，阳明逆，不得从其道，故不得卧也。下经曰："胃不和则卧不安"。此之谓也。

两手撮空证第八十六

市人张某，年可四十，病伤寒，大便不利，日晡发热，手循衣缝，两手撮空，目直视急，更三医矣。皆曰伤寒最恶证也，不可治。后召予，予不得已往诊之。曰：此诚恶候，染此者十中九死。仲景虽有证而无治法，但云脉弦者生，涩者死。况经吐下，难于用药，谩以药与，若大便得通而脉强者，庶可料理也。遂用小承气汤与之，一投而大便通利，诸疾渐退，脉且微弦，半月得瘥。

论曰：或问下之而脉得弦者生，何也？答曰：《金匮玉函经》云：循衣摸床妄撮，怵惕不安，微喘直视，脉弦者生，涩者死。微者但发热谵语，承气汤与之。余尝观钱仲阳《小儿诀法》：手循衣领及乱捻物者，肝热也。此证《玉函》列在阳明部。阳明胃也，肝有邪热，淫于胃经，故以承气汤泻肝而得强，脉则平而和，胃且坚不受，此百生之理也。予尝谓：仲景云：不通诸医书以发明隐奥，而专一经者，未见其能也。须以古今方书，发明仲景余意。

注

《伤寒论》第 212 条：伤寒若吐、若下后不解，不大便五六日，上至十余日，日晡所发潮热，不恶寒，独语如见鬼状，若剧者，发则不识人，循衣摸床，惕而不安，微喘直视，脉弦者生，涩者死。微者，但发热谵语者，大承气汤主之。若一服利，则止后服。

《伤寒论》第 213 条：阳明病，其人多汗，以津液外出，胃中燥，大便必硬，硬则谵语，小承气汤主之。若一服谵语止者，更莫复服。

《小儿药证直诀·脉证治法》：肝热手寻衣领，及乱捻物，泻青丸主之。壮热饮水，喘闷，泻白散主之。

下利服承气汤证第八十七

客有病伤寒下利身热，神昏多困，谵语不得眠。或者见其下利，以谵语为郑声，皆阴虚证也。予诊其脉曰：此承气汤证也。众皆愕然曰：下利服承气，仲景法乎？答曰：仲景云：下利而谵语者，有燥屎也，属小承气。乃投以小承气汤，得利止而下燥屎十二枚，俄得汗解。

论曰：《内经》云：微者逆之，甚者从之，逆者正治，从者反治，从少从多，观其事也。帝曰：何谓反治？岐伯曰：寒因寒用，通因通用。王冰以为大热内结，注泻不止，热宜寒疗，结伏须除，以寒下之，结散利止，此寒因寒用也。小承气止利，正合此理。

注

《伤寒论》第213条：阳明病，其人多汗，以津液外出，胃中燥，大便必硬，硬则谵语，小承气汤主之。若一服谵语止者，更莫复服。

《素问·至真要大论》：帝曰：何谓逆从？岐伯曰：逆者正治，从者反治，从少从多，观其事也。帝曰：反治何谓？岐伯曰：热因寒用，寒因热用，塞因塞用，通因通用，必伏其所主，而先其所因。其始则同，其终则异，可使破积，可使溃坚，可使气和，可使必已。

湿温证第八十八

丙午岁，商人张皓，季夏得疾。胸项多汗，四肢时冷，头痛谵语。予诊其脉，关前濡，关后数，断曰：当作湿温治。盖先受暑，后受湿，暑湿相搏，是谓湿温。投以白虎加参，次以白虎苍术，头痛渐退，足渐温，汗渐止，数日愈。此病名贼邪，误服药则死。

论曰：或者难云：何谓贼邪？予曰：《难经》论五邪，有实邪，虚邪，正邪，微邪，贼邪。从后来者为虚邪，从前来者为实邪，从所不胜者来者为贼邪，从所胜者来者为微邪，自病者为正邪。又曰：假令心病，中暑者为正邪，中湿得之为贼邪。今心先受邪，而湿胜之，水克火，从所不胜，斯为贼邪，五邪之最逆者也。《难经》有云：湿温之脉，阳濡而弱，阴小而急，濡弱见于阳部，湿气搏暑也。小急见于阴部，暑气湿蒸也。故《经》曰：暑湿相搏，名曰湿温，是为贼邪也。

注

《伤寒论》第168条：伤寒若吐若下后，七八日不解，热结在里，表里俱热，时时恶风，大渴，舌上干燥而烦，欲饮水数升者，白虎加人参汤主之。

《难经·第五十难》：病有虚邪，有实邪，有贼邪，有微邪，有正邪，何以别之？然：从后来者为虚邪，从前来者为实邪，从所不胜来者为贼邪，从所胜来者为微邪，自病者为正邪。何以言之？假令心病，中风得之为虚邪，伤暑得之为正邪，饮食劳倦得之为实邪，伤寒得之为微邪，中湿得之为贼邪。

《难经·第五十八难》：伤寒有几？其脉有变不？然：伤寒有五，有中风，有伤寒，有湿温，有热病，有温病，其所苦各不同。中风之脉，阳浮而滑，阴濡而弱；湿温之脉，阳濡而弱，阴小而急；伤寒之脉，阴阳俱盛而紧涩；热病之脉，阴阳俱浮，浮之而滑，沉之散涩；温病之脉，行在诸经，不知何经之动也，各随其经所在而取之。

血结胸证第八十九

丁未岁，一妇患伤寒，寒热，夜则谵语，目中见鬼，狂躁不宁。其夫访予询其治法。予曰：若经水适来适断，恐是热入血室也。越日亟告曰：已作结胸之状矣。予为诊之曰：若相委信，急行小柴胡汤等必愈。前医不识，涵养至此，遂成结胸证，药不可及也。无已，则有一法，刺期门穴，或庶几愈，如教而得愈。

论曰：或问热入血室，何为而成结胸？予曰：邪入经络，与正气相搏，上下流行，或遇经水适来适断，邪气乘虚而入血室。血与邪迫，上入肝经，肝既受邪，则谵语如见鬼。肝病则见鬼，目昏则见鬼。复入膻中，则血结于胸也。何以言之？盖妇人平居经水常养于目，血常养肝也。方未孕，则下行之以为月水；既妊娠，则中蓄之以养胎；及已产，则上壅，得金化之以为乳。今邪逐之并归肝经，聚于膻中，壅于乳下，非刺期门以泻不可也。期门者，肝之膜原。使其未聚于乳，则小柴胡尚可行之。既聚于乳，小柴胡不可用也。譬如凶盗行于间里，为巡逻所迫，寡妇、处女，适启其门，突入其室，妇女为盗所迫，直入隐奥以避之。盗蹑其踪，必不肯出，乃启孔道以行诱焉，庶几其可去也。血结于胸，而刺期门，何以异此。

注

《伤寒论》第 143 条：妇人中风，发热恶寒，经水适来，得之七八日，热除而脉迟，身凉，胸胁下满，如结胸状，谵语者，此为热入血室也，当刺期门，随其实而取之。

《伤寒论》第 144 条：妇人中风，七八日续得寒热，发作有时，经水适断者，此为热入血室，其血必结，故使如疟状，发作有时，小柴胡汤主之。

《伤寒论》第 145 条：妇人伤寒，发热，经水适来，昼日明了，暮则谵语，如见鬼状者，此为热入血室。无犯胃气，及上二焦，必自愈。

《伤寒论》第 216 条：阳明病，下血，谵语者，此为热入血室，但头汗出者，刺期门，随其实而泻之，然汗出则愈。

六阳俱绝证第九十

一达官乘舟急归，四月风雨，饮食不时，得疾如伤寒状，头重自汗，身体悉疼。医作中风湿证治，投以术附、姜附等汤，汗不止。单服附子及灸脐下，亦不止。予往视之，曰：六阳俱绝，不可治也。其汗必如珠，验之果然，半时卒。

论曰：《难经》云：六阳气俱绝者，阴与阳相离，阴阳相离则腠理开，绝汗乃出。汗出如珠，转而不流，夕占旦死，旦占夕死，此之谓也。盖病者之汗，有阳盛阴虚，阴盛阳虚。阳盛者如骨蒸热病之汗，则流溢如润。阳绝者如此证，则凝聚而止。假如甑檞之蒸物，出汗而散者，阳盛之类也。假如置冰于金银瓦器中，汗出而凝聚不流，阳绝之证也。

注

《难经·第二十四难》：六阳气俱绝者，则阴与阳相离。阴阳相离，则腠理泄，绝汗乃出，大如贯珠，转出不流，即气先死。旦占夕死，夕占旦死。

（陈富丽）

《普济本事方》[1]

1 点校中书名的简称指代：

a. 原本（底本）：《普济本事方》，1959 年上海科技出版社。

b. 叶本：清嘉庆十九年申戌姑苏扫叶山房刻本。

c. 四库本：文渊阁《四库全书》本。

d. 王本：清乾隆四十二年丁酉云间王陈梁校刻本。

e. 许本：许叔微著《中医经典文库·普济本事方》，2007 年中国中医药出版社。

f. 叶天士本：《叶天士评点许叔微·类证普济本事方释义》，2012 年中国中医药出版社。与前"叶本"不同。

g. 宋本、周本：为叶天士本内所提及。

普济本事方序

　　医之道大矣。可以养生，可以全身，可以尽年，可以利天下与来世，是非浅识者所能为也。苟精此道者，通神明，夺造化，擅回生起死之功。则精神之运，必有默相于冥冥之中者，岂可谓之艺与技术为等耶。窃疑上古之时，如岐伯辅黄帝，伊尹相商王，皆有方书，以瘳民瘼。迨[2]及后世，周有和、缓[3]，秦有扁鹊，汉有仓公，魏有华佗，宋有徐文伯[4]，唐有孙思邈，又皆神奇出人意表，背望踵蹑，代[5]不乏人，自兹以往，其妙不传。间有能者，仅可一二数。何古人精巧如是，而今人之不逮也？予尝思之。古人以此救人，故天畀[6]其道，使普惠含灵。后人以此射利，故天啬其术，而不轻畀予，无足疑者。予年十一，连遭家祸，父以时疫，母以气中，百日之间，并失怙恃[7]。痛念里无良医，束手待尽，及长成人，刻意方书，誓欲以救物为心。杳冥之中，似有所警，年运而往。今逼桑榆[8]，漫集已试之方，及所得新意，录以传远，题为普济本事方。孟棨[9]有本事诗，杨元素有本事曲，皆有当时事实，庶几观者见其曲折也。予既以救物为心，予而不求其报，则是方也，乌得不与众共之？

2迨：叶天士作"逮"。
3和、缓：医和、医缓，春秋时秦之名医。
4徐文伯：南北朝医家，著有《疗妇人瘕》、《药方》等书。
5代：叶天士校：原作"民"，诸本同，据《普济本事方》改。
6畀：音 bì，给予。
7怙恃：父母之代称。怙，音 hù。
8桑榆：喻垂老之年。
9棨：音 qǐ。

卷 第 一

中风肝胆筋骨诸风

真珠圆

治肝经因虚，内受风邪，卧则魂散而不守，状若惊悸。真珠母大于常珠，形状不一。

真珠母未钻真珠母三分，研如粉，同碾　当归洗去芦，薄切，焙干后秤　熟干地黄酒洒，九蒸九曝，焙干，各一两半　人参去芦　酸枣仁微炒，去皮，研　柏子仁各一两，研　犀角镑[10]为细末　茯神去木　沉香　龙齿各半钱[11]

上为细末，炼蜜为圆，如梧子大，辰砂为衣。每服四五十圆，金银薄荷汤下，日午夜卧服。

独活汤

独活黄色如鬼眼者，去芦，洗，焙，秤　羌活去芦　防风去钗股[12]　人参去芦　前胡去苗，净洗　细辛华阴者去叶　五味子拣　沙参　白茯苓去皮　半夏曲　酸枣仁微炒，去皮，研　甘草各一两，炙

上为粗末，每服四大钱[13]，水一盏半，生姜三片，乌梅半个，同煎至八分去滓，不拘时候。

绍兴癸丑，予待次四明[14]，有董生者，患神[15]气不宁，每卧则魂飞扬，觉身在床而神魂离体，惊悸多魇，通夕无寐，更数医而不效，予为诊视。询之曰："医作何病治？"董曰："众皆以为心病。"予曰："以脉言之，肝经受邪，非心病也。肝经因虚，邪气袭之，肝藏魂者也，游魂为变。平人肝不受邪，故卧则魂归于肝，神静而得寐。今肝有邪，魂不得归，是以卧则魂扬若离体也。肝主怒，故小怒则剧。"董欣然曰："前此未之闻，虽未服药，已觉沉疴去体矣，愿求药法。"予曰：

---

[10] 镑：音 bàng，削。
[11] 钱：许本校：原本作"两"，据四库本、王本、叶本改。
[12] 钗股：常用以形容花叶的枝杈。
[13] 大钱：宋衡制分大称小称，大钱为大称的单位之一。十大钱为一大两。
[14] 四明：浙江旧宁波府之别称。
[15] 神：叶天士校：原作"作"，诸本同，据《普济本事方》改。

"公且持此说与众医议所治之方，而徐质之。"阅旬日复至，云："医遍议古今方书，无与病相对者。"故予处此二方以赠，服一月而病悉除。此方大抵以真珠母为君，龙齿佐之，真珠母入肝经为第一，龙齿与肝相类故也。龙齿虎睛，今人例作镇心药，殊不知龙齿安魂，虎睛定魄，各言类也。东方苍龙木也，属肝而藏魂；西方白虎金也，属肺而藏魄。龙能变化，故魂游而不定；虎能专静，故魄止而有守。予谓治魄不宁者，宜以虎睛；治魂飞扬者，宜以龙齿。万物有成理而不识[16]，亦在夫人达之而已。

星附散

治中风虽能言，口不㖞斜，而手足軃[17]曳，脉虚浮而数，风中腑也。盖风中脉[18]则口眼㖞斜，风中腑则肢体废，风中脏则性命危。凡风中腑宜汗而解，星附散。

天南星大者 半夏二味薄切，姜汁浸透 黑附子炮裂，去皮脐 白附子炮微黄 川乌灰火炮裂，去皮尖用 白僵蚕去丝嘴，炒 没药别研入药 人参去芦 白茯苓去皮，以上各等分

上为粗末，每服二钱，水酒各一盏，同煎至八分去滓，热服，二三服汗出瘥。顷[19]在桐庐，有人患此症，三投此药得汗，手足能举。

二生散

治体虚有风，外受寒湿，身如在空中。

生附子去皮脐 生天南星各等分

上二味，㕮咀[20]。每服四大钱，水一盏半，生姜十片，漫火煎至八分去滓服。戊午年予在新安有此疾，张医博子[21]发授此方，三服愈。煎不熟有大毒，令人发肿增病。

救急稀涎散

治中风忽然昏若醉，形体昏闷，四肢不收，风涎潮于上，膈气闭不通，宜用救急稀涎散。

猪牙皂角四挺，肥实不蠹者，去黑皮 晋矾光明者一两

上细末研匀，轻者半钱，重者三字匕，温水调灌下。不大呕吐，但微微冷涎出一二升便得醒，次缓而调治，不可便大服[22]，亦恐过伤人。孙兆方

---

[16] 识：许本校：原本作"失"，据四库本改。
[17] 軃：音 duǒ，指肢体下垂。
[18] 脉：叶天士作"血脉"。
[19] 顷：往时。
[20] 㕮咀：炮制方法之一。古人在无刀时，或为防刀具影响药效时，用嘴将药物咬成粗粒，以便加水煎服。
[21] 子：许本校：原本作"士"，据四库本改。
[22] 便大服：叶天士校：诸本同，据文义应是使大便。宋本作"便大段"。

胜金圆

治中风同前证。

猪牙皂角二两，捶碎，水一升，同生薄荷一处捣取汁，漫火熬成膏　生薄荷半斤　瓜蒂末一两　藜芦末一两　朱砂半两

上将朱砂末一分，与二味末研匀，用膏子搜和圆，如龙眼大，以余朱为衣，温酒化一圆，甚者二圆，以吐为度，得吐即省，不省者不可治。

《必用方》论中风无吐法，引金虎碧霞为戒。且如卒暴涎生，声如引锯，牙关紧急，气闭不行，汤药不能入，命在须臾，执以无吐法，可乎？但不当用银粉药，恐损脾坏人四肢尔。予常用此二方，每每有验。

拒风丹

治一切风。

川芎四两　防风去钗股者，一两半　天麻去芦，一两　甘草一两，炙　细辛去叶，三钱半　荜茇半两

上细末，炼蜜和杵，每两作[23]三[24]十圆，每服一粒，细嚼，荆芥汤或温酒下。寻常些小伤风，头痛鼻塞，项强筋急，皆可服。予家常合，老幼所须之药。

世言气中者，虽不见于方书，然暴喜伤阳，暴怒伤阴[25]，忧愁失[26]意，气多厥逆，往往多得此疾，便觉涎潮昏塞，牙关紧急，若概作中风候，用药非止不相当，多致杀人。元[27]祐庚午，母氏亲遭此祸，至今饮恨。母氏平时食素，气血赢弱，因先子[28]捐馆[29]忧恼，忽一日气厥，牙噤涎潮，有一里医便作中风，以大通圆三粒下之，大下数行，一夕而去。予常痛恨[30]，每见此症，急化苏合香圆四五粒，灌之便醒，然后随其虚实寒热而调治之，无不愈者。经云：无故而喑，脉不至，不治自已。谓气暴逆也，气复则已，审如是，虽不服药亦可。

苏合香圆

疗传尸[31]，骨蒸，殗殜[32]，肺痿，疰忤[33]，鬼气，卒心痛，霍乱吐利，时气鬼

---

[23]每两作：叶天士作"分作"。
[24]三：许本校：原本作"一"，据四库本、叶本改。
[25]阴：叶天士校：原作"云"，诸本同，据《普济本事方》改。
[26]失：许本校：宋本、原本作"不"，据王本、叶本改。
[27]元：叶天士改为"尧"，据许叔微生卒年考，当作"嘉"。
[28]先子：对已故父亲的称呼。
[29]捐馆：死的婉称。
[30]痛恨：悲痛遗憾。
[31]传尸：古劳瘵一病之又名，中医称肺结核症。
[32]殗殜：音 yè dié，传尸和骨蒸的异名。
[33]疰忤：音 zhù wǔ，中医病名，犹中恶。

魅，瘴疟，赤白暴利，瘀血月闭，疝[34]癖下肿，惊痫，鬼忤中人，小儿吐乳，大人狐狸等病。

苏合香油一两，入安息香膏内　白术二两　丁香二两　朱砂研水飞，二两　木香二两　白檀锉，二两　熏陆香别研，二两　沉香二两　乌犀镑屑，二两　荜茇二两　安息香二两，别为末，用无灰酒一斤熬膏　香附去毛，二两　诃藜勒煨，去核，二两　龙脑研，一两　麝香研，二两

上为细末，入研药匀，用安息香膏并炼白蜜和剂。每服旋圆如梧桐子大，早朝取井华水温冷任意，化服四圆，老人小儿可服一圆，温酒化服亦得，并空心服之。用蜡纸裹一圆如弹子大，绯绢袋盛，当心带之，一切邪神不敢近。去龙脑，名麝香苏合圆，治一切冷气胸膈噎塞，肠中虚鸣，宿饮不消，余证并同。

范子默记崇宁中凡两中风，始则口眼㖞斜，次则涎潮闭塞，左右共灸十二穴得气通。十二穴者，谓听会、颊车、地仓、百会、肩髃、曲池、风市、足三里、绝骨、发际、大椎、风池也，依而用之，无不立[35]效。

灸中风十二穴

听会，二穴，在耳微前陷者中，张口有穴，耳前陷中动脉宛宛中，侧卧张口取之。治耳聋，耳中状如蝉声，牙车脱臼，日可灸五壮至三七壮止，十日报灸即愈，忌动风、生冷、猪鱼等物。《灸经》云：日灸五壮至七壮止，可经十日许，还依前灸之。慎冷食。

颊车，二穴，在耳下曲颊端陷中，侧卧张口取之。治牙关不开，口噤不语，失音，牙车疼痛，颔颊肿，颈强不得回顾，日灸七壮至七七壮止，灸如大麦，忌如常法。

地仓，二穴，挟口吻傍四分外，如近下有脉微微动，跷脉手阳明之交。若久患风，其脉亦有不动者，治偏风口㖞，目不得开，失音不语，饮食不收，水浆漏落，眼瞤动不止，病左治右，病右治左，日灸二七壮，重者七七壮，艾炷如粗叙[36]脚大，若炷太大，口转㖞，却灸承浆七七壮即愈。面并热食、房事等忌如常。

百会穴，在头顶中宛宛陷中。治小儿脱肛久不瘥，风痫，中风角弓反张，口吐涎沫，可七壮至七七壮。头顶皮肤浅薄，凡灸不过七七壮。

肩髃穴，在肩端两骨间陷者宛宛中，举臂取之。治偏风半身不遂，热风瘾疹，手臂挛急，捉物不得，挽弓不开，臂细无力，筋骨痠[37]疼，可灸七壮至二七壮，若

---

[34] 疝：音 xuán。脐腹偏侧或胁肋部时有筋脉攻撑急痛的病症。
[35] 立：原作"泣"，迳改。
[36] 叙：各本同，疑为"钗"之形讹。钗脚，妇女绾发用的钗子的根部。
[37] 痠：音 suān，同酸。

偏风不遂，可七七壮止。

曲池，一穴，臂相连处，以手拱胸取之，纹尽处是穴。治偏风半身不遂，刺风瘾疹，筋缓捉物不得，挽弓不开，屈伸难，可灸三壮。《针灸经》云：日灸七壮至二百壮且停，十余日更下火，还至二百壮罢。云云。

风市即中渎，二穴，在髀骨外膝上五寸分肉间陷中。治寒气客于分肉之间，痛攻上下，筋痹不仁，可灸五壮。

足三里，二穴，在膝下三寸胻[38]外廉两筋间，举足取之。治胃中寒，心腹胀满，胃气不足，闻食臭肠鸣，腹痛食不化，此穴诸病皆治。及疗食气水气，蛊毒痃癖，四肢肿满，膝胻疲痛，目不明，五劳七伤，胸中瘀血，乳痈，可灸三壮，人年三十以上，皆宜灸此穴。日灸七壮至一百壮止。

绝骨，二穴，在足外踝上四寸。治风痹不仁，膝胻痿，可灸三壮。

发际，即神庭穴，在直鼻上额入发际五分。治癫疾风痫，戴目上下不识人，及头风目眩，鼻出清涕不止，惊悸不得安寝，可灸二壮至七七壮止。凡疗风，灸多即伤，惟宜七壮至三七壮，针即发狂。

大椎，一穴，在项后第一椎上陷中。治五劳七伤，颈项强不得回顾，风劳食气，灸以年为壮。或曰日灸七壮至七七壮。

风池，二穴，在脑后入发际陷中。治颈项痛不得回顾，腰伛偻引项，筋无力不收，可灸七壮。

元符中一宗人得疾，逾年不瘥，谒[39]医于王思和绎，思和具脉状云：病因惊恐，肝脏为邪，邪来乘阳明之经，即胃是也，邪盛不畏胜我者，又来乘肺，肺缘久病气弱，金胜无能，受肝凌侮，其病时复头眩，瘛疭[40]搐搦，心胞伏涎，久之，则害脾气，要当平肝气使归经，则脾不受克，脾为中州土，主四肢一体之事，脾气正则土生金，金旺[41]则肺安矣，今疾欲作时，觉气上冲者，是肝侮肺，肺不受侮，故有此上冲，肝胜则复受金克，故搐搦也，以热药治之，则风愈甚，以冷药治之，则气已虚。肺属金，金为清化，便觉脏腑不调，今用中和温药，抑肝补脾，渐可安愈，今心忪[42]，非心忪也。胃之大络，名曰虚里，络胸膈及两乳间，虚而有痰则动，更须[43]时发一阵热者，是其候也，服下三方，一月而愈。思和名医，

---

[38] 胻：音 héng，指小腿。
[39] 谒：叶天士校：原作"酒"，据《普济本事方》改。
[40] 瘛疭：音 chì zòng，手脚痉挛、口斜眼歪。
[41] 旺：叶天士校：宋本作"正"。
[42] 忪：音 zhōng，指心跳，惊恐。
[43] 须：叶天士作"臾"。

寓仪真时，人少知者，后至都下，声名籍甚，为医官，政和中度为黄冠，终蕊珠侍宸。

续断汤

续断_{洗，锉，焙干} 杜仲_{锉如豆，炒令黑} 肉桂_{去粗皮，不见火} 防风_{去钗股} 甘草_炙 牛膝_{洗净，锉，焙，酒浸一宿，再焙} 白茯苓_{去皮} 细辛_{去叶} 人参_{去芦} 当归_{洗，去芦，薄切，焙干} 白芍药_{各一两} 川芎_洗 秦艽_{去芦，洗} 川独活_{黄色如鬼眼者，去芦，洗，焙，秤} 熟地黄_{酒洒，九蒸九曝，焙干，秤，各三两}

上为细末。每服二钱，水一盏，生姜三片，枣一个，同煎至七分，空心食前稍热服。

山蓣⁴⁴圆

山蓣 人参_{去芦} 沙参_洗 远志_{去心，锉，洗，炒黄色} 防风_{去钗股} 真珠母_{未钻真珠，研如粉} 紫石英_{研，水飞} 茯神_{去木} 虎骨_{各一两，酥涂炙焦黄，酒或羊脂亦可} 虎睛_{一对，酒浸，切，焙} 龙齿_{粘舌者} 五味子_拣 丹参_洗 石菖蒲_{去须，洗} 华阴细辛_{去叶，各一分}⁴⁵

上为细末，炼蜜为圆，梧子大。每服三十圆至五十圆，金银薄荷汤下，食后临卧服⁴⁶。

独活散

川独活_{黄色如鬼眼者，去芦，洗，焙，秤} 白术 白茯苓_{去皮} 秦艽_{洗，去芦} 葳蕤_洗 柏子仁_研 甘草_{炙，各一两} 犀角_镑 川椒_{去目并合口，微火炒地上出汗} 熟干地黄_{酒洒，九蒸九曝，焙干，秤} 枳实_{汤浸，洗去穰，薄切，麸炒} 白芷_{不见火} 官桂_{去粗皮，不见火，各半两} 人参_{去芦，一分}⁴⁷

上为细末。每服二钱，水一盏，生姜三片，枣一个，同煎至七分，不拘时候服。

地黄酒

治风在肝脾，语謇脚弱，大便多秘。

熟干地黄_{酒洒，九蒸九曝，焙干，秤，四两} 附子_{炮去皮尖} 茵芋_{去梗，锉，炒用} 羌活_{去芦} 防风_{去钗股} 芎䓖_{各一两} 石斛_{洗去根，二两} 丹参_{二两半} 牛蒡⁴⁸根_{二两半} 牛膝_{酒浸，水}

---

44 山蓣：叶天士作"薯蓣"。
45 各一分：叶天士作"各一两"。
46 服：许本校：原本无，据四库本、王本补。
47 分：叶天士作"两"。
48 蒡：原本作"房"。

洗，焙 杜仲去皮，锉如豆，炒令黑 桂枝不见火，各一两半 大麻子去皮，一升

上细锉，入绢袋盛宽贮之，用无灰酒一斛九[49]升，封渍七日，逐[50]日空心食前饮一盏，常[51]醺[52]勿令吐。

防风汤

治中风内虚，脚弱语謇。

石斛洗去根，一两半[53] 熟干地黄酒洒，九蒸九曝，焙干，秤 杜仲去皮，锉，如豆，炒令黑 丹参各一两一分 防风去钗股 川芎洗 麦门冬用水浥[54]去心 桂枝不见火 川独活黄色如鬼眼者，去芦，洗，焙，秤，各一两

上为粗末。每服五钱，水一大盏半，枣二枚，同煎至[55]八分，去滓温服。

竹沥汤

治中风入脾肝，经年四肢不遂，舌强语謇。

威灵仙去苗，洗 附子炮制去皮脐 桔梗炒 防风去钗股 蔓荆子拣 枳壳去穰，细切，麸炒黄 川芎洗 当归洗去芦，薄切，焙，秤，各等分

上为粗末。每服四钱，水一盏，竹沥半盏，生姜三片，同煎至八分，去滓温服，日三四。忌茗。

防己汤

治久风邪入肝脾二经，言语不转[56]。

汉防己防风去钗股 桂心不见火 附子炮裂，去皮，各半两 威灵仙去苗，洗，三分 麻黄半两[57]，去节

上为粗末。每服四钱，水一盏，引子半盏，煎至七分，去滓温服，日三四。引子用竹沥、荆沥、地黄汁各一盏，姜汁半盏，和匀用。

上四方庞先生传，审而用之良验[58]。

49九：许本校：原本作"五"，据四库本、王本改。
50逐：许本校：原本作"逾，据四库本、王本改。"
51常：叶天士作"微"。
52醺：醉。
53一两半：叶天士作"一两"。
54浥：音 yì，浸湿。
55至：许本校：原本无，据四库本、王本补。
56转：许本校：原本作"传"，据四库本改。
57半两：叶天士作"各半两"。
58审而用之良验：许本校：原本无，据四库本、王本补。

木瓜煎

治筋急项强不可转侧。

宣州木瓜二个，取盖去穰　没药二两，研　乳香一分[59]，乳钵坐水盆中，研

上二味，纳木瓜中，用盖子合了，竹签定之，饭上蒸三四次，烂研，成膏子。每服三五匙，地黄酒化下。生地黄汁半盏，无灰上醖[60]二盏和之，用八分一盏热暖化膏。

有人患此病，自午后发，黄昏时定。予曰：此患必先从足起。《经》言：十二经络各有筋，唯足少阳[61]之筋，自足至项[62]，大抵筋者肝之合也。日中至黄昏，天之阳，阳中之阴也。又曰：阳中之阴，肺也，自离至兑，阴旺阳弱之时。故《灵宝毕法》云：离至乾，肾气绝而肝气弱，肝肾二脏受阴气，故发于是时。予授此方，三服而愈。

同官歙[63]丞张德操，常言其内子昔患筋挛，脚不能屈伸者逾年，动则令人持抱，求医于泗水杨吉老。吉老云：此筋病也，宜服下三方，服一年而愈。

地黄圆

治筋极[64]，养血。春夏服之。

熟干地黄酒洒，九蒸九曝，焙干，秤，十分　顽荆一分　山茱萸五分，连核　地肤子　黑狗脊炙，去毛净，焙，锉　白术　干漆炒令烟出　蛴螬干炒　天雄炮，去皮　车前子各三分　萆薢　山芋　泽泻　牛膝酒浸，水洗，焙干，各一两

上为细末，炼蜜和杵，圆如梧子大。每服五十圆，温酒下，空心夜卧服。

羚羊角汤

治筋痹肢节束痛。秋服之

羚羊角镑　肉桂不见火　附子炮，去皮脐　独活黄色如鬼眼者，去芦，洗，焙，秤，各一两三钱半　白芍药　防风去钗股，炙　芎藭各一两

上为粗末。每服三大钱，水一盏半，生姜三片，同煎至八分，取清汁服，日可二三服。

---

[59]分：叶天士作"两"。
[60]上醖：音 yùn。上等好酒。
[61]阳：许本校：原本作"阴"，据四库本、王本改。
[62]项：许本校：原本作"顶"，据王本及上下文义改。
[63]歙：音 shè。
[64]筋极：病名，为肝病的一种。

乌头汤

治寒冷湿痹，留于筋脉，挛缩不得转侧。冬服之

大乌头炮，去皮脐 细辛去叶 川椒去目并合口，微炒，地上出汗 甘草炙 秦艽洗，去芦 附子炮，去皮脐 官桂不见火 白芍药各等分[65] 干姜炮 白茯苓去皮 防风去钗股，炙 当归去芦，薄切，焙干，各一两 川独活黄色如鬼眼者，去芦，洗，焙，秤一两三钱半

上为粗末。每服三钱，水一盏半，枣二个，同煎至八分，去滓，空心食前服。

凡中风用续命排风风引竹沥诸汤，及神精丹、茵芋酒之类，更加以灸，无不愈者。然此疾积习之久，非一日所能攻[66]，皆大剂久而取效。唐书载王太后中风，喑默不语，医者蒸黄芪数斛以熏之得瘥，盖此类也。今人服三五盏便求效，责医也亦速矣。孟子曰：七年之病，三年之艾，久而后知尔。

小续命汤[67]

小续命汤并增损法

附子半两，炮，去皮脐 防风一两半，去钗股 黄芩去皮 麻黄去根节 桂去皮，生用 甘草炙 人参去芦 防己 白芍药 芎䓖 杏仁浸汤，去皮尖，以上各一两

上为粗散。每服五钱，水二盏，姜五片，煎一盏，去滓，非时温服。若骨节烦痛有热者，去附子，倍芍药；精神恍惚者，加茯苓、远志各一两；烦心多惊者，加犀角半两；骨间冷痛者，倍用桂附；呕逆腹胀者，倍人参，加半夏一两；躁闷大便涩者，去附子，倍芍药，入竹沥一合煎；若脏寒下利者，去防己黄芩，倍附子合前成一两，加白术一两。

排风汤

白藓皮去心，洗，焙，秤 芍药洗，焙 桂去皮，不见火 防风去钗股 当归洗，焙 川芎洗，焙 甘草炙 杏仁浸汤去皮尖及双仁者，麸炒令黄 白术各二两 茯神去皮、木 麻黄去根节 独活去芦，洗，焙，秤，以上各一两

上件同为末。每服三钱，水一盏半，姜三片，煎至八分，去滓，非时温服。

小风引汤

防风去钗股 独活去芦，洗，焙，秤 细辛去叶 川芎洗，焙 五味子拣 白茯苓去皮 人参去芦 白芍药 白术 甘草炙

---

[65]各等分：叶本作"七分"。
[66]攻：许本校：原本作"致"，据四库本、王本改。
[67]小续命汤：许本校："小续命汤"至"太一精神丹"七方；四库本、王本、叶本无。

上一十味，等分为末。每服三钱，水一盏，姜三片，杏仁五个去尖拍碎同煎等分，非时，去滓温服，如加麻黄、苁蓉、附子、当归、羚羊角五物等分，即大风引汤也。

《千金方》竹沥汤

竹沥二升　生葛汁一升　生姜汁三合

上三味，相和温暖，分三服，平旦、日晡、夜各一服。

《必用方》竹沥汤

秦艽去土，锉　独活黄色如鬼眼者，去芦，洗，焙，秤　防风洗，锉　附子炮，去皮脐，锉如指大，各一两

上四味，以水四盏，煎至二盏，入生地黄汁、淡竹沥各半盏，煎至四五沸，去滓。分四服，适温热服，空心日午临卧服。病势去，即以他药扶持，未愈再作。近世贵人用之，多有神效。

增损茵芋酒

茵芋叶　川乌炮，去皮　石楠叶　防风去钗股　川椒去目，微炒出汗　女葳　附子炮，去皮脐　细辛去叶　独活黄色如鬼眼者，去芦，洗，焙，秤　卷柏去根　肉桂去皮　天雄炮，去皮脐　秦艽去土　防己以上各一两　踯躅花二两　当归去芦，洗，酒浸，切，焙，二两　生干地黄二两　芍药一两

上一十八味，㕮咀，酒二斗渍之。冬七日，夏三日，春秋各五日，初服一合，渐增之，以知为度，令酒气相续。

太一神精丹

治客忤霍乱，腹痛胀满，尸疰恶风，癫狂鬼语，蛊毒妖魅，癥瘕积聚，温疟积久，百方不瘥，但是一切恶毒，无所不治。

丹砂元州麻阳大块有墙壁者　雌黄柳州叶子者　雄黄武都水窟通明如鸡冠者，先油煎九日九夜，三味以酽醋[68]浸之　曾青潼川，飞，乌如蚯蚓屎，如黄连者佳，用好酒铜器浸，纸密封，曝百日，急用五日，亦可无日，以火暖之　磁石各四两　金牙二两半

上六味，各捣罗如粉。以酽醋拌，使干湿得所，内土釜中，六一泥固济勿令泄气，候干，用铁三脚子用泥作三个柱子亦妙随釜之大小，高不过一尺五寸，其下置炭约三斤，以渐益之，常及五斤，只在合底，不得过口，以五日火不绝为度。火尽，

---

[68]酽醋：酸醋。酽，音 yàn。

极冷水浸干泥令透，然后出之。药飞凝釜上，白如雪者为最，五色者佳，三色者次，下者一色。药飞不尽，与火如前。以雄鸡翼随多少扫取研匀，束膏圆如黍粒，平旦空腹浆饮下一圆，病甚加至二圆。口噤者以物斡[69]开，不可开者，琢去两齿，药下即治。男左女右，绛囊带九刀圭，小儿系头上，辟瘴毒恶时气射工[70]。小儿患，苦酒和之，涂方寸纸著儿心腹上。

土釜法并六一泥法

土釜，捣好甘土，绢筛，水和纸筋作泥，随药多少为釜，阴三十日，曝三十日，日夕番[71]转，内釜糠中，四向土栏拥之，令糠周遍釜上下各七寸，从下焚之五日夜，去灰待冷，取拭令净，醋和黄丹如稀粥，扫其中厚一分，如入药诸大丹，皆用此釜，一具数十回用，不动。或用瓦盆两枚，随其大小，用六一泥涂之。六一泥用赤石脂、牡蛎、滑石、矾石、黄矾各二两，取酽醋以足为度，先作甘土泥，各别裹五药作团，令勿泄气，火烧三日，出火，破团各捣筛，然后与蚯蚓屎、卤土各二两，以醋和如稠粥，涂瓦盆中，无卤土以盐代之。《指迷方》中六一泥法，亦可参用。

铁弹圆

治一切瘫痪风。

乳香以乳钵坐水盆中研　没药各一两　五灵脂拣如鼠屎者，四两

上先将乳香、没药于阴凉处，当风细研，更用研了麝香一钱，将下一味为细末，然后同前二味再碾令匀，滴水为圆，如弹子大。瓷合收，每服一粒，薄荷酒[72]磨下，日三服。

黑神圆

草乌头不去皮，生用　五灵脂拣如鼠屎，各等分

上为末，六月六日滴水为圆，如弹子大。四十岁以下一圆[73]分六服，病甚一圆分二服[74]，薄荷酒磨下，觉微麻为度。

定风饼子

治风客阳经，邪伤腠理，背脊[75]强直，口眼㖞斜，体热恶寒，痰厥头痛，肉瞤

---

[69] 斡：音 wò，旋，转。
[70] 射工：传说的毒蛊名。
[71] 番：当为"翻"。
[72] 酒：叶天士校：宋本作"汤"。
[73] 一圆：许本校：原本无，据叶本补。
[74] 病甚一圆分二服：叶天士作"病甚者服一圆"。
[75] 脊：叶天士作"脊"。

筋惕，辛颊鼻渊[76]，及酒饮过多，呕吐涎沫，头目眩晕，如坐车船。常服解五邪伤寒，辟雾露瘴气，爽[77]神志，诸风不生。

天麻　川乌_{去皮尖}　南星　半夏　川姜　川芎　白茯苓　甘草_{各等分，并生}

上细末，生姜汁为圆，如龙眼大，即捏作饼子，生朱为衣。每服一饼，细嚼，热生姜汤下，不拘时候。熙丰间王丞相常服，预防风疾神验。

茯神散

治胆虚冷，目眩头疼，心神恐畏，不能独处，胸中满闷。

茯神_{一两，去木}　远志_{去心}　防风_{去钗股}　细辛_{去叶}　白术　前胡_{去苗，洗}　人参_{去芦}　桂心_{不见火}　甘菊花_{去蒂梗}　熟干地黄_{酒洒，九蒸九曝，焙干，秤，各三分}　枳壳_{半两，去穰，麸炒黄}

上为细末。每服三钱，水一盏，生姜三片，同煎至六分，温服，不拘老幼皆宜服。

鳖甲圆

治胆虚不得眠，四肢无力。

鳖甲_{淡醋煮，去裙膜，洗，酸醋炙黄，秤}　酸枣仁_{微炒，去皮，研}　羌活_{去芦}　黄芪_{蜜水涂，炙}　牛膝_{浸酒，水洗，焙干}　人参_{去芦}　五味子_{拣，各等分}

上为细末，炼蜜杵圆如梧子大。每服三四十圆，温酒下[78]。

补胆防风汤

治胆虚目暗，喉痛唾数，眼目眩冒，五色所障，梦见被人讼，恐惧，面色变青。

防风_{十分，去钗股}　人参_{六分，去芦}　细辛_{五分，去叶}　芎䓖　甘草_炙　茯神_{去木}　独活_{黄色如鬼眼者，去芦，洗，焙，秤}　前胡_{各八分，去苗，净洗}

上为粗末。每服四大钱，水一盏半，枣二个，煎至八分去滓，食前服。

人参散

治胆虚常多畏恐，不能独卧，如人捕状，头目不利。

人参_{去芦}　枳壳_{去穰，细切，麸炒黄}　五味子_拣　桂心_{不见火，各三分}　柏子仁_研　熟干地黄_{酒洒，九蒸九曝，焙干，各一两}　山茱萸_{连核}　甘菊花_{去蒂梗}　茯神_{去木}　枸杞子_{各三分}

---

[76] 辛颊鼻渊："若坠深渊"。其校云："宋本作辛颊鼻渊"。
[77] 爽：原来下有"慧"字，据叶本删。
[78] 温酒下：叶天士后加"空心服"。

上为细末。每服二钱，温[79]酒调服。

醒后头虚晕发热方

治肝厥状如痫疾，不醒，呕吐。

麻黄_{去根节} 钩藤_{取皮} 石膏_{雪白硬者，不煅} 干葛 半夏曲 柴胡_{去苗，洗} 甘草_炙 枳壳_{去穰，麸炒黄} 甘菊_{去蒂梗，各等分}

上为粗末。每服四钱，水一盏半，生姜三片，枣一个，同煎至八分，去滓温服。

卷外

灸中风口眼㖞斜不正者。家藏方。

上于耳垂下麦粒大灸三壮，左引右灸，右引左灸。

防风散

治头目不清，神志不爽，常服去风明目。

防风_{去芦头} 川芎 香白芷 甘菊花 甘草_炙

上各等分，为细末。每服二钱，荆芥汤调下，食后。

乌香散

治阳虚上攻，头项俱痛不可忍者。

细辛_{去叶土} 新茶芽_炒 草乌头_{大者，去皮尖，炮裂，切如麻豆大，碎，盐炒，各等分}

上件㕮咀。每服二钱，入麝香末半钱，水一盏半，煎至八分，去滓温服，不拘时候。《海上方》茶芽四两，细辛、草乌各二两，或为细末，每服一大钱，茶清调下，临卧或食后。

（窦志芳 任锡禄）

---

[79]温：叶天士前加"空心"。

卷 第 二

心小肠脾胃病

远志圆

治因惊语言颠错，不能服温药。

远志去心，洗，锉，炒令黄色　南星　白附子炮，微黄　白茯苓去皮　人参去芦　酸枣仁微炒，去皮研，各半两　金箔五片　朱砂水飞，半两，入麝香少许同研

上为细末，炼蜜圆如梧子大，朱砂为衣。每服三十圆，薄荷汤下，食后临卧服。

茯神散

茯神去木　熟干地黄酒洒，九蒸九曝，焙干，秤　白芍药　川芎　当归洗去芦，薄切，焙干　白茯苓去皮　桔梗炒　远志去心，洗，锉，炒令黄色　人参去芦，以上各一两

上为细末。每服二钱，水一盏，灯心十茎，枣一枚[80]，同煎至七分，不拘时候。

宋明远教授之母，七十四岁。因戎马惊疾如上证，服此二方得力。

宁志膏

人参去芦，一两　酸枣仁微炒，去皮，研，一两　辰砂水飞[81]，半两　乳香一分，以乳钵坐水盆中，研

上为细末，炼蜜和杵，圆如弹子大。每服一粒，薄荷汤化下。

予族弟妇，缘兵火失心，制此方与之，服二十粒愈。亲识多传去，服之皆验。

惊气圆

治惊忧积气，心受风邪，发则牙关紧急，涎潮昏塞，醒则精神若痴。

附子炮，去皮脐　南木香　白僵蚕去丝嘴，炒　花蛇酒浸，去皮、骨，炙　橘红　天麻去芦　麻黄去根节，各半两　干蝎一两，去毒　紫苏子一两，淘洗　天南星洗浸，薄切片，姜汁浸一夕，半两　朱砂水飞一分，留少许作衣

---

[80]灯心十茎，枣一枚：许本校：原本作"灯心枣"，据叶本改。
[81]水飞：叶天士校：宋本无。

上为末，入研脑麝少许，同研极匀，炼蜜杵，圆如龙眼大。每服一粒，金银薄荷汤化下，温酒亦得。

此予家秘方也。戊申年，军中一人犯法，褫[82]衣将受刃，得释，神失如痴，予与一粒，服讫而寐，及觉，病已失矣。江[83]东提辖张载扬，其妻因避寇，失心已数年，予授此方，不终剂而愈。又黄山沃巡检[84]彦，其妻狂厥者逾年，更十余医而不验，予授此方，去附子加铁粉，亦不终剂而愈。铁粉非但化涎镇心，至如摧抑肝邪特异，若多恚[85]怒，肝邪太盛，铁粉能制伏之。《素问》言：阳厥狂怒，治以铁落[86]饮，金制木之意也，此亦前人未尝论及。

辰砂远志圆

安神镇心，治惊悸，消风痰，止头眩[87]。

石菖蒲去须,洗　远志[88]去心,洗,锉,炒令黄色　人参去芦　茯神去木　川芎　山芋　铁粉　麦门冬水泡去心　天麻　半夏曲　南星锉,骰子大,麸炒黄　白附子生,各一两　细辛去叶　辰砂水飞,各半两

上为细末，生姜五两，取汁，入水煮糊，圆如绿豆大，别以朱砂为衣，干之。每服三五十[89]粒，夜卧生姜汤送下，小儿减圆[90]服。

茯苓圆

辰砂水飞　石菖蒲去须,洗　人参去芦　远志去心,洗,锉,炒令黄色　茯神去木白茯苓去木　真铁粉　半夏曲　南星羊胆制,各等分

上为细末，生姜四两，取汁，和水煮，圆如梧子大，别用朱砂为衣，干之。每服十粒，加至三[91]十粒，夜卧生姜汤下。上二方，医官都君予常用以疗心疾，良验。

火府丹

治心经[92]热，小便涩，及治五淋。

生干地黄二两　木通削去粗皮,锉,研细末,秤入　黄芩去皮,各一两

---

[82]褫：音 chǐ，脱去。
[83]江：叶天士作"山"。
[84]检：许本校：王本作"简"。
[85]恚：音 huì。叶天士作"志"，诸本皆同，系刻书之误。
[86]落：叶天士校：宋本作"烙"。
[87]头眩：叶天士作"眩晕"。
[88]远志：脱，诸本皆同，据本方释义文补。
[89]三五十：叶天士作"二十"。
[90]减圆：叶天士校：与宋本同。许本校：叶本、王本作"减半"。
[91]三：叶天士作"二"。
[92]经：叶天士作"惊"，与《释义》合。此"经"合《本事》。

上为细末，炼蜜杵圆梧子大。每服三十粒，木通煎汤下。此药治淋涩脐下满痛。

壬戌年，一卒病渴，日饮斗[93]水，不食者三月，心中烦闷，时已十月，予谓必心经有伏热，与此丹数服，五十粒，温水下。越二日，不觉[94]来谢，云：当日三服渴止，又次日三服，饮食如故。此本治淋，用以治渴，信知用药要在变通也。

七珍散

开胃养气进食。

人参去芦　白术　黄芪蜜水涂，炙　山芋　白茯苓去皮　粟米微炒　甘草各一两，炙

上为细末。每服二钱，水一盏，姜枣同煎，至七分[95]。如故[96]不思饮食，加白扁豆一两蒸用，名八珍散。

予制此方，温平不热，每有伤寒疟疾中暑，得瘥之后，用此以调脾胃，日三四服，十日外饮食倍常。

曲术圆

治脾元[97]久虚，不进饮食，停饮胁痛。

神曲十两，微炒　白术五两　干姜炮　官桂去粗皮，不见火，各三两　吴茱萸汤浸七次，焙　川椒去目并合口，微炒，地上出汗，各二两

上为细末，薄糊圆[98]如梧子大。每服三五十圆，生姜汤下，食前稍空腹。有饮，加半夏曲二两。癸亥中，予作数剂自服，饮食倍进。

白术汤

和气调中进食。

白术　厚朴去粗皮，生姜汁炙　桂心不见火　桔梗炒　干姜炮　人参去芦　当归洗去芦，薄切，焙干　茯苓去皮　甘草炙，以上各等分

上为粗末。每服四钱，水一盏半，枣二个，同煎至八分去滓，不拘时候。庞老方。

二神圆

治脾肾虚弱，全不进食。

---

[93] 斗：叶天士作"斛"，指出原作"斗"，据《普济本事方》改。许本作"斗"，指出原作"斛"，据四库本、王本改。
[94] 不觉：没料到。
[95] 至七分：叶天士后加"食前服"。
[96] 故：许本校：原本前有"大"字，据王本、叶本删。叶天士校：宋本作"如大故"。
[97] 元：叶天士作"气"。
[98] 薄糊圆：叶天士作"煮稀糊圆"。

破故纸四两，炒香　肉豆蔻二两，生

上为细末，用大肥枣四十九个，生姜四两，切片同煮，枣烂去姜，取枣剥去皮核用肉，研为膏，入药和杵，圆如梧子大。每服三十圆，盐汤下。

有人全不进食，服补脾药皆不验，予授此方，服之欣然[99]能食，此病不可全作脾虚。盖因肾气怯弱，真元衰劣，自是不能消化饮食，譬如鼎釜之中，置诸米谷，下无火力，虽终日米不熟，其何能化？黄鲁直[100]尝记服菟丝子，净淘酒浸曝干，日抄数匙以酒下，十日外饮啖如汤沃雪，亦知此理也。

温脾散

舶上茴香炒香　青皮去皮　陈艾　缩砂仁　桔梗炒　香白芷不见火　厚朴去粗皮，生姜汁炙，各一两　木香　白术　香附子麸炒，舂去皮，各半两　甘草一两半，炙　红豆　良姜　麦蘖　干葛各三两

上为细末。每服一钱，水一盏半，枣一个，煎至七分，食前温服。

肺 肾 经 病

枣膏圆

肺之积名曰息贲，在右胁下大如杯，令人洒淅寒热，喘嗽，发痈疽。

葶苈去芦，隔纸炒香　陈橘皮去白　桔梗炒，各等分

上先以下二味为末，入葶苈研匀，煮肥枣肉和圆，如梧子大。每服五七圆，饮下。予尝患停饮，久积肺经，食已必嚏[101]，渐喘觉肺系[102]急，服此良验。

五味子圆

平肺气，补虚消饮。

五味子拣，二两　桂心不见火　大杏仁北来者，去皮尖，微炒　青皮去白　细辛去叶　人参去芦　槟榔煨，各一两　干姜炮　附子炮，去皮脐，各半两

上为细末，炼蜜圆如梧子大。每服三四十圆，酒或汤下，空心食前日三服。

葶苈圆

定喘急肺积。

99欣然：叶天士作"顿然"，诸本同。
100黄鲁直：北宋诗人黄庭坚，字鲁直，号山谷道人，著有《山谷精华录》等诗词集。
101嚏：许本校：叶本、王本作嗽。
102肺系：指肺与喉咙相连接的地方。

苦葶苈一两一分，隔纸炒香　当归洗去芦，薄切，焙干　肉桂去粗皮，不见火　白蒺藜去角炒　干姜炮　川乌头炮去皮尖　吴茱萸汤浸，焙七次　大杏仁去皮尖，微炒　鳖甲淡醋煮去裙膜，净洗，酸醋炙黄　茯苓去皮　人参去芦，各半两　槟榔一两

上为细末，煮枣肉和杵，圆如梧子大。每服二三十圆，姜枣汤下，日三四服，不拘时候。

紫金丹

治多年肺气喘急，呴[103]嗽晨夕不得眠。

信砒一钱半，研，飞如粉[104]　豆豉好者，一两半[105]，水略润少时，以纸浥[106]干，研成膏

上用膏子和砒同杵极匀，圆如麻子大。每服十五圆[107]，小儿量大小与之，并用腊茶清极冷吞下，临卧以知为度[108]。

有一亲表妇人，患十年，遍求医者皆不效，忽有一道人货此药，谩[109]赠一服，是夜减半。数服顿愈，遂多金丐得此方。予屡用以救人，恃为神异。

细辛汤

治肺虚实不调，鼻塞多涕，咽中有涎而喘，项强筋急或痛。

细辛去叶　半夏曲　茯苓去皮　桔梗炒，各四钱　桂枝去皮，不见火，三钱　甘草二钱，炙

上为粗末。每服四钱，水二盏，生姜四片，蜜半匙，同煎至七分，温服，日三服。

升麻汤

治肺痈吐脓血作臭气，胸乳[110]皆痛。

川升麻　桔梗炒　薏苡仁　地榆　牡丹皮　芍药　子芩刮去皮，各半两　甘草三分，炙

上锉粗末。每服一两，水一升半，煎至五合去滓，日二三服。

五灵圆

治肺喘久而成息贲。

---

[103] 呴：音 hǒu，通吼，此指咳喘痰吼。
[104] 一钱半，研，飞如粉：叶天士作"水飞如面半钱"。
[105] 一两半：叶天士作"二钱"。
[106] 浥：叶天士作"挹"。
[107] 十五圆：叶天士后加"或十圆"。
[108] 知为度：叶天士后加"服药半月之内，忌进热物"。
[109] 谩：通漫，随意，胡乱。
[110] 胸乳：叶天士作"胸乳间"。

五灵脂拣如鼠屎者，二两半　木香半两　马兜铃去壳，炒，一分　葶苈苦者，隔纸炒香，一分

上为细末，枣肉和圆如梧子大。每服二十圆，生姜汤下，日三服。

脾恶湿，肾恶燥，如硫黄附子钟乳炼丹之类，皆刚剂，用之[111]以助阳补接真气则可，若云补肾，则正肾所恶者。古人制方益肾，皆滋润之药。故仲景八味圆，本谓之肾气圆，以地黄为主，又如肾沥汤之类，皆正补肾经也。近世盛行香茸圆可补肾经，亦有数方具于后，肾沥汤具后。

道人深师增损肾沥汤[112]

治风虚劳损挟毒，脚弱疼痹或不随；下焦虚冷，胸中微有客热，心虚惊悸不得眠；食少失气味，日夜数过，心烦迫不得卧，小便不利，又时复下。病似此者，服无不瘥，随宜增损之方。

黄芪蜜炙　肉苁蓉洗，酒浸，焙干，秤　赤石脂　地骨白皮去心　磁石久煅，醋淬八九次　枳实去穰，麸炒，锉　防风去钗股　龙骨粘舌者　芍药　麦门冬水泡去心，焙，秤　人参去芦　熟干地黄九蒸九曝干，秤　茯神去木　当归水洗，酒浸一宿，切，焙　甘草炙　远志去心，洗，锉，炒黄色，各一两　桂心去皮，不见火　芎䓖各二两　生姜四两　五味子拣，三两　半夏一升，汤洗七次，去滑　白羊肾一具　大枣三十个，去核，《胡洽方》无黄芪以下八味并半夏，有黄芩为十五味

上二十三味，㕮咀。以水二斛煮羊肾，取汁一斛二升，纳诸药煮取四升，分为五服。不利下者，除龙骨、赤石脂；小便涩，以赤茯苓代茯神，加白术三两；多热，加黄芩一两；遗溺，加桑螵蛸二十枚。

蔡太师[113]所服香茸圆

鹿茸酥炙黄，燎去毛　熟干地黄酒洒，九蒸九曝，焙干，秤，各二两　苁蓉酒浸，水洗，焙干　破故纸炒香　附子炮，去皮脐　当归洗去芦，薄切，焙干秤，各一两　麝香一钱　沉香半两

上为末，入麝研匀，炼蜜杵，圆如梧子大。每服三五十圆，空心用盐汤下。

又方

鹿茸二两，酥炙黄，燎去毛　沉香　白芍药　人参去芦　熟干地黄酒洒，九蒸九曝，焙干，秤　苁蓉酒浸，水洗，焙干　牛膝酒浸，水洗，焙干　泽泻　大附子炮，去皮脐　当归洗去芦，薄切，焙干，秤，各一两　生干地黄一两　麝香一钱

上为细末，酒糊圆如梧子大。每服五十圆，盐酒盐汤下。

---

[111]之：原本下有"人"字。据叶本删。
[112]道人深师增损肾沥汤：深师，南朝宋齐间医家，著《深师方》。据《外台秘要》载，增损肾沥汤出自《小品方》。
[113]蔡太师：北宋蔡京，字元长，崇元年间任太师。

又方

熟干地黄_{酒洒，九蒸九曝，焙干，秤，五两}　菟丝子_{四两，酒浸，曝干，用纸条子同碾，别末}　鹿茸_{三两，酥炙黄，燎去毛}　附子_{二两，炮，去皮脐}　沉香_{一两}

上为细末，入麝香半钱，炼蜜杵，圆如梧子大。每服三十圆至五十圆，盐酒或盐汤下。

椒附散

治肾气上攻，项背不能转侧。

大附子_{一枚，六钱[114]以上者，炮，去皮脐，末之}

上每末二大钱，好川椒二十粒，用白面填满，水一盏半，生姜七片，同煎至七分，去椒入盐，通口空心服。

一亲患项筋痛，连及背胛不可转，服诸风药皆不效。予尝忆《千金方[115]》有肾气攻背项强一证[116]，予处此方与之，两服顿瘥。自尔与人皆有验。盖肾气自腰夹脊上至曹谿[117]穴，然后入泥丸宫。曹谿一穴，非精于般运者不能透，今逆行至此不得通，用椒以引归经则安矣。肾[118]气上达，椒下达。诗言：椒聊且，贻我握椒。皆是此意也。

曹谿穴[119]，即风府穴是也，在项发际上一寸大筋内宛宛中。治头痛颈项急，不得回顾，针入三分，禁不可灸，不幸使人失音。道家般运有夹脊双关图，令精气逆流，朝会于泥丸宫，泥丸即顶心是也，名百会穴，是第一。

麋茸圆

治肾经虚，腰不能转侧。

麋茸_{一两，酥炙黄，燎去毛，无即以鹿茸代}　舶上茴香_{半两，炒香}　菟丝子_{酒浸，曝干，用纸条子同碾，取末，一两}

上为末，以羊肾二对，法酒煮烂去膜，研如泥，和圆如梧子大，阴干，如肾膏少入酒糊佐之。每服三五十圆，温酒[120]盐汤下。

戊戌年八月，淮南大水，城下浸灌者连月，予忽脏腑不调，腹中如水吼数日，

---

[114]六钱：叶天士作"八钱"。
[115]方：许本校：原本作"髓"，据叶本改。
[116]一证：叶天士作"等证"。
[117]谿：音 xī。
[118]肾：许本校：原本作"萧"，据叶本改。
[119]曹谿穴：许本校：叶本、王本无此段。
[120]温酒：叶天士前加"空心"。

调治得愈。自此腰痛不可屈折，虽颊[121]面亦相妨，服遍药不效，如是凡三月。予后思之，此必水气阴盛，肾经感此而得，乃灸肾腧三七壮，服此药瘥。

肾腧二穴[122]，在第十四椎下两旁相去各一寸五分，与脐平。治虚劳羸瘦，耳聋，肾虚，水脏久冷，心腹膨胀，两胁满引，少腹急痛，目视𥄲𥄲[123]，少气溺血，小便浊出精，阴中疼，五劳七伤虚惫，脚膝拘急，足寒如冰，头重身热振慄，腰中四肢淫泺，洞泄食不化，身肿如水，灸以年为壮。《针灸经》云：针入三分，留七呼，灸三壮。

地黄圆

治肾虚或时脚肿，兼治脾元。

熟地黄酒洒，九蒸九曝，焙干，秤，二两半　肉苁蓉酒浸，水洗，焙干　白茯苓去　泽泻各三两　桂枝不见火　附子炮，去皮脐，各半两　五味子三两，拣　黄芪独茎者，蜜水涂，炙，一两

上为细末，炼蜜杵，圆如梧子大。每服四十圆至五十圆，空心酒下，食前再服。

青盐圆

治肾虚及足膝无力。

茴香三两，炒香　菟丝子四两　干山药二两　青盐一两

上将菟丝子洗淘，无灰酒浸，日中曝[124]七日，冬天近火煨之，曝干别末，将余药末和匀，酒糊圆如梧子大。每服三五十圆，盐酒盐汤下。予顷常服数年，壮力进食。有一妇人足𧿹[125]曳，因服此药，久之履地如故。

补益虚劳方

五味子圆

治肝肾俱虚，收敛精气，补真戢[126]阳，充悦肌肤，进美饮食。

五味子拣　川巴戟酒浸，去心　肉苁蓉酒浸，水洗，焙干　人参去芦　菟丝子酒浸，曝干，用纸条子同碾，为末　熟地黄酒洒，九蒸九曝，焙干，秤　覆盆子　白术　益智仁炒　土茴香炒香　骨碎补洗去毛　白龙骨　牡蛎盐泥固济干，火烧通赤，去泥用，以上各等分

---

[121]颊：四库本、叶本作"頮"，音 huì，洗脸。
[122]肾腧二穴：许本校：叶本、王本、四库本无此段。
[123]𥄲𥄲：音 mán。
[124]曝：许本校：原本作"前"，据王本改。
[125]𧿹：音 duǒ。
[126]戢：音 jí，收敛。

上为细末，炼蜜杵，圆如梧子大，焙干。每服三十圆，空心食前米饮下，日二三服。此药补精气止汗。

人参圆

平补五脏虚羸，六腑怯弱，充肌肤进饮食。

人参去芦　山芋　白术　白茯苓去皮　石斛去根，净，洗，细锉，酒炒　黄芪蜜水涂，炙，取头末　五味子拣，各一两

上为细末，炼蜜圆如梧子大。每服三十圆，空心食前饮下，久服不热，尤宜少年。

双和散

补血益气，治虚劳少力。

黄芪蜜涂，炙　熟地黄酒洒，九蒸九曝，焙干，秤　当归洗去芦，薄切，焙干　川芎各一两　白芍药二两半　官桂去粗皮，不见火　甘草炙，各三分

上为粗末。每服四大钱，水一盏半，生姜三片，肥枣一个，煎至八分，去滓服。予制此方，只是建中四物二方而已，每伤寒疟疾中暑大疾之后，虚劳气乏者，以此调治皆验，不热不冷，温而有补。

黑锡圆此丹阳慈济真方

黑铅硫黄各三两，谓如硫黄与黑铅各用三两，即以黑铅约八两，铫[127]内熔化去滓，苴[128]净尽倾净地上，再于铫内熔，以皮纸五重，撮四角如箱模样，倾黑铅在内，揉取细者于绢上罗过，大抵即损绢，须连纸放地上，令稍温，纸焦易之，下者居上，将粗铅再熔再揉再罗，取细者尽为度，秤重三两，即以好硫黄三两研细拌铅砂令匀，于铫内用铁匙不住搅，须文武火不紧不漫，俟相乳入，倾在净砖上　舶上茴香炒香　附子炮，去皮脐　葫芦巴微炒　破故纸炒香　川楝肉去核，微炒　肉豆蔻各一两　巴戟去心　木香　沉香各半两

上将砂子研细，余药末研匀入碾，自朝至暮，以黑光色为度，酒糊圆如梧子大，阴干，布袋内揉[129]令光莹。如丈夫元脏虚冷，真阳不固，三焦不和，上热下冷，夜梦交合，觉来盗汗，面无精光，肌体燥涩，耳内虚鸣，腰背疼痛，心气虚乏，精神不宁，饮食无味，日渐瘦[130]悴，膀胱久冷，夜多小便；妇人月事愆期，血海久冷，恶露不止，赤白带下，及阴毒伤寒，面青舌卷，阴缩难言，四肢厥冷，

---

[127]铫：音diào，煮开水熬东西用的器具。
[128]苴：音chá、jū、xié、zhǎ、zuǒ、zū？不确定，没有相关释义。
[129]揉：音tú，揩。叶本作"擦"。
[130]瘦：叶天士作"憔"。

不省人事，急用枣汤吞一二百圆，即便回阳，命无不活。但是一切冷疾，盐酒或盐汤空心吞下三四十圆，妇人艾醋汤下。此药大能调治荣卫，升降阴阳，安和五脏，洒陈六腑，补损益虚，回阳返阴，功验神圣。

石斛散

治虚劳羸瘦乏力可[131]食，倦怠多惊畏。

石斛四钱，去根，净洗，细锉，酒炒　牛膝酒浸，水洗，焙干　柏子仁去皮，研　五味子拣　远志去心、苗，洗，锉，炒黄色　木香　杏仁去皮、尖，炒令香熟　肉苁蓉酒浸，水洗，焙干　诃子肉炮　青橘皮[132]柴胡去苗，净洗[133]　人参去芦　熟地黄酒洒，九蒸九曝，焙干，秤，各三钱　茯苓四钱，去皮　甘草二钱，炙　干姜一钱半，炮　神曲碎炒　麦蘖[134]各六钱

上为细末。每服二钱，米饮调下，食前，日二三服。

八仙丹

治虚损，补精髓，壮筋骨，益心智，安魂魄，令人悦泽，驻颜轻身，延年益寿，闭固天癸。

伏火朱砂　真磁石　赤石脂　代赭石　石中黄[135]　禹余粮五味并火煅，醋焠　乳香乳钵坐水盆中，研　没药各一两

上为细末，匀研极细，糯米浓饮圆如梧子大，或如豆大。每服一粒，空心盐汤下。有人年几七旬，梦漏羸弱，气惙惙然[136]，虚损，得此方服之，顿尔强壮，精气闭固，饮食如旧。予常制自服，良验。

头痛头晕方

川芎散

治风眩头晕。

山茱萸一两　山药　甘菊花去萼梗　人参去芦　茯神去木　小川芎各半两

上细末。每服二钱，酒调下，不拘时候，日三服，不可误用野菊。庞先生方。

---

[131]可：许本校：叶本作"不"，王本、四库本作"不"。
[132]青橘皮：叶天士作"陈橘皮"。
[133]去苗，净洗：叶天士本无，宋本注"炒"。
[134]麦蘖：叶天士作"麦芽"。
[135]石中黄：与太乙余粮相类的一种矿物药。《本草纲目》称："生于池泽者为禹余粮，生于山谷者为太乙余粮，其中水黄浊者为石中黄水，其凝结如粉者为余粮，凝干如石者为石中黄。"
[136]惙惙然：气郁忧闷的样子。惙，音 chuò。

钩[137]藤散

治肝厥头晕，清头目。

钩藤　陈皮_{去白}　半夏_{汤浸洗七遍，薄切，焙干}　麦门冬_{略用水泡去心}　茯苓_{去皮}　茯神_{去木}　人参_{去芦}　甘菊花_{去蒂梗}　防风_{去钗股，各半两}　甘草_{一分，炙}　石膏_{一两，生}

上为粗末。每服四钱，水一盏半，生姜七片，煎八分，去滓，温服。

玉真圆

治肾气不足，气逆上行，头痛不可忍，谓之肾厥，其脉举之则弦，按之石坚。

硫黄_{二两}　石膏_{硬者不煅，研}　半夏_{汤浸洗七次，各一两}　硝[138]石_{一分，研}

上为细末，研匀，生姜汁糊圆如梧子大，阴干。每服三[139]十圆，姜汤或米饮下，更灸关元穴百壮，《良方》中硫黄圆亦佳。

关元穴[140]，在脐下三寸，小肠之募，脾经肝经肾经三阴之会，又名下纪。治脐下疞[141]痛，小便赤涩，不觉遗沥，或小便处痛如散火状，或溺血暴疝痛，脐下结血，状如覆杯，转胞不得尿，妇人带下瘕聚，因产恶露不止，月脉断绝，下胫冷，可灸三百壮。

硫黄圆

治头痛。_{沈存中方。}

硫黄_{二两，研细}　硝石_{一两}

上水圆如指头大。空心腊茶嚼下。

予中表兄，病头风二十余年，每发头痛如破，数日不食，百方不能疗，医田滋见之，曰：老母病此数十年，得一药遂愈。就求之，得十圆，日服一枚。十余日，滋复来，云：头痛平日食何物即发？答云：最苦饮酒食鱼。滋取鱼酒令恣食。云：服此药十枚，岂复有头痛耶？如其言食之，竟不发，自此遂瘥。予与滋相识数岁，临别以此方见遗。陈州怀医有此药圆，如梧桐子大，每服十五圆，着腊懵冒[142]者冰冷水服，下咽即豁然清爽，伤冷即以沸艾汤下。《素问》云：头痛巅疾，下虚上实，过在足少阴巨阳，甚则入肾，徇蒙招摇，目瞑耳聋；下实上虚，过在

---

[137]钩：叶天士作"钓"。
[138]硝：叶天士作"消"。
[139]三：叶天士作"二"。
[140]关元穴：许本校：王本、叶本无此段。
[141]疞：音 jiǎo。
[142]着腊懵冒：着凉而头昏沉。

足少阳厥阴，甚则入[143]肝。下虚者肾虚也，故肾厥则头痛；上虚者肝虚也，故肝厥则头晕。徇蒙者，如以物蒙其首，招摇不定，目眩耳聋，皆晕之状也。故肝厥头晕，肾厥巅痛不同如此，治肝厥，钩藤散在前。

治气虚头疼方

大附子一个，剜去心，全蝎二个，入在内，以取附子末，同钟乳一分，面少许水和裹炮熟，都碾为末，以焦黄为度，葱茶调下一钱或半钱。

又方

大川芎二个，锉作四片　大附子一个，和皮生为末

上以水和附子末如面剂，裹川芎作四处，如附子末少，入面少许，裹毕，以针穿数孔子，用真脑麝熏有穴处，内香再捻合穴子，如未觉内有香，即再熏一炷，细罗灰，用铫子内热灰炮熟末之。每服半钱，葱茶调下，不拘时候。上泗医杨吉老二方，神良。

又方

好川芎半两为末，每服二钱，腊茶清调下，甚捷。曾有妇人产后头痛，一服愈。

白芷圆

治气虚头晕。

白芷不见火　石斛去根，净洗，细锉，酒炒　干姜炮，各一两半　细辛去叶　五味子拣　厚朴姜汁炙　茯苓去皮　肉桂去粗皮，不见火　防风去钗股　甘草炙　陈皮各一两，去白　白术一两一分

上为细末，炼蜜圆如梧子大。每服三十圆，清米饮下，不饥不饱服。

乡人邵致远，年八十有三，有此疾，得此方，数服即愈。渠云杨吉老传。

白附子散

治风寒客于头中，偏痛无时，久之[144]牵引两目，遂致失明。

白附子一两，炮　麻黄不去节　川乌炮去皮尖　南星各半两，炮　全蝎五个，去毒干姜炮　朱砂水飞　麝香各一分

上为细末。酒调一字服[145]之，去枕少[146]时，此方见《必用方》。

---

[143] 入：叶天士作"在"。
[144] 久之：叶天士作"疼痛"。
[145] 服：叶天士前加"匕"。
[146] 少：叶天士前加"卧"。

庚寅年，一族人患头痛不可忍，一服即瘥。

羚羊角散

治一切头旋，本因体[147]虚风邪乘于阳经，上注于头面，遂入于脑，亦因痰水在于胸膈之上，犯大寒使阳气不行，痰水结聚，上冲于头目，令[148]头旋。

羚羊角锉　茯神去木,各一两　芎䓖　防风去钗股　半夏汤洗七次　白芷不见火　甘草炙,各半两　枳壳去穰,细锉,麸炒　附子炮,去皮脐,各三分[149]

上为粗末。每服四钱，水一盏半，生姜半分[150]，漫火煎至七分，去滓，不拘时候温[151]服。

养正丹

治虚风头旋，吐涎不已。

黑铅　水银　舶上硫黄水飞　朱砂各一两,水飞

上用建盏[152]一只，火上熔铅成汁，次下水银，用柳枝[153]子打匀，取下放少时，下二味末打匀令冷，取下研为粉，用米饮圆或用枣肉圆，如梧子大。每服三十粒，盐汤下。此药升降阴阳，补接真气，非止头旋[154]而已。

黑龙圆

治一切中风头疼。

天南星　川乌各半斤　黑豆熏[155]三次　石膏半斤　麻黄去根节　干薄荷各四两　藁本去芦,洗　白芷不见火,各二两　京墨一两半

右为细末，炼蜜杵，圆如弹子大。每服一圆，薄荷[156]茶汤嚼下。

（贺文彬　潘伟娟）

---

147 本因体：叶天士作"本体因"。
148 令：叶天士作"故令"。
149 三分：叶天士作"一分"。
150 半分：叶天士作"三片"。
151 温：叶天士本无。
152 盏：叶天士作"盆"。
153 枝：叶天士作"杖"。
154 头旋：叶天士后加"吐涎"。
155 熏：许本校：四库本、叶本、王本均作"蒸"。
156 薄荷：叶天士前加"煎"。

卷 第 三

风寒湿痹白虎历节走注诸病

续断圆

治风湿四肢浮肿，肌肉麻痹，甚则手足无力，筋脉缓急。都君予方。

川续断洗，推去节，锉，焙　草薢　当归洗去芦，薄切，微炒　附子焙，去皮脐　防风去钗股　天麻各一两　乳香乳钵坐水盆中，研　没药各半两　川芎三分

上为细末，炼蜜圆如梧桐子大。每服三四十圆，酒或饮下，空心食前。

增损续断圆

治荣卫涩少，寒湿从之痹滞，关节不利而痛者。杨吉老方。

川续断洗，推去，焙筋，锉　薏苡仁　牡丹皮　山芋　桂心不见火　白茯苓去皮　黄芪蜜炙　山茱萸连核　石斛去根，净洗，细锉，酒炒　麦门冬用水浸去心，各一两　干地黄九蒸九曝，焙干，秤，三两　人参去芦　防风去钗股，炙　白术炮　鹿角胶各七钱

上为细末，炼蜜圆如梧子大。每服三四十圆，温酒下，空心食前。

川乌粥法

治风寒湿痹，麻木不仁。

川乌生，去皮尖，为末

上用香熟白米作粥半碗，药末四钱，同米用漫火熬熟，稀薄，不要稠，下姜汁一茶脚[157]许，蜜三大匙，搅匀，空腹啜之，温为佳。如是中湿，更入薏苡仁末二钱，增米作一中碗服。

此粥大治手足四肢不随[158]，痛重不能举者，有此证预服防之。左氏云[159]：风淫末疾。谓四肢为四末也，脾主四肢，风邪客于肝则淫脾，脾为肝克，故疾在末。谷气引风湿之药，径入脾经，故四肢得安，此汤剂[160]极有力。予常制此方以授人，

---

[157]脚：许本校：叶本作"匙"。
[158]随：叶天士作"遂"。
[159]左氏云：见《左传·昭公元年》。
[160]汤剂：许本校：原本作"阳剂"，据四库本、王本改。

服者良验。

薏苡仁散

治湿伤肾，肾不养肝，肝自生风，遂成风湿，流注四肢筋骨，或入在肩髃，肌肉疼痛，渐入在指中。

薏苡仁一两　当归洗去芦，薄切，焙干　小川芎　干姜炮　甘草炙　官桂去粗皮，不见火　川乌炮，去皮尖　防风去钗股　茵芋去梗，锉，炒用　人参去芦　羌活去芦　白术　麻黄去根节　独活黄色如鬼眼者，洗去芦，焙，秤，各半两

上为细末。每服二钱，空心临卧酒调下，日三服。

芎附散

治五种痹，腿并臂间发作不定，此脾胃虚，卫气不温分肉，为风寒湿所着。

小川芎　附子炮，去皮脐　黄芪蜜炙　白术　防风去钗股　当归洗去芦，薄切，焙干　熟干地黄酒洒，九蒸九曝，焙，秤　桂心不见火　柴胡去苗，净洗　甘草炙，各等分

上为粗末。每服四钱，水一盏半，生姜三片，枣一个，同煎至七分，去滓，食前，日三服。常服不生壅热，兼消积冷。

麝香圆

治白虎历节，诸风疼痛，游走无定，状如虫啮，昼静夜剧，及一切手足不测疼痛。

川乌大八角者三个，生　全蝎二十一个，生　黑豆二十一粒，生　地龙半两，生

上为细末，入麝香半字，同研匀，糯米糊为圆，如绿豆大。每服七圆，甚者十圆，夜卧令膈空，温酒下，微出冷汗一身，便瘥。

予得此方，凡是历节及不测疼痛，一二服便瘥。在歙川[161]日，有一贵家妇人，遍身走注疼痛，至夜则发，如虫啮其肌，多作鬼邪治。予曰：此正历节病也，三服愈。

麻黄散

历节宜发汗。

麻黄一两一分，去根节　羌活一两，去芦　黄芩三分，去皮　细辛真华阴者去叶　黄芪各半两，蜜炙

---

[161]川：叶天士作"州"。

上为粗末。每服五钱，水二盏，煎至八分，去滓温服，接续三四服，有汗畏[162]风。

茵芋圆

治历节肿满疼痛。

茵芋去梗，锉用 朱砂水飞 薏苡仁各一分 牵牛子一两半 郁李仁半两，去皮尖，微炒

上为细末，炼蜜杵，圆如梧子大，轻粉滚[163]为衣。每服十圆至十五圆至二十圆，五更初温水下，到晚未利，可再一二服，快利为度，白粥将息。

牛蒡子散

治风热成历节，攻手指，作赤肿麻木，甚则攻肩背两膝，遇暑热或大便秘即作。

牛蒡子三两，隔纸炒 新豆豉炒 羌活各一两，去芦 干生地黄二两半 黄芪一两半，蜜炙

上为细末。汤调二钱服，空心食前，日三服。

此病多胸膈生痰，久则赤肿，附着肢节，久而不退，遂成厉风，此孙真人所预戒也，宜早治之。厉风，即怒厉贼风伤于五脏也。《千金方》第八卷贼风第三篇中载，皆云五脏虚寒，厉风所损，随其病状，各有灸治甚详。

蓖麻法

治厉风手指挛曲，节间疼不可忍，渐至断落。

蓖麻去皮 黄连锉，如豆，各一[164]两

上以小瓶子入水一升同浸，春夏三日，秋冬五日，后取蓖麻子一粒，擘破，面东以浸药水吞下，平旦服，渐加至四五粒，微利不妨，水少更添，忌动风物，累用得效神良。

柏叶散

治厉风。

柏叶 麻黄去根节 山栀子去皮 枳壳去穰，锉，麸炒 羌活去芦 羊肝石 白蒺藜炒，去角 升麻 子芩去皮 防风去钗股 牛蒡子隔纸炒 荆芥穗 茺[165]蔚子 大黄湿纸裹，甑[166]上蒸，各半两 苦参一两 乌蛇一条，酒浸，去皮、骨，焙干

上为细末。每服二钱，温水调下，日七八服。庞老方。

---

[162]畏：叶天士作"慎"。
[163]滚：许本校：原本作"衮"，据叶本、王本改。下同。
[164]一：叶天士作"二"。
[165]茺：音 chōng。
[166]甑：音 zèng，古时蒸饭的一种瓦器。

绿灵散

治肺[167]毒疮，如大风疾。

用桑叶洗熟蒸日[168]干为末。水调二钱服，日四五，无时。 出《经验方》。

趁痛圆

治走注历节，诸风软痛，卒中倒地，跌扑伤损。

草乌头三两，不[169]去皮尖　熟地黄酒洒，九蒸九曝，焙干　南星炮　半夏曲　白僵蚕去丝、嘴　乌药各半两，并日干

上为细末，酒糊圆如梧子大，日干。每服五七粒，空心夜卧温酒下。如跌扑痛，用姜汁和酒研十数粒搽之；如卒中倒地，姜汁茶清研五六圆，灌下立醒。大知禅师方。

乌头圆

治宿患风癣，遍身黑色，肌体如木，皮肤粗涩，及四肢麻痹，宜服乌头圆。

草乌头一斤，入竹笋子内以水浸，用瓦子[170]于笋内，就水中泷洗，如打菱角法，直候泷洗去大皮及尖，控起令干，用麻油四两，盐四两，入铫内炒令深黄色，倾出油，只留盐并乌头，再炒令黑色，烟出为度，取一枚劈破，心内如米一点白恰好也，如白多再炒，趁热杵罗为末，用醋糊圆如梧子大，干之。每服三十圆，空心晚食前，温酒下。

真州资福寺[171]文雅白老，元祐间有此疾，服数年，肌体黑皯[172]顿除，脚力强健，视听不衰。有一宗人，遍身紫癜风，身如墨，服逾年，体悦泽，教予服之，亦得一年许，诸风疹疮皆除，然性差[173]热，虽制去毒，要之五七日作乌豆粥啜之为佳。

乌豆粥载《豫章集》十九卷中。

大乌豆一升，隔宿洗净用七升水浸，明日入油一升，炭火煅至晚，当糜烂，可煮三升米，极熟下豆，入白糖一斤和匀，入生姜棋子[174]四两，啜之。

---

[167]肺：许本校：叶本、王本作"风"。
[168]日：晒。
[169]不：许本校：叶本作"生"。
[170]瓦子：叶天士作"碎瓦块"。
[171]寺：许本校：原本无，据叶补。
[172]皯：音 gǎn，皮肤黧黑枯槁。叶本作"点"。
[173]差：稍微，比较，程度副词。
[174]生姜棋子：小的生姜块。

风痰停饮痰癖咳嗽

化痰圆

治停痰宿饮。

半夏汤洗七次,别末 人参去芦 白茯苓去皮 白术 桔梗切作小块,姜汁浸,各一两 枳实去穰, 麸炒 香附子麸炒, 春去皮 前胡去苗, 净洗 甘草炙,各半两

上细末,用半夏姜汁煮糊圆如梧子大。每服三四十圆,姜汤下。

三生圆

治中脘风涎痰饮,眩瞑呕吐酸水,头疼恶心。

半夏二两 南星 白附子各一两

上并生为末,滴水圆如梧子大,以生面滚衣,阴干。每服十圆至二十圆,生姜汤下。

旋覆花汤

治心腹中脘痰水冷气,心下汪洋嘈杂,肠鸣多唾[175],口中清水自出,胁肋急胀,痛不欲食,此胃气虚冷所致。其脉沉弦细迟。

旋覆花拣去梗 细辛去叶 橘皮去白 桂心不见火 人参去芦 甘草炙 桔梗炒 白芍药 半夏汤洗七次,各半两 赤茯苓三分, 去皮

上为粗末。每服四钱,水一盏半,生姜七片,煎至八分,去滓温服。

槟榔圆

治心下停饮冷痰,头目晕眩,睡卧口中多涎。

槟榔三分 丁香一分, 不见火 半夏汤洗七次,一两 细辛去叶 干姜炮 人参各半两, 去芦

上为细末,姜汁煮糊圆如梧子大。每服二三十圆,姜汤下,日三服。

干姜圆

治酒癖停饮吐酸水。《圣惠方》

干姜炮 葛根 枳壳去穰, 锉, 麸炒 橘红 前胡去苗, 净洗,各半两 白术 半夏曲各一两 甘草炙 吴茱萸汤泡七次, 焙,各一分

175唾:叶天士作"睡"。

上为细末，炼蜜圆如梧子大。每服三十圆，用饮下。甲寅年服上二方有验。

芫花圆

治积聚停饮，痰水生虫，久则成反胃，及变为胃痈，其说在《灵枢》及《巢氏病源》。

芫花_{醋制，千秤一两}　干漆_{炒令烟尽}　狼牙根　桔梗_{炒黄}　藜芦_炒　槟榔_{各半两}　巴豆_{十个，炒微黑黄}

上为细末，醋糊圆如赤豆大。每服二三圆[176]，加至五七圆，食前姜汤下。

第六卷《病能论》云：黄帝问曰：人病胃脘痈者，诊当何如？岐伯对曰：诊此者当得胃脉，其脉当沉细。沉细气逆，逆者人迎甚盛，甚盛则热。人迎者，胃脉也。逆而盛则热聚于胃口而不行，故胃脘为痈也。

此方常服化痰消坚杀虫。予患饮癖三十年，暮年多嘈杂，痰饮来潮即吐，有时急饮半杯即止，盖合此证也。因读《巢氏病源论》酒癖云：饮酒多而食谷少，积久渐瘦，其病常思酒，不得酒则吐，多睡不复能食。是胃中有虫使然，名为酒癖。此药治之，要之须禁酒即易治，不禁无益也。

《巢氏病源论》[177]第十九卷论积聚癥瘕中载：人之积聚癥瘕，皆由饮食不节，脏腑虚弱而生，久则成形云。

昔曾有人共奴俱患鳖瘕，奴死后腹中得一白鳖，有人乘白马来看此鳖，白马遗尿，随落鳖上，鳖即缩头及脚，寻以马尿灌之，即化为水。其主曰：吾将瘥矣。即服之，果得瘥。予生平有二疾，一则脏腑下血，二则膈中停饮，下血有时而止，停饮则无时。始因年少时夜坐为文，左向伏几案，是以饮食多坠向左边，中夜以后稍困乏，必饮两三杯，既卧就枕，又向左边侧睡，气壮盛时，殊不觉。三五年后，觉酒止从左边下，辘辘有声，胁痛，饮食殊减，十数日必呕数升酸苦水，暑月只是右边身有汗[178]，漐漐[179]常润，左边病处绝燥，遍访名医及海上方服[180]之，少有验。间或中病，只得月余复作，其补则如天雄附子矾石，其利则如牵牛甘遂大戟，备尝之矣。予后揣度之，已成癖囊，如潦水之有科臼[181]，不盈科不行，水盈科而行也，清者可行，浊者依然停[182]滀，盖下无路以决之也，是以积之五七日必

---

[176] 二三圆：叶天士校：宋本作"二三十"。
[177]《巢氏病源论》："《巢氏病源论》……果得瘥。"此二段他本皆无。
[178] 汗：叶天士作"邪"。
[179] 漐漐：音 zhí，应为上"执"下"水"，是"漐"的类推简化字。
[180] 服：叶天士作"脉"。
[181] 科臼：窠臼与舂臼，此指地面的浅水坑。
[182] 停：叶天士校：原作"渟"，诸本同，据《普济本事方》改。

呕而去，稍宽数日复作。脾，土也，恶湿，而水则流湿，莫若燥脾以胜湿，崇土以填科臼，则疾当去矣。于是悉屏诸药，一味服苍术，三月而疾除。自此一向服数年，不吐不呕，胸膈宽，饮啖如故，暑月汗周身而身凉，饮亦当中下，前此饮渍其肝，目亦多昏眩，其后灯下能书细字，皆苍术之力也。其法苍术一斤，去皮切末之，用生油麻半两，水二盏，研滤取汁，大枣十五枚，烂煮去皮核研，以麻汁匀研成稀膏，搜和入臼[183]熟杵，圆梧子大，干之。每日空腹用盐汤吞下五十圆，增至一百圆、二百圆，忌桃李雀鸽。初服时必膈微燥，且以茅术制之，觉燥甚，进山栀散一服，久之不燥矣。予服半年以后，只用燥烈味极辛者，削去皮不浸极有力，亦自然不燥也。山栀散用山栀子一味，干之为末，沸汤点服。故知久坐不可伏向一边，时或运动，亦消息之法。

紫苏散

治肺感风寒作嗽。

紫苏叶　桑白皮_{洗净，蜜涂，炙黄}　青皮_{去白}　五味子_拣　杏仁_{去皮尖，炒}　麻黄_{去节}　甘草_{炙，各等分}

上细末。每服二钱，水一盏，煎至七分，温服。

诃子饮

利膈去涎，思食止嗽。

诃子_{煨，去核}　青皮_{去白}　麦门冬_{水泡去心，各半两}　槟榔_{四个}　半夏_{三分，汤浸七次}　甘草_{一分，炙}

上为粗末。每服四钱，水二盏，生姜七片，同煎至七分，去滓温服，日二三服。

贝母汤

治诸嗽久不瘥。

贝母_{一两，去心，姜制半日，焙[184]}　黄芩_{生去皮}　干姜_{生，各一两}　陈皮_{去白}　五味子_{各一两，拣}　桑白皮_{洗净，蜜炙黄}　半夏_{汤浸七次}　柴胡_{去苗，净洗}　桂心_{不见火，各半两[185]}　木香_{一分}　甘草_{一分，炙}

上为粗末。每服五钱，水一盏半，杏仁七个，去皮尖碎之，生姜七片，同煎至七分，去滓热服。黄师文[186]云：戊申冬有姓蒋者，其妻积年嗽，制此方授之，

183臼：叶天士作"曰"。

184焙：叶天士作"晒"。

185半两：叶天士作"一两"。

186黄师文：宋代名医，长于治疗内科疾病。见《续医说·古今名医》。

一服瘥。以此治诸嗽，悉皆愈。

积聚凝滞五噎膈气

大抵治积，或以所恶者攻之，以所喜者诱之，则易愈。如硇[187]砂、水银治肉积；神曲、麦蘖治酒积；水蛭、虻虫治血积；木香、槟榔治气积；牵牛、甘遂治水积；雄黄、腻粉治涎积；礞石、巴豆治食积，各从其类也。若用群队之药，分其势则难取效。许嗣宗[188]所谓譬犹猎不知兔，广络原野，冀一人获之，术亦疏矣。须是认得分明，是何积聚，然后增加用药。不尔，反有所损，嗣宗自谓不著书[189]，在临时变通也。

缠金丹

治五种积气及五噎，胸膈不快，停痰宿饮。

木香　丁香　沉香　槟榔　官桂去粗皮，不见火　胡椒　硇砂研　白丁香各一钱　肉豆蔻　飞矾各一分　马兜铃炒[190]　南星[191]炮　五灵脂拣如鼠屎者，淘去沙石，日干　瓜蒌根　半夏汤洗七次，各半两　朱砂三分，水飞，留半为衣

上为细末，入二味研药和匀，生姜汁煮糊圆如梧子大。每服三圆，生姜汤下，或干嚼萝卜下。

枳壳散

治心下蓄积痞闷，或作痛，多噫，败卵气。

枳壳去穰，锉，麸炒　白术各半两　香附子一两，麸炒，舂去皮　槟榔三钱

上为细末，每服二钱，米饮调下，日三服，不拘时候。庞老方。

诃子圆

治伏积注气，发则喘闷。

诃子去核　白茯苓去皮　桃仁去皮尖，炒　枳壳去穰，锉，麸炒　桂心不见火　槟榔　桔梗炒　白芍药　川芎洗　川乌炮，去皮尖　人参去芦　橘红　鳖甲淡醋煮去裙膜，洗净，酸醋炙黄，各等分

上为细末，炼蜜杵，圆如梧子大。酒下二十圆，熟水亦得。

硇砂圆

治一切积聚有[192]饮，心痛。

硇砂研　京三棱锉末　干姜炮　白芷不见火　巴豆出油，各半两　大黄别末　干漆各一两，锉，炒令烟尽　木香　青皮去白　胡椒各一分　槟榔　肉豆蔻各一个

上为细末，酽醋二升，煎巴豆五七沸，后下三棱、大黄末，同煎五七沸，入硇砂同煎成稀膏，稠稀得所，便入诸药和匀杵，圆如绿豆大。年深气块，生姜汤下四五圆；食积，熟水下；白痢，干姜汤下；赤痢，甘草汤；血痢，当归汤，葱酒亦得。

紫金丹

治男子、妇人患食劳、气劳，遍身黄肿，欲变成水肿，及久患痃癖，小肠膀胱，面目悉黄。

胆矾三两　黄蜡一两　青州枣五十个

上于瓷合内用头醋五升，先下矾枣，慢火熬半日以来，取出枣去皮核，次下蜡一处，更煮半日如膏，入好腊茶末二两同和，圆如梧子大。每服二三十圆，茶酒任下，如久患肠风痔漏，陈米饮下。

宗室赵彦才下血，面如蜡，不进食，盖酒病也。授此方服之，终剂而血止，面色鲜润，食亦倍常。新安有一兵士亦如是，与三百粒，作十服，亦愈。

感应圆

治沉积。此用丁香、木香，皆少于《官局方》一两，盖欲速于去积，若常服或老幼怯弱之疾，尚当审之。

丁香　木香各半两　干姜一两，炮　百草霜二两，研　肉豆蔻二十个　巴豆六十个，取霜　杏仁一百四十个，去皮尖　麻油一两，秋[193]冬增半两，减蜡[194]半两　煮酒蜡四两

上以二香姜蔻为细末，并三味研极匀，炼油蜡和成剂，油纸裹，旋圆如绿豆大，熟水下五七圆。此药近年盛行于世，有数方，惟此真高家，予得之于王景长，用之的有准。

枳壳散

治五种积膈气，三焦痞塞，胸膈满闷，背脊引疼，心腹膨胀，胁肋刺痛，食

---

[192]有：叶天士作"停"。
[193]秋：叶天士作"如"。
[194]蜡：许本校：叶本作"蜡糟"。

饮不下，噎塞不通，呕吐痰逆，口苦吞酸，羸瘦少力，短气烦闷，常服顺气宽中，消痃癖积聚，散[195]惊忧恚气。

枳壳去穰，锉，麸炒　京三棱　橘皮去白　益智仁　蓬莪术　槟榔　肉桂不见火，各一两或各六两一钱　干姜炮　厚朴去粗皮，姜汁炙　甘草炙　青皮去白　肉豆蔻　木香各半两或各三两

上为细末。每服二钱重，水一盏，生姜五片，枣一个，同煎至七分，热服，盐点亦得，不拘时候。

五噎膈气圆

治气食忧劳思虑。

半夏汤浸七次，薄切，焙　桔梗各二两，炒　肉桂不见火　枳壳去穰，麸炒，各一两半

上细末，姜汁糊圆如梧子大，姜汤下三十圆，食后临卧服。

熏膈圆

治胸膈闷塞作噎。

麦门冬水渑去心　甘草炙，各半两　人参去芦　桂心不见火　细辛去叶　川椒去目并合口，微火炒，地上出汗　远志去心，炒　附子炮，去皮脐　干姜炮，各二钱

上细末，炼蜜圆如鸡头[196]大。绵裹一圆含化，食后日夜三服。

膀胱疝气小肠精漏

念珠圆

治膀胱疝气，外肾肿胀，痛不可忍。

乳香乳钵坐水盆中，研　硇砂各三钱，飞　黄蜡一两

上乳香研细，硇砂同研匀，熔蜡和圆，分作一百单[197]八，以线穿之，露一夕，次日用蛤粉为衣，旋取一粒，用乳香汤吞下。

顷年[198]有人货疝气药，肩上担人我二字，以为招目[199]，每日货数千，有一国医多金得之，用之良验[200]。

---

[195]散：叶天士校：宋本无。
[196]鸡头：芡实之别名。
[197]单：叶天士校：宋本作"丹"。
[198]顷年：近年。
[199]目：叶天士作"口"。
[200]用之良验：叶天士后加"此即方也"。

硇砂圆

木香　沉香　巴豆肉_{全者，各一两}　铜青_{半两，研}　青皮二[201]_{两，不去皮}　硇砂_{一分，研}

上前二香、青皮三味细锉，同巴豆漫火炒，令紫色为度，去巴豆，为末，入青砂二味研匀，蒸饼和圆如梧子大。每服七圆至十圆，盐汤吞下，日二三服，空心食前服。

金铃圆

治膀胱肿硬，牵引疼痛，及治小肠气阴囊肿，毛间水出。

金铃子_{肉，五两}　茴香_炒　马兰花_炒　菟丝子_{酒浸，曝干，用纸条子同碾}　海蛤　破故纸_{炒香}　海带_{净洗，各三两}　木香　丁香_{各一两}

上细末，糊圆如梧子大。每服二三十圆，温酒盐汤下，空心食前服。

炒葱白熨法

治小便难，小肠胀，不急治杀人。

上用葱白三斤，细锉炒令热，以帕子裹，分作两处，更替熨脐下即通。

茴香散

治膀胱气痛。

茴香_炒　蓬莪术　金铃子肉　京三棱_{各一两，二味炮熟，锉}　甘草_{半两，炙}

上细末。每服二钱，热酒调下。强幼安云：每发痛甚连日，只一二服[202]立定。顷在徽城日，歙尉宋荀甫[203]，膀胱气作，疼不可忍，医者以刚剂与之，疼愈甚，小便不通三日矣，脐下虚胀，心闷。予因候之，见其面赤黑，脉洪大。予曰：投热药太过，阴阳痞塞，气不得通。为[204]之奈何？宋尉尚手持四神丹数粒，云：医者谓痛不止，更服之。予曰：若服此定毙，后无悔。渠恳求治。予适有[205]五苓散一两许，分三服，易其名，用连须葱一茎，茴香一撮，盐一钱，水一盏半，煎七分，令接续三服，中夜下小便如墨汁者一二升，脐下宽得睡。翌日诊之，脉已平矣，续用硇砂圆与之，数日瘥。大抵此疾因虚得之，不可以虚而骤投补药。《经》云：邪之所凑，其气必虚，留而不去，其病则实。故必先涤所蓄之邪，然后补之，是以诸方多借巴豆气者，谓此也。

₂₀₁二：叶天士作"一"。
₂₀₂只一二服：许本校："王本作'每日只二三服'"。
₂₀₃宋荀甫：叶天士作"宋荀甫"。
₂₀₄为：叶天士作"一"。
₂₀₅有：叶天士作"右"。

金锁丹

治遗精梦漏，关锁不固。亦名茴香圆。

舶上茴香炒　葫芦巴　破故纸炒香　白龙骨以上各一两　木香一两半　胡桃肉三七个，研　羊石子[206]三对，破开，盐半两擦，炙熟，研如泥

上五味为末，下二味同研成膏，和酒浸蒸饼杵熟，圆如梧子大。每服三五十圆，空心温酒下。

清心圆

治经络热，梦漏，心忪恍惚，膈热。

黄柏皮一两

上为细末。用生脑子一钱，同研匀，炼蜜圆如梧子大。每服十圆至十五圆，浓煎麦门冬汤下。大智禅师方云[207]：梦遗不可全作虚冷，亦有经络热而得之。

猪苓圆

上用半夏一两，破如豆大，用木猪苓四两，先将一半炒半夏黄色不令焦，地上出火毒半日，取半夏为末，糊圆如梧子大，候干，更再用存下猪苓末二两，炒微裂，同用不泄沙瓶养之，空心温酒盐汤下三四十圆，常服于申末[208]间，冷酒下。

此药治梦遗。梦遗有数种，下元虚惫，精不禁者，宜服茴香圆；年壮气盛，久节淫欲，经络壅滞者，宜服清心圆；有情欲动中，经所谓所愿不得，名曰白淫，宜《良方》茯苓散。正如瓶中煎汤，气盛盈溢者，如瓶中汤沸而溢；欲动心邪者，如瓶之倾侧而出；虚惫不禁者，如瓶中有罅[209]而漏，不可一概用药也。又有一说，《经》曰：肾气闭即精泄。《素问》云：肾者作强之官，伎巧出焉。又曰：肾气藏精，盖肾能摄精气以生育人伦者也，或敛或散，皆主于肾，今也肾气闭，则一身之精气无所管摄，故妄行而出不时也。猪苓圆一方，正为此设，此古方也。今盛行于时，而人多莫测其用药之意。盖半夏有利性，而猪苓导水，盖导肾气使通之意也。予药囊中尝贮此药，缓急以与人，三五服皆随手而验。林监丞庇民，亦数服而愈。

---

[206]羊石子：又名羊外肾，为山羊、绵阳的睾丸。
[207]云：许本校：原本无，据叶本补。
[208]申末：许本校：叶本作"未申"，相当于13：00-17：00。
[209]罅：音 xià，缝隙，裂缝。

《良方》茯苓散

坚白茯苓不以多少，为细末，每服五钱，温水调下，空心食前临卧时服，一日四五服。

卷　　外

顺气木香散

治气不升降，呕逆恶心，胸膈痞满，胁肋胀闷，及酒食所伤，噫气吞酸，心脾刺痛，大便不调，面黄肌瘦，不思饮食，兼疗妇人血气刺痛，及一切冷气绕脐撮痛。

良姜去芦,炒　干姜炮　茴香炒　陈皮去白　缩砂　肉桂去粗皮,不见火　丁皮不见火　桔梗去芦,炒　厚朴去粗皮,姜制　苍术米泔浸　甘草炙,各等分

去干姜、丁皮、厚朴，加香附子、青皮，曰和气散。

上细末。每服二钱，水一盏，生姜三片，枣二枚，同煎八分，稍热服，不拘时候，或入盐少许，沸汤点服。常服宽中和胃。

（孙羽中　臧　希）

卷第四

翻胃呕吐霍乱

附子散

治翻胃。

附子一枚极大者，坐于砖上，四面着火，渐渐逼热，淬入生姜自然汁中，再用火逼，再淬，约尽姜汁半碗，焙干末之，每服二钱，水一盏，粟米少许，同煎至七分，去滓温服[210]，不过三服。

鲫 鱼 散

治同上

大鲫鱼一个，去肠留胆，纳绿矾末，填满缝口，以炭火炙令黄干，为末，每服一钱，陈米饮调下，日三服。

枇杷叶散

定呕吐利膈。

枇杷叶去毛　人参去芦，各一分[211]　茯苓去皮，半两[212]　茅根二分　半夏三分[213]，汤浸七次

上细锉。每服四钱，水一盏半，生姜七片，漫火煎至七分去滓，入槟榔末半钱，和匀服之。庞老方。

白术散

食后多吐，欲作翻[214]胃。

泽泻　白术　茯苓去皮，各等分

上为细末，每服一钱，汤调温服。

---

[210]去滓温服：许本校：原本无，据叶本补。
[211]分：叶天士作"钱"。
[212]两：叶天士校：宋本作"分"。
[213]三分：叶天士作"一钱"。
[214]翻：叶天士作"反"。

竹茹汤

治胃热呕吐。

干葛三两　甘草三分[215]，炙　半夏三分[216]，姜汁半盏，浆水一升煮，耗半

上粗末。每服五钱，水二盏，生姜三片，竹茹一弹大，枣一个，同煎至一盏，去滓温服

胃热者，手足心俱[217]热。政和中一宗人病伤寒，得汗身凉，数日忽呕吐，药与饮食俱不下，医者皆进丁香、藿香、滑石等药，下咽即吐。予曰：此正汗后余热留胃脘，孙兆竹茹汤政[218]相当尔。亟治药与之，即时愈。《良方》槐花散亦相类。

槐花散

治热吐。

皂角去皮，烧令烟绝　白矾煅　槐花炒黄黑色　甘草炙

上四味等分，为末。每服二钱，白汤调下。喜与李使君曾病呕，每食讫辄吐，如此两月，服翻胃药愈甚，或谓有痰饮，投半夏旋覆之类，亦皆不验，幕下药判官授此方，服之即瘥。又有一老青衣久病呕，与服之又瘥。大凡吐多是膈热，热且生涎，此药能化胃膈热涎，特有殊效。

青金丹

治霍乱吐泻不止及转筋，诸药不效者，一粒治一人。

硫黄一两，研　水银八钱

上二味，铫子内炒，柳木篦子不住搅匀，更以柳枝蘸冷醋频频洒，候如铁色，法[219]如青金块方成，刮下再研如粉，留少半为散，余以粽子尖三个，醋约半盏，研稀稠得所，成膏和圆，如鸡头大，朱砂为衣。每服一圆，煎丁香汤磨化下，热服，如服散子，丁香汤调下一钱。伤寒阴阳乘伏，用龙脑冷水磨下，日二三服。

香灵圆

治呕吐不止。

丁香　好辰砂研飞，各六[220]钱　五灵脂拣如鼠屎者，淘去沙石，日干，四钱

---

[215]三分：叶天士作"二钱"。
[216]分：叶天士作"钱"。
[217]俱：许本校：原本无，据叶本补。
[218]政：通"正"，恰好，正好。
[219]法：叶天士校：坊本作"凝"。
[220]六：叶天士作"八"。

上香脂先为细末，后入砂，再研匀，狗胆汁[221]或猪胆汁为圆，如鸡头大，每服一圆，生姜橘皮汤磨下。

脏腑滑泄及诸痢

鞠䓖圆

治脾胃中风湿，脏腑泄滑。

芎䓖　神曲碎炒　白术　附子炮，去皮脐，各等分

上为细末，即以神曲煮糊为圆[222]如梧子大。每服三五十圆，米饮[223]下。

左氏述楚子围萧，萧将溃，申步展[224]告还无社[225]曰：有麦曲乎？有山鞠䓖乎？鞠䓖，芎䓖也。意欲令逃水中以避祸，是知芎䓖能除湿。予尝加术附以制方，治脾湿而泄者，万无不中。此药亦治飧泄。《素问》云：春伤于风，夏必飧泄，飧泄者，食谷不化。盖春木旺时，肝生风邪，淫于脾经，至夏饮冷当风，故多飧泄。此药尤宜。

陈曲圆

磨积止泄痢，治心腹冷痛。

陈曲一两半　干姜炮　官桂不见火　白术　厚朴去粗皮，姜汁炙　人参去芦　当归去芦，薄切，焙干　甘草炙，各半两

上细末，炼蜜圆如梧子大。每服三四十圆，酒或淡醋汤下，空心食前，日二服，发时不时增数。

木香圆

治冷气下泻。

木香半两　川乌生去皮尖，一两

上细末，醋糊圆如梧子大。陈皮醋汤下三五十圆。

温脾汤

治瘤冷在肠胃间，连年腹痛泄泻，休作无时，服诸热药不效，宜先取去[226]，

---

[221]汁：许本校：原本无，据叶本及上下文义补。
[222]即以神曲煮糊为圆：许本校：原本作"用糊圆"，据叶本改。
[223]米饮：叶天士前加"食前"。
[224]申步展：楚国大夫。
[225]还无社：萧邑大夫。
[226]取去：许本校：叶本作"去宿积"。

然后调治易瘥，不可畏虚以养病也。

厚朴去粗皮，姜制　干姜炮　甘草　桂心去皮，不见火　附子生，去皮脐，各半[227]两　大黄生，四钱，碎切，汤一盏渍半日，搦去滓煎汤，时和滓下

上细锉，水二升半，煎八合后，下大黄汁再煎六合去滓，澄去脚[228]，不要晚食[229]，分三服温服，自夜至晓令尽。不受[230]，食前更以干姜圆佐之。

干姜圆

干姜炮　巴豆去心，炒黄，研　大黄湿纸裹，甑上蒸　人参各一钱[231]，去芦

上除巴豆，余为末，同研，炼蜜圆如梧子大。服前汤时，用汤吞下一圆，米饮亦得。

有人因忧愁中伤，食结积在肠胃，故发吐利，自后至暑月，稍伤则发，暴下数日不已。《玉函》云：下利至隔年月日不期而发者，此为有积，宜下之，用温脾汤尤佳。如难取，可佐以干姜圆，后服白术散。

白术散

白术　木香　附子炮，去皮脐　人参去芦，各等分

上细末，每服二钱，水一盏，生姜三片，枣一个，煎六分，食前[232]温服。

灵砂丹

治积痢。

硇砂一分　朱砂一分，并研极细

上另用黄蜡半两，巴豆三七粒，去壳皮膜，同于银石器内，重汤[233]煮一伏时，候巴豆紫色为度，去二七粒，只将一七粒与前来二味，同再研极匀，再熔蜡匮[234]药，每旋圆绿豆大，每服三圆至五圆。水泻生姜汤下，白痢艾汤下，赤白[235]痢乌梅汤下，服时须极空腹。服毕一时，方可吃食，临卧尤佳，次食淡粥一日。疟疾，乳香汤下，面东五更[236]服，不发日晚间服。

此药不动气，服之泻者止，痢者断，疼者愈，有积者内化，亦不动脏腑。大

---

[227] 半：叶天士作"二"。
[228] 澄去脚：沉淀去除残渣。
[229] 晚食：许本校：叶本作"太暖"。
[230] 不受：许本校：原本作"不快"，据王本改。叶天士作"未进"。
[231] 钱：叶天士作"两"。
[232] 食前：叶天士校：宋本无。
[233] 重汤：隔水蒸煮。
[234] 匮：裹。
[235] 赤白：叶天士作"赤"。
[236] 五更：许本校：原本无，据叶本及上下文义补。

凡痢有沉积者，不先去其积，虽然暂安[237]，后必为害。尝记陈侍郎泾仲，庚戌秋过仪真求诊。初不觉有疾，及诊视，则肝脉沉弦，附骨取[238]则牢。予曰：病在左胁有血积，必发痛。陈曰：诚如是。前此守九江被召，冒暑涉长江，暨抵行朝，血痢已数日矣。急欲登对[239]，医者以刚剂燥之，虽得止数日，脐下一块大如杯，不旬日如碗大，发则不可忍。故急请宫祠以归，为之奈何？予曰：积痢不可强止，故血结于脐胁下，非抵当圆不可。渠疑而不肯服，次年竟以此疾终。抵当圆在第九卷中。

木香散

治诸痢[240]。

木香半两，用黄连半两各锉，同炒　甘草一两，炙　罂粟壳半两，生姜半两，碎，同炒

上细末，入麝少许研匀，陈米饮下二钱。佛智和尚传云：在闽中尝合以济人，治血痢尤奇。

五味子散

治肾泄。

五味子二两，拣　吴茱萸半两，细粒绿色者

上二味同炒香熟为度，细末。每服二钱，陈米饮下。

顷年有一亲识，每五更初欲晓时，必溏痢一次，如是数月。有人云：此名肾泄，肾感阴气而然，得此方服之而愈。

诃子圆

治脾胃不和，泄泻不止，诸药不效。

诃子去核　川姜炮　肉豆蔻　龙骨　木香　赤石脂　附子炮，去皮脐

上并等分为细末，糊圆[241]如梧子大。每服四十圆，米饮[242]下。

虚热风壅喉闭清利头目

利膈汤

治虚烦上盛，脾肺有热，咽喉生疮。

---

[237] 虽然暂安：叶天士校：宋本作"虽安暂安"。
[238] 取：叶天士作"重取"。
[239] 登对：上朝回话。
[240] 治诸痢：叶天士作"治隔年痢不止"。
[241] 糊圆：叶天士前加"蒸饼"。
[242] 米饮：叶天士前加"空心"。

鸡苏叶[243] 荆芥穗 桔梗炒 防风去钗股 牛蒡子隔纸炒 甘草各一两,炙 人参半两,去芦

上细末。每服一钱,沸汤点服。如咽痛口疮甚者,加僵蚕一两。国医都君予[244]方。

川芎散

治风盛膈壅,鼻塞清涕,热气攻眼,下泪多眵[245],齿间紧急,作偏头疼。

川芎洗 柴胡去苗,洗,各一两 半夏曲 甘草炙 甘菊 细辛去叶 人参去芦 前胡去苗,洗 防风去钗股,各半两

上为粗末。每服四钱,水一盏,生姜四片,薄荷五叶,同煎至七分,去滓温服[246]。

芎辛圆

治头痛面赤,烦闷咽干,上膈风痰,头目晕昏,百节疼痛,背项拘急。

川芎洗 防风去钗股 僵蚕去丝、嘴,炒 独活黄色如鬼眼者,去芦,洗,焙,秤,各一两 天麻四两 桔梗炒,三两 细辛去叶 白附子炒 羌活洗,去芦 甘草炙,各半两 薄荷 荆芥穗各一两半

上细末,炼蜜圆如弹子大。每服一粒,清茶吞下[247],温酒亦可,食后服[248]。

通膈圆

治上焦虚热,肺脘咽膈有气,如烟抢上。

黄连去须 茯苓去皮 人参各三两,去芦 朱砂一分,水飞 真脑子少许

上细末,研匀,炼蜜圆如梧子大。熟水下三五圆,日二三服。

门冬圆

治心经有热。

麦门冬一两,水浥去心 川黄连去须,半两

上细末,炼蜜圆如梧子大。食后熟水下二三十圆。

《千金》地黄圆

治心热。

---

[243]鸡苏叶:即水苏之叶。
[244]国医都君予:叶天士作"都君子",疑指北宋医官都响。
[245]眵:音 chī,即俗称的眼屎。
[246]温服:叶天士作"食前温服"。
[247]清茶吞下,温酒亦可:原本作"清茶酒嚼下",据叶本改。
[248]食后服:叶天士作"食后时服"。

川黄连去须，四两，粗末　生地黄半斤，研取汁，连滓，二味匀，日干

上细末，炼蜜圆如梧子大。每服三十圆，食后麦门冬汤下。

人参散

治邪热客于经络，肌热痰嗽，五心烦躁，头目昏痛，夜多盗汗。此药补和真气，解劳倦，妇人血热虚劳骨蒸，并皆治。

人参去芦　白术　白茯苓去皮　柴胡去苗，洗　半夏曲　当归洗，去芦，薄切，焙干，秤　赤芍药　干葛　甘草各一两，炙　子芩半两，去皮

上为细末。每服三钱，水一盏，生姜四片，枣二个，煎至八分，不拘时候带热服。但是有劳热证，皆可服，热退即止。大抵透肌解热，干葛第一，柴胡次之，所以升麻葛根汤为解肌之冠也。

清气散

调荣卫，顺三焦，治风壅，消痰涎，退烦热。

前胡去苗，洗　柴胡去苗，洗　川芎洗　枳壳去瓤，锉，麸炒　白术　青皮去白　羌活去芦　独活黄色如鬼眼者，去芦，洗，焙，秤　甘草炙　茯苓去皮　人参去芦，各等分

上为末，每服二钱，水一盏，荆芥一穗，煎七分服[249]。此方败毒散中去桔梗，加白术、青皮，增损亦有理，用之良验。

柴胡散

治邪入经络，体瘦肌热，推陈致新，解利伤寒时疾，中暍伏暑。

柴胡四两，洗，去苗　甘草一两，炙

上细末。每服二钱，水一盏同煎至八分，食后热服。此药冬月可以润心肺，止咳嗽，除壅热；春夏可以御伤寒时气，解暑毒，居常不可缺，兼不论[250]长幼，皆可服之，仓卒可以便得[251]。

地仙散

治骨蒸肌热，解一切虚烦躁，生津液。

地骨皮洗，去心　防风去钗股，各一两　甘草炙，一分

《济生方》：地骨皮二两，防风一两，甘草炙半两。上㕮咀。每服四钱，水半盏，姜五片，同煎。

上细末。每服二钱，水一盏，生姜三片，竹叶七片，煎至七分服，信效。一

---

[249]服：叶天士作"食后趁热服"。
[250]论：许本校：原本作"以"，据叶本、王本改。
[251]便得：许本校：原本作"使得效"，据叶本、王本改。

方增人参半两，鸡苏一两，甘草添一分。

肿满水气蛊胀

葶苈圆

治腹中有湿热气，目下作肿，如新卧起蚕[252]之状，两足胫微肿。病在肾，肾者少阴也；标在肺，肺者太阴也。故中满气急咳嗽，喘息有音，每就卧则右胁有气上冲，肩腋与缺盆相牵引不快，少思饮食。

甜葶苈半两，炒令香　郁李仁汤泡去皮尖，熬紫色，秤三分，二味别研如膏，令极匀　白术半两　牵牛子半两，一半生、一半熟用　赤茯苓去皮　桑白皮蜜炙，锉　羌活洗去土　汉防己　陈橘皮去白　泽泻以上各三分

上细末，与上二味同研，炼蜜和入白内杵[253]之，圆如梧子大。初服十圆，空心晚食前，日二服，生姜橘皮汤下。不知，加至二三十圆，以知为度。

实脾散

治脾元虚浮肿。

大附子一个，炮，去皮脐　草果去皮　干姜炮，各二两　甘草一两，炙　大腹皮连皮，六个　木瓜一个，去瓤，切片

上用水于砂器内同煮，至水存一半[254]，擘开干姜，心内不白为度，不得全令水干，恐近底焦，取出锉焙为末，每服[255]空心日午，用沸汤点服。

羌活散

治水气。

羌活洗去土　萝卜子各等分

上同炒香熟，去萝卜子不用，末之，温酒调下二钱，一日一服，二日二服，三日三服，取效。嘉兴主簿张昌时传方。

大枣汤

治四肢肿满。

白术三两，㕮咀。每服半两，水一盏半，大枣三枚，拍破，同煎至九分，去滓

---

[252]蚕：许本校：四库本、叶本、王本均无。
[253]杵：原本作"治"，据叶本改。
[254]至水存一半：叶本校：宋本作"一半以来"。
[255]每服：叶天士后加"二钱"。

温服，日三四服，不拘时候。

茯苓散

治肿满小便不利。

郁李仁_{去皮尖，微炒，四钱}　槟榔_{二个}　赤茯苓_{去皮}　白术　甘遂_{切片，炒，各二[256]钱}　橘皮_{一钱半，去白}

上细末。每服一钱，姜枣汤调下，不拘时候。

又方

厚朴_{去皮，姜汁制，炒，半两}　牵牛子_{五两，炒取末二两[257]}

上细末。每服二钱，姜枣汤调下。

知母汤

治游风攻头面，或四肢作肿块。

知母_{一两}　麻黄_{去根节}　黄芪_{蜜炙}　甘草_炙　羌活_{洗去土}　白术　枳壳_{去穰，锉，麸炒，各半两}

上粗末。每服四钱，水一盏半，牛蒡子百粒研碎，煎至七分，温服，日三四服。觉冷不用牛蒡子。

有一达官，其母年七十中风，手足拘挛，平日只是附子之类扶[258]养。一日面浮肿，手背亦肿。寻常有一国医供药，诊云是水病，欲下大戟牵牛以导之，其家大惊忧惶，召予议之。予曰：《素问》称面肿曰风，足胫肿曰水。此服附子大过，正虚风生热之证，咽必噎塞，膈中不利。诚言[259]，予乃进升麻牛蒡元[260]参汤，继以知母汤，三日悉愈。

升麻牛蒡元参汤

升麻_{一两，去芦}　牛蒡子_{二两，炒}　人参_{半两，去芦}

上为粗末。每服三钱，水一盏，煎七分，非时服。此药能消肿祛风，不动正气，一日可三服。

尝见一医书中论水蛊二病，脐腹四肢悉肿者为水，但腹胀四肢不甚肿者为蛊。有中表一妇人患蛊病，予谓不可下，当实脾。不然之，卒后入棺木，腹与棺盖平。

---

[256] 二：叶天士作"一"。
[257] 五两，炒取末二两：叶天士作"二两炒，研取末一两"。
[258] 扶：许本校：叶本作"自"。
[259] 诚言：许本校：叶本作"诚如予言"。
[260] 元：许本校：原本作"团"，据王本、叶本改。下同。

治蛊宜石中黄圆。_{方缺。}[261]

肾脏风及足膝腰腿脚气

治肾脏风攻注脚膝方

连珠甘遂_{一两}　木鳖子_{二个，一雌一雄，去壳，研}

上为末，豮猪[262]腰子二个破开，药末一钱掺匀，湿纸裹数重，慢火煨熟，放温。五更初细嚼，米饮下。积水多则利多，少则少也，宜软饭将息。若患一脚，切看左右，如左脚用左边腰子，右用右边者，药末只一钱。

壬子年，余[263]在毗陵有姓马人鬻[264]酒[265]，久不见，因询其亲，云：宿患肾脏风，今一足发肿如瓠[266]，自腰以下，钜[267]细通为一律，痛不可忍，卧欲转侧，则两人挟持方可动，或者欲以铍刀决之。予曰：未可，予有药。当合以赠，如上法服之。辰巳间下脓如水晶者数升，即时痛止肿退。一月后尚拄拐而行，予再以赤乌散令涂贴其膝方愈。后十年过毗陵，率其子列拜以谢。云：向脚疾至今不复作，虽积年肾脏风并已失，今健步自若[268]矣。

乌头圆

治肾脏风上攻下疰[269]，生疮并癣。

川乌_{二两，去皮、尖}　草乌_{一两，二味以黑豆半斤煮透软，去皮脐，片切，日干}　地龙_{去土，秤}
白附子_炮　天麻_{各半两}

上为细末，酒糊圆如梧子大。每服二三十圆，空心食前盐汤、盐酒吞下。

虎骨酒

去风补血益气，壮筋骨，强脚力。

虎胫骨_{真者，酒浸，酥炙}　萆薢　牛膝_{洗净，锉，焙，酒浸一宿，再焙}　仙灵脾　薏苡仁
熟干地黄_{酒洒，九蒸九曝，焙干，秤，各二两}

上细锉，绢袋盛，浸酒二斗，七月后可饮一盏，再入酒一盏，可得百日，妇

---

[261]方缺：叶天士校：宋本无。
[262]豮猪：阉割过的猪。豮，音 fén。
[263]余：许本校：原本无，据王本改。
[264]鬻：音 yù。
[265]酒：叶本作"油"，据叶本改。
[266]瓠：音 hù，一年生草本植物，茎蔓生，夏天开白花，果实长圆形，嫩时可食，或指这种植物的果实。
[267]钜：通"巨"。
[268]自若：许本校：原本作"不苦"，据王本、叶本改。
[269]疰：叶天士作"注"。

人去牛膝。

槟榔汤

治脚气。

槟榔三钱　生姜三片　紫苏七叶　陈皮三枚

上以水一大盏，煎七分去滓，稍热服，不拘时候。

少府监韩正彦暴得疾，手足不举，诸医以为风，针灸臂腿不知痛，孙兆作脚气，与此药乃愈。

地黄圆

益气血，补肝肾，祛风湿，壮脚膝。

熟干地黄酒洒，九蒸九曝，焙干，一两　牛膝洗，锉，焙，酒浸一宿，再焙　石斛洗去根，各三分　肉苁蓉水洗，酒浸，切片，焙　茵芋去梗，锉，炒　防风去钗股　川芎洗　五味子拣　桂心不见火　附子炮，去皮脐　薏苡仁各半两炒

上为末，炼蜜圆如桐子大。每服三四十圆，酒吞下，空心食前。

虎骨酒

治脚腰疼痛，挛急不得屈伸，及腿膝冷麻。

虎骨一具，及胫骨二茎，用酥涂炙黄、捶碎，同无灰酒三斗，密封七日，空心晚食温之，随意饮。

思仙续断圆

治肝肾虚风[270]气弱，脚膝不可践地，腰脊疼痛，风毒流疰下经[271]，行止艰难，小便余沥。此药补五脏内伤，调中益精凉血，坚强筋骨，益智，轻身耐老[272]。

思仙木即杜仲也，去皮，锉，炒令黑，五两　五加皮　防风去钗股　薏苡仁　羌活洗去土　川续断洗，锉，焙干　牛膝洗，锉，焙，酒浸一宿，再焙，各三两　萆薢四两　生干地黄五两

上细末，好酒三升化青盐三两，用大木瓜半斤去皮子，以盐酒煮木瓜成膏，和杵圆如桐子大。每服五十圆，空心食前温酒盐汤下，膏子少，益以酒糊。

续骨丹

治两脚软弱，虚羸无力，及小儿不能行。

---

[270] 虚风：叶天士校：宋本作"风虚"。
[271] 经：许本校：叶本作"部"。
[272] 老：叶天士作"寒"。

天麻明净大者，酒浸一夕　白附子炮　牛膝洗，锉，焙，酒浸一宿，再焙　木鳖子去壳，研，各半两　乌头炮，去皮脐，一分　川羌活洗去土，半两　地龙去土秤，一分　滴乳香[273]乳钵坐水盆中，研细　真没药研，各二钱　朱砂水飞，一钱[274]

上[275]以生天南星末一两，无灰酒煮糊，圆如鸡头大，朱砂为衣，薄荷汤磨一粒，食前服。

茵芋圆

治风气积滞成脚气，常觉微肿，发则或痛。

茵芋叶锉，炒　薏苡仁各半两　郁李仁去皮、尖，微炒，一两　牵牛子三两，生取末一两半

上细末，炼蜜圆如梧子大。每服二十圆，五更姜枣汤下，未利加至三十圆，日三，快利为度，白粥补。

薏苡仁圆

治腰脚走注疼痛，此是脚气。

薏苡仁　茵芋去梗，锉，炒　白芍药　牛膝洗，锉，焙，酒浸一宿，再焙　川芎洗　丹参去芦　防风去钗股　独活黄色如鬼眼者，去芦，洗，焙，秤，各半两　侧子[276]一枚，炮，去皮脐　熟干地黄酒洒，九蒸九曝，焙，秤　桂心不见火　橘皮各一两

上细末，炼蜜圆如梧子大。每服三四十圆，酒下，食前日三服木瓜汤下亦得。

今人谓之脚气者，黄帝所谓缓风湿痹也。《千金》云：顽弱名缓风，疼痛为湿痹。大抵此疾不可以三五服便效，须久服得力。唐张文仲[277]云：风有一百二十四种，气有八十种，唯脚气头风上气，常须服药不绝。自余则随其发动，临时消息。但有风气之人，春末夏初及秋暮，得通泄则不困剧。所谓通泄者，如麻黄、牵牛、郁李仁之类是也，不必苦快[278]利药也。

鹿茸圆

治肾虚腰痛。

鹿茸不拘多少，切作片子，酥炙黄，末之，酒糊圆如梧子大，空心食前盐汤下三五十圆。

273滴乳香：即乳香，叶本作"滴乳"。
274一钱：叶天士后加"另研"。
275上：叶天士作"上为细末"。
276侧子：乌头子根之小者。
277张文仲：唐代医家，著有《疗风气诸方》等。
278快：叶天士作"駃"。

药棋子

治腰腿痛、气滞。

牵牛不拘多少，用新瓦入火煿[279]，得通赤，便以牵牛顿在瓦上自燃，一半生，一半熟，不得拨动，取末一两入，细研。硫黄一分同研匀，分三分，每用白面一匙，水和捍开，切作棋子。五更初以水一盏，煮熟连汤温送下。住[280]即已，未住，隔日再作。予尝有此疾，每发只一服痛止。《病源》曰：腿腰痛者，或堕伤腰，是以痛。

紫金丹

《万金方》治十种水气。

禹余粮三两　针砂五两，须是真者，市中所卖，多杂砂铁屑，最宜拣择。先用水淘洗极净，控去水，更以铫子盛炒干，方同禹余粮一处用酸醋三升，就铫子内煮，醋干为度，却并铫子入一秤炭火中烧二物，铫子炭火，一般[281]通赤，净扫砖地，倾药地上候冷，一处研至无声，须极细如粉止。蛇黄三两，大者，用新铁铫子盛入一秤炭火中烧，蛇黄铫子炭火，一般通赤，铁钳取铫子，便倾蛇黄入酸米醋二升中，候冷取出，研至无声，须极细如粉止

治水多是转下冷药，惟此方以三物为主，既非大戟、甘遂、葶苈、芫花之比，又能量人虚实老壮，入下项药十六味以扶养之，所以至老极虚之人皆可服。

木香锉，炒　肉豆蔻面裹，炮　当归去芦，洗，锉，用酒浸一宿　白茯苓　羌活锉，略炒　川芎略炒　白蒺藜炒去角　官桂去粗皮，不见火　京三棱炮　干姜炮　白术　土茴香略炒　青橘皮去穰，炒　附子炮，去皮脐　牛膝去苗，酒浸一宿，焙　蓬莪术炮，以上各半两。虚人、老人全用半两，气血壮实者减之，更全在斟酌，入前三物内

上拌极匀，以汤浸蒸饼，捩[282]去水，和药再捣极匀，圆如梧桐子大。空心食前温酒或白汤下三五十粒。惟忌盐三月日，虽毫末许不得入口，若无以为口味，即水病去后，且以醋少许调和饮食可也。

仙居湛新道人传此方，病者不能忌盐，不若勿服，徒劳无功，果欲去病，杜死求生，须依此去盐，至诚服之，并不动脏腑，只于小便内旋去水。病初去，每日须服此药一两，兼以温补脾元气血药调理，自然向安。此方见当涂《杨氏家藏方》及《夷陵集验方》，谓之禹余粮圆。禹余粮即石中黄，名异而方实同，但少白

279煿：音bó，义同爆。
280住：停止，停留。
281一般：一样。
282捩：音liè，揉搓，挤压。

术一味。然当用之，岳州都监李松年病水气，通判陈君子诉以是与之，不终剂而疾愈。

卷　外

妙香散

治诸虚。

茯苓去皮，不焙　茯神去皮木，不焙，各二两二分　人参　桔梗　甘草各一两一分　薯蓣姜炙　远志去心，炒　黄芪各二两三分　辰砂一两，水飞　麝香二分，别研　木香三分，纸裹，温水微煨

上细末。每服二钱，温酒调服。常服补气血，安神镇心。

加料十全饮

治诸虚并腹病。

白茯苓切，微炒　白术微炒　人参去芦　桂去粗皮，不见火　川当归　川芎　黄芪熟地黄洗净　白芍药　甘草各等分

腹病，加后五味：莪术炮　三棱炮　良姜　丁香不见火　缩砂各等分

上为粗末。每服四钱重，水一盏半，生姜七片，枣三枚，煎七分，去滓温服，不拘时候。

生胃汤

治不思饮食。

丁香十四个　白豆蔻撰[283]大十个，碾破，微炒　缩砂十八个，同右　白术　白茯苓　陈皮去白炒　黄芪各一分　干姜　沉香　甘草　木香各二铢　半夏撰大五个，切微四片，汤浸七次，炒

腹病，加后三种：莪术炮，炒　厚朴姜制，炒，各一分　三棱炮，切，炒，二铢

上十二味，做一贴，水二盏半，生姜七片，煎八分，去滓，空心热服。

（郭晓峰　韩俊莉）

---

[283]撰：通"选"。

卷 第 五

肠风泻血痔漏脏毒

玉屑圆

治肠风泻血久不止。

槐根白皮去粗皮　苦楝根白皮去粗皮,各三两　椿根白皮去粗皮四两,三味于九月后二月前取软者日干　天南星　半夏各半两并生　威灵仙一两,去苗,洗　寒食面三两

上为细末,滴水圆如桐子大,干之,每服三十圆,水八分一盏,煎沸。下圆子煮令浮,以匙抄取,温温送下,不嚼,空心食前服。

顷年有一人下血几盈盆,顿尔疲茶[284],诸药皆不效。予曰:"此正肠风。"令服玉屑圆,三服止。予苦此疾三十年,蓄下血药方近五十余品,其间或验或否,或始验而久不应,或初不验弃之,再服有验者,未易立谈。大抵此疾品类不同,对病则多愈。如下清血、色鲜者,肠风也。血浊而色黯者,脏毒也。肛门射如血线者,虫痔也。亦有一种下部虚,阳气不升,血随气而降者。仲景云:脉弦而大,弦则为减,大则为芤。减则为寒,芤则为虚。寒虚相搏,此名为革。妇人则半产漏下,男子则亡血失精,此下部虚而下血者也。若得革脉,却宜服温补药,虫痔宜熏。《千金》用猬皮艾者甚佳。予尝作此法,颇得力。

《千金》熏虫痔方

猬皮方三指大,切　薰黄枣大,末　熟艾鸡子大

上三味,穿地作孔调和取,便熏之口中。熏黄烟气出为佳,火气消尽即停,停三日将息,更熏之。凡三度永差,勿犯风冷,羹臛[285]将补,忌猪鸡等。

蒜连圆

治脏毒。

---

[284]茶:音 nié,疲惫貌。
[285]臛:音 huò,肉羹。

鹰爪黄连[286]末，用独头蒜一颗，煨香烂熟，研匀[287]，入臼治，圆如梧子大。每服三四十圆，陈米饮下。此药神妙。

槐花散

治肠风脏毒。

槐花炒　柏叶烂杵焙　荆芥穗　枳壳去穰，细切，麸炒黄

上修事了，方[288]秤等分，细末，用清米饮调下二钱。空心食前服。

《巢氏病源论》：肠癖为痔，久因[289]饱食过度，房室劳损，血气流溢，渗入大肠，冲发于下，时便清血，腹中刺痛，病名脉痔。又论脾[290]毒肠风，本缘荣卫虚弱，风气进袭，因热乘之，便血性[291]流散，积热壅遏，血渗肠间，故大便下血，宜椿皮圆。

椿皮圆

臭椿白皮[292]去粗皮，焙干，四两　苍术泔浸一夕去皮，日干不见火　枳壳去穰，细切，麸炒黄，各二两

上细末，醋糊圆如梧子大，空心食前米饮下三四十圆。

治肠痔在腹内有鼠奶下血方

白臭[293]芫荑　贯众刮去黑皮　狼牙根　椿东引根白皮　槐东引根白皮　猬皮炙焦，各一分　雄黄半两，水飞　白鳝头一个，炙焦

上细末，腊月猪脂和丸每圆弹子大，绵裹纳下部，日三易。

治痔有鼠乳结核作渴疼痛方

皂角去皮弦醋炙　黄芪蜜炙　荆芥穗　木香　露蜂房　猬皮炙焦黄，锉　鳖甲淡醋煮去裙膜，洗净，酸醋炙黄　槐子　桔梗炒　穿山甲锉碎，蚌粉炒　芍药各一两　大黄湿纸裹甑上蒸，半两

上细末，炼蜜圆如梧子大，每服二三十圆，温汤下，食前日三服。未知，加至五十圆。

---

[286]鹰爪黄连：又称鸡爪黄连，黄连的一种。
[287]匀：原本作"和"，据叶本改。
[288]方：才。
[289]因：许本校：原本作"困"，据王本、叶本改。
[290]脾：叶天士作"肠"。
[291]血性：许本校：四库本、王本、叶本均作"血气"。
[292]臭椿白皮：叶天士作"臭椿根皮"。叶天士校：宋本作"臭椿花"。
[293]臭：叶天士校：宋本无。

黄芪圆

治远年肠风痔漏。

黄芪_{蜜炙} 枳壳_{去穰，细切，麸炒黄} 威灵仙_{去苗洗，各二两} 续断_{洗，推去节，锉，焙} 槐角子 北矾[294]_枯 当归_{洗去芦，切，焙干，炒} 干姜_炮 附子_{炮，去皮脐} 生干地黄[295] 连翘_{炒，各半两}

上细末，炼蜜圆如梧子大，米饮下三十圆。晁推官方。

鳖甲圆

治肠痔。

鳖甲_{淡醋煮去裙膜，洗净，酸醋炙黄} 猬皮_{炙焦黄，锉} 穿山甲_{锉碎，蚌粉炒} 白矾_枯 附子_{炮去皮脐} 猪牙皂角_{各半两，炙焦，存二分性} 麝香_{一分，研}

上细末，研匀，蒸饼圆如梧子大，米饮下二十圆，食前，日三服。

又方

槐花_炒 白矾_{枯，各一两} 附子_{半两，炮去皮脐}

上细末，蒸饼圆如梧子大，每服二十圆，米饮下，食前，日三服。以上二方庞老方。

衄血劳瘵吐血咯血

茜梅圆

治衄血无时。

茜草根 艾叶_{各一两} 乌梅肉_{焙干，半两}

上细末，炼蜜圆如梧子大，空心食前[296]，乌梅汤下三十圆。

经云：天暑地热，经水沸溢。盖血妄行，阳胜阴也。鞠运黄[297]茂之尝苦此疾，予授此方，令服后愈。三黄散亦得。

三黄散

大黄_{一两，湿纸裹，甑上蒸} 黄连_{半两，去须} 黄芩_{去皮，半两}

---

[294]北矾：即白矾产于北方者。
[295]生干地黄：叶天士作"生熟地黄"。
[296]空心食前：许本校：原本无，据叶本补。
[297]黄：许本校：原本作"若"，叶本作"副"，今据王本改。

上细末，每服二钱，新水调下。蜜水亦得。

山栀子散

山栀子不拘多少，烧存性，末之，搐入鼻中，立愈。

蔡子渥传云：同官无锡监酒赵无疵，其兄衄血甚，已死入殓，血尚未止，偶一道人过门，闻其家哭，询问其由。道人云：是曾服丹或烧炼药，予有药用之即活。囊[298]间出此药半钱匕，吹入鼻中立止，良久得活，并传此方。

治鼻衄过多，昏冒欲死方 梅师方

用香墨浓研，点入鼻中。

天门冬圆

润肺安血止嗽。治吐血咯血。

天门冬一两，水浸去心　甘草炙　杏仁去皮尖炒熟　贝母去心炒　白茯苓去皮　阿胶碎之，蛤粉炒成珠子，各半两

上细末，炼蜜圆如弹子大，含化一圆咽津，日夜可十圆，不拘时候。

黄芪散

治[299]因嗽咯血成劳，眼睛疼，四肢倦怠，脚无力。

黄芪蜜炙　麦门冬水浸去心　熟地黄酒洒，九蒸九曝，焙，秤　桔梗炒，各半两　甘草一分，炙　白芍药半两

上粗末，每服四钱，水一盏半，姜三片，煎七分去滓，温服，日三服[300]。

白扁豆散

治久嗽咯血成肺痿，多吐白涎，胸膈满闷不食。

白扁豆饭上蒸　生姜各半两　枇杷叶去毛　半夏汤浸七次　人参去芦　白术各一分[301]白茅根三分

上细锉，水三升，煎至一升，去滓，下槟榔末一钱，和匀分四服，不拘时候。

神传剪草膏

治劳瘵吐血损肺，及血妄行。

---

[298]囊：袋子。
[299]治：许本校：原本无，据全书体例补。
[300]服：许本校：原本无，据王本、叶本补。
[301]分：叶天士作"两"。

剪草一斤，婺[302]台州[303]皆有，惟婺州[304]者可用，状如茜草，又如细辛。每用一斤，洗净为末，入生蜜一斤，和为膏，以器盛之，不得犯铁，九蒸九曝，日一蒸曝。病人五更起，面东坐，不得语，用匙抄药和粥服，每服四匙，良久，用稀粟米饮压之。药须冷服，粥饮亦不可太热，或吐或下皆不妨。如久病肺损咯血，只一服愈，寻常咳嗽血妄行，每服一匙可也。

有一贵人，其国封病瘵，其尊人尝以此方畀之，九日而药成。前一夕，病者梦人戒令翌日勿乱服药。次日将服之，为屋土坠入器中不可服。再合既成，又将服，为猫覆器，又不可食。又再作未就，而是人卒矣。此药之异如此。若小小血[305]溢妄行，一啜而愈。或云是陆农师[306]夫人乡人艾孚先尝亲说此事。渠后作《大观本草》，亦收入集中，但人未识，不苦信尔。

眼目头面口齿鼻舌唇耳

羊肝圆

镇肝明目。

羖羊肝一具，新瓦盆中爆干，更焙之，肝若大只用一半 甘菊花去蒂梗 柏子仁研 羌活去芦 细辛去叶 官桂不见火 白术 五味子拣，各半两 黄连三分，去须

上细末，炼蜜圆如梧子大，空心食前，温水下三四十圆。

又方

白羖羊肝只用子肝一片，薄切，新瓦上爆干 熟地黄酒洒，九蒸九曝，焙干，秤一两半 车前子 麦门冬水泡去心 菟丝子酒浸，曝干，用纸条子同碾为末 蕤仁 决明子 泽泻 地肤子去壳 防风去钗股 黄芩刮净 白茯苓去皮 五味子拣 枸杞子 茺蔚子 杏仁大者，去皮、尖，炒 细辛华阴者，去叶 苦葶苈炒令香 桂心不见火 青[307]葙子以上各一两

上细末，炼蜜圆如梧子大，每服三四十圆，温水下，日三服，不拘时候。

张台卿尝苦目暗，京师医者，令灸肝俞，遂转不见物，因得此方服之遂明。有一男子内障，医治无效，因以余剂遗之，一夕灯下语其家曰：适偶有所见，如隔门缝见火者。及旦视之，眼中翳膜俱[308]裂如线。张云：此药灵，勿妄与人，忽

---

302 婺：音 wù。
303 台州：春秋越地，宋为台州临海郡，治所在今浙江省临海市。
304 婺州：宋为婺州东阳郡，今浙江省金华市。
305 血：许本校：叶本作"血溢"。
306 陆农师：即陆佃，北宋人，著《埤雅》等。
307 青：叶天士校：宋本作"麦"。
308 俱：许本校：原本作"且"，据王本、叶本改。

之则无验。予隘[309]之，且欲广其传也。

楮叶散

羌活去芦　川芎洗　旋复花去梗，净　防风去钗股，各半两　甘草炙　苍术泔浸一夕，去皮，日干，不见火　楮叶自采不生楮子者　桑叶并八月采，阴干，秤。以上各一两　甘菊花　楮实　蝉蜕去头、足　木贼各一分[310]

上木臼中治为末，清茶调下二钱，早晚食后、临卧各一服。

暴赤眼亦治，赤眼忌湿面及酒。楮叶须真无实者，余不堪用。不尔，诸药悉无效，合时不得焙及犯铁器。予观此方，取楮叶必无实者，盖阴阳二物相匹配尔，有实者阳也，无实取叶者阴也。所以不得真楮叶，诸药悉无效。

菊花散

治肝肾风毒热气上冲眼痛。

甘菊花　牛蒡子炒熟，各八两　防风三两，去钗股　白蒺藜一两，去刺　甘草一两半[311]，炙

上细末，每服二钱，熟水调下，食后临卧服。

地黄圆

《素问》云：久视伤血。血主肝[312]，故勤书则伤肝。主目昏，肝伤则自[313]生风。热气上凑于目，其昏亦甚。不可专服补药，须服益血镇肝明目药。

熟干地黄酒洒，九蒸九曝，焙干，秤一两半　黄连一两，去须　决明子一两　没药别研　甘菊花　防风去钗股　羌活去芦　桂心不见火　光明朱砂各半两，水飞

上细末，炼蜜圆如梧子大，每服三十圆，熟水下，食后，日三服。

读书之苦，伤肝损目，诚然。晋范宁尝苦目痛，就张湛[314]求方。湛戏之曰：古方宋阳子少得其术，以授鲁东门伯，次授左丘明，世世相传。以及汉杜子夏，晋左太冲，凡此诸贤，并有目疾，俱得此方云用：损读书一，减思虑二，专内视三，简外观四，旦起晚五，夜早眠六。凡六物，熬以神火，下以气簁[315]，蕴于胸中。七日然后纳诸方寸，修之一时，近能数其目睫，远视尺箠[316]之余。长服不已，洞见墙壁之外，非但明目，乃亦延年。审如是而行之，非可谓之嘲戏，亦奇方也。

---

[309]隘：认为他狭隘。

[310]分：叶天士作"两"。

[311]一两半：叶天士作"一两"。

[312]血主肝：许本校：疑当作"肝主血"。

[313]自：叶天士校：宋本作"目"。

[314]张湛：东晋学者，著《养生集要》。

[315]簁：音 shāi，当为"涩"之义。

[316]箠：音 chuí，杖刑。

治头风冷泪庞安常二方。

甘菊　决明子各三分　白术　羌活去芦　川芎洗　细辛去叶　白芷不见火　荆芥穗各半两

上细末，每服一钱，温汤调下，食后，日三服。

又方

川芎洗　甘菊　细辛去叶　白术　白芷各一分不见火

上细末，蜡圆如黍米大，夜卧纳一圆目中，一时辰换一圆。

荀牧仲顷年尝谓予曰：有一人视一物为两，医者作肝气有余，故见一为二，教服补肝药，皆不验。此何疾也？予曰：孙真人云：目之系上属于脑[317]，后出于脑中。邪中于颈[318]，因逢身之虚，其入深，则随目系入于脑。入于脑则转，转则目系急，急则目眩以转。邪中其睛，所中者不相比[319]，则睛散，睛散则歧，故见两物也。令服祛风入脑药得愈。

王检正希皋，昔患鼻额间痛，或麻痹不仁，如是者数年。忽一日连口唇颊车发际皆痛，不可开口，虽言语饮食亦相妨，左额与颊上常如绷[320]急，手触之则痛。予作足阳明经络受风毒，传入经络，血凝滞而不行，故有此证。或者以排风小续命透冰丹之类与之，皆不效。予制此犀角升麻汤赠之，服数日而愈。

犀角升麻汤

上等犀角镑，一两一分　真川升麻一两　防风去钗股　羌活去芦，各三分　白芷不见火　黄芩去皮　川芎洗　白附子炮，各半两　甘草炙，一分

上粗末，每服四大钱，水一盏半，煎至八分，去滓，通口服，食后临卧，日三四服。

足阳明胃也。《经》云：肠胃为市。又云：阳明多血多气。胃之中，腥膻五味无所不纳，如市廛[321]无所不有也。六经之中血气俱多，腐熟饮食，故食之毒聚于胃。故此方以犀角为主，解饮食之毒也。阳明经络环唇挟口，起于鼻交频中，循颊车上耳前，过客主人，循发际至额颅。故王公所患，皆此一经络也。故以升麻佐之，余药皆涤除风热，升麻黄芩专入胃经。稍通医者自能晓。

---

[317] 于脑：许本校：《千金要方》卷六作"于项"。
[318] 于颈：许本校：《千金要方》卷六作"于项"。
[319] 比：和顺，从。
[320] 绷：叶天士校：宋本作"糊"。
[321] 廛：音chán，卖酒的店铺。

治鼻塞清涕出，脑冷所致方

通草　辛夷各半两　细辛去叶　甘遂　芎䓖　桂心不见火　附子各一两，炮，去皮脐

上细末，蜜圆绵裹纳鼻中，密封塞，勿令气泄，稍加圆数，微觉小痛，捣姜汁为圆纳入即愈[322]。

此《千金方》也，治脑冷所到此疾。亦有脑热者，亦有肺寒者。《素问》云：胆移热于脑，则辛颏鼻渊。又曰：泣涕者脑也，脑渗为涕，又曰：肺之液为涕。其来各有由矣，当审详之。鼻渊者，浊涕下不止，清浊亦自异。

治肺风鼻赤酒齇方

老山栀为末，溶黄蜡等分，和为圆弹子大，空心，茶酒嚼下。半月效。忌酒炙煿。

又方

用枇杷叶去毛筋[323]，焙干末之，茶调下一二钱。日三服。

治心脾壅热，生木舌肿胀方

玄参　升麻　大黄湿纸裹，甑上蒸　犀角镑，各三分　甘草半两，炙

上细末，每服三钱，水一盏，煎至五分，温服，不拘时候。

治口生疮方

升麻一两一分　黄连三分，去须

上细末，绵裹含汁咽。

鱼骨鲠方

治食诸鱼骨鲠久不出方。

皂角末少许吹鼻中，得鲠出，多秘此方。

玄参散

治悬痈肿痛不下食。

玄参一两　升麻　射干　大黄湿纸裹，甑上蒸，各半两　甘草一分，炙

上细末，每服三钱，水一盏，煎至七分，放温，时时含咽良验。

红绵散

治聤耳出脓。

白矾煅成白灰，每用一钱，入胭脂一字匕[324]，研匀，用绵杖子缠去耳中脓及黄水尽，即用别绵杖子引药入耳中，令到底掺之即干。如壮盛之人，积热上攻，耳出脓水瘥。用无忧散、雄黄圆，泻三五行即瘥。

黄芪圆

治肾虚耳鸣。夜间睡着如打战鼓，觉耳内风吹，更四肢抽掣痛。

黄芪独茎者，去芦，一两，蜜炙　白蒺藜炒，瓦擦扬去细碎刺　羌活去芦，各半两　黑附子大者一个，炮去皮脐　羖羊肾[325]一对，焙干

上细末，酒糊圆如梧子大，每服三四十圆，空心晚食前，煨葱盐汤下。

地黄汤

治男子二十岁因疮毒后肾经热，右耳听事不真。每心中不意[326]，则转觉重虚，耳[327]鸣疼痛。

生干地黄二[328]两半　桑白皮洗净，蜜炙黄，一两　磁石捣碎，水淘二三十次，去尽赤汁为度，二两　枳壳去穰，细切，麸炒黄　羌活去芦　防风去钗股　黄芩去皮　木通去粗皮　甘草各半两，炙

上粗末，每服四钱，水一盏半，煎七分，去滓，日二三服，不拘时候。

黄芪汤

治口干烦躁[329]生津液，不思食。

黄芪蜜炙　熟干地黄酒洒，九蒸九曝，焙干，秤　白芍药　五味子拣　麦门冬各三分，水浸去心　白茯苓一分，去皮　甘草炙，半两

上粗末，每服三钱，水一盏半，姜、枣、乌梅同煎，去滓，空心食前服[330]。

万病散，一名无忧散

此药凡病皆治，若诸风疾，生疮肿、疥癣，宣转三五行自愈。脏腑积冷壅滞，结为风劳，膀胱宿冷，脏腑衰败，面色萎黄，腹内有癥癖气块，并有疳虫、蛔虫攻心腹俱痛，忽中伤寒脑痛，状似山岚时气温疫之疾，并须急服此药，宣转三五

---

[324]匕：原本无，据叶本补。
[325]肾：叶天士作"内肾"。
[326]意：叶天士作"快意"。
[327]耳：许本校：原本无，据叶本补。
[328]二：叶天士作"一"。
[329]躁：叶天士校：宋本作"燥"。
[330]空心食前服：许本校：原本无，据叶本及全书体例改。

行自瘥。或中风口喝，不限时节下药，不问丈夫女人，语多謇滞，唾后心中涎出，但十日一服，不过三服永瘥。又患腰膝疼痛，拜跪艰难，久坐不得，吃食无味，但服一二服见功效。小儿疳痢、脱肛者，量儿大小与，半服已下，宣转三五行自瘥。丈夫女人久泄气痢，状似休息者，但服一服，搜出冷脓一二升，当日见效。此药不问春夏秋冬，老少冷热疾患，悉皆治之，任便别服诸药，无不效者。服药后全不似吃宣转药，并不困倦，不妨出入行步。服药后一两日，便觉身轻目明，腰下如减十斤重物，顿思饮食，倍于常时，盖缘搜出脏腑中积滞蛊脓故也。无孕妇人久患血劳萎黄无力者，亦可依方服食，功效不可具载。如有孕妇人，或过废晦，即不可服食。若疾未除，将息三两日后，再服取功效。

黄芪蜜炙　木通去粗皮，锉　桑白皮净洗，蜜炙黄　陈橘皮净洗　吴白术五物，各一两　木香半两，不见火　胡椒半两，以上七味并秤，同为细末，别作一帖　牵牛子五两，微炒，以不通[331]手即止，勿令过热，杵罗取一两，头末别作一帖，余滓弃之

上每服用黄芪散二钱，牵牛子末二钱，拌合令匀。候天色晴明，三更初以生姜一块拍碎，水一盏煎汤，先用小盏子调药顿服，后更以生姜汤送下。至平明时快宣转三两行，若有蛊脓下多不妨。应脏腑百病、诸风冷滞，悉皆出尽。宜后一日内吃白粥且补。

解毒雄黄圆

解毒，治缠喉风及急喉痹，或然倒仆，失音不语，或牙关紧急，不省人事。

雄黄水飞，一分　郁金一分　巴豆去皮、膜、心、油，二七粒

上为末，醋煮面糊为圆，如绿豆大，用热茶清下七圆，吐出顽涎，立便苏醒，未吐再服。如至死者心头犹热，灌药不下，即以刀尺铁匙斡开口灌之，但药下喉咙，无有不活。吐泻些小无妨。又治上膈壅热，痰涎不利，咽喉肿痛，赤眼痈肿。一切毒热，并宜服之。如小儿患喉咽赤肿，及惊热痰涎壅塞，服二圆或三圆，量儿大小加减。

卷　外

治重舌方

五灵脂一两，去砂石，为末，用米醋一大碗同煎，遂旋漱之。

（赵　琼　张思妍）

---

[331]通：烧，烫。

卷 第 六

诸嗽虚汗消渴

杏酥散

治嗽。

杏仁_{去皮、尖} 款冬花 前胡 半夏_{汤浸七次，薄切，焙} 五味子_拣 麻黄_{去根节} 柴胡_{去苗，洗} 桑白皮_{蜜炙黄} 人参_{去芦} 桔梗_{炒，各等分}

上细末，每服三钱，水一盏半，生姜五片，同煎七分，通口服。

柏子仁圆

戢[332]阳气，止盗汗，进饮食，退经络热。

新柏子仁_研 半夏曲_{各二两} 牡蛎_{甘锅[333]子内火煅，用醋淬七次，焙} 人参_{去芦} 麻黄根_{慢火炙，拭去汗} 吴白术[334] 五味子_{拣，各一两} 净麸[335]_{半两，漫火炒}

上八味为末，枣肉圆如梧子大，空心米饮下三五十圆，日二服，得效减一服，好[336]愈即住。作散调亦可。

牡蛎散

治虚劳盗汗不止。

牡蛎_{甘锅子内煅，醋淬七次，焙} 麻黄根_{漫火炙，拭去汗} 黄芪_{蜜炙，等分}

上细末，每服二钱，水一盏，煎至七分，温服[337]。

防风汤

治风虚[338]多汗恶风。

防风_{五分，去钗股} 泽泻 牡蛎_炒 桂枝_{不见火，各三分}

---

[332] 戢：收敛，收藏。
[333] 甘锅：即坩埚，多用黏土、石墨等耐火材料制成。
[334] 吴白术：叶天士作"於白术"。
[335] 净麸：叶天士作"净曲"。
[336] 好：叶天士作"如"。
[337] 温服：叶天士作"食前温服"。
[338] 风虚：叶天士作"虚风"。

上细末，每服二钱，食后酒调下。

又方

白术　防风去钗股，各一两　牡蛎三分，炒[339]如粉

上细末，酒调二钱服。恶风加防风一倍，气[340]加术，面肿加牡蛎。

治消渴方

浮石　舶上青黛各等分　麝少许

上细末，每服一钱，温汤调下。

神效散

治渴疾饮水不止。

白浮石　蛤粉　蝉壳去头、足，各等分

上细末，用鲫鱼胆七个，调三钱服，不拘时候，神效。

《古方验录论》：消渴有三种：一者渴而饮水多，小便数，脂似麸片，甜者消渴病也；二者吃食多，不甚渴，小便少，似有油而数者，消中[341]病也；三者渴饮水不能多，但[342]腿肿，脚先瘦小，阴痿弱，小便数，此肾消病也。特忌房劳。

肾气圆

《千金》云：消渴病所忌者有三：一饮酒，二房室，三咸食及面。能忌此，虽不服药亦自可。消渴之人，愈与未愈，常须虑患大痈，必于骨节间忽发痈疽而卒。予亲见友人邵任道，患渴数年，果以痈疽而死。唐祠部李朗中论：消渴者，肾虚所致，每发则小便甜，医者多不知其疾。故古今亦阙而不言。《洪范》言：稼穑作甘。以物理推之，淋饧醋酒作脯法，须臾即皆能甜也，足明人食之后，滋味皆甜，流在膀胱，若腰肾气盛，是为真火，上蒸脾胃，变化饮食，分流水谷，从二阴出，精气入骨髓，合荣卫行血脉，营养一身[343]。其次以为脂膏，其次以为血肉也，其余则为小便。故小便色黄，血之余也。臊气者，五脏之气。咸润者，则下味也。腰肾既虚冷，则不能蒸于谷气，则尽下为小便，故味甘不变其色，清冷则肌肤枯槁也。犹[344]如乳母谷气上泄，皆为乳汁。消渴病者，下泄为小便，皆精气不实于

---

[339]炒：叶天士作"煅研"。
[340]气：许本校：叶本作"少气"。
[341]消中：叶天士校：宋本作"中消"。
[342]但：叶天士作"便"。
[343]若腰肾气盛……营养一身：许本校：叶本、王本俱作"若腰肾气盛，则上蒸精气，精气则下入骨髓"。
[344]犹：叶天士作"如"。

内，则小便数，瘦弱也。又肺为五脏华盖，若下有暖气蒸则肺润，若下冷极，则阳气不能升，故肺干则渴。易于否卦，乾上坤下，阳无阴而不降，阴无阳而不升，上下不交，故成否也。譬如釜中有水，以火暖之，其釜若以板覆之，则暖气上腾，故板能润也。若无火力，水气则不能上，此板则终不得润也。火力者，则是腰肾强盛也。常须暖补肾气，饮食得火力，则润上而易消，亦免干渴也。故张仲景云：宜服肾气八味圆。此疾与脚气，虽同为肾虚所致，其脚气始发于二三月，盛于五六月，衰于七八月。凡消渴始发于七八月，盛于十一月、十二月，衰于二三月，其何故也？夫脚气，壅疾也，消渴，宣疾也，春夏阳气上，故壅疾发，则宣疾愈。秋冬阳气下，故宣疾发，则壅疾愈也。审此二者，疾可理也。犹如善为政者，宽以济猛，猛以济宽，随事制度尔。仲景云：足太阳者，是膀胱之经也。膀胱者，肾之腑。小便数，此为气盛。气盛则消谷，大便硬，衰则为消渴也。男子消渴，饮一斗，小便亦得一斗，宜八味肾气圆。

八味肾气圆

干地黄酒洒，九蒸九曝，焙，秤半斤　山药四两　茯苓去皮　牡丹皮　附子炮，去皮脐　桂心不见火，各三两　泽泻四两　山茱萸连核，五两

上细末，炼蜜圆如梧子大，酒下二三十圆。忌猪肉、冷水、芜荑、胡荽。《千金》生地黄煎亦佳。

生地黄煎

在《卷四·虚热》[345]部心热中，治脉热极则血气脱，色白干燥不泽，食饮不为肌肤，生地黄煎。消热极、强胃气方。此方制度分两，尚须临时斟酌。

生地黄汁　赤蜜各一斤　人参去芦　茯苓去皮　芍药　白术各三两　甘草二两　生麦门冬一斤　石膏六两　生葳蕤四两　干地黄三两　远志二两　豉心一斤

上十三味，㕮咀，水一斗二升，煮十一味，取二升七合，去滓，下地黄、蜜更煎，取三升五合，分四服。

三消[346]圆

治消渴。

好黄连去须，细末，不计多少，锉冬瓜肉研裂自然汁，和成饼子，阴干再为末，再用汁浸和，如是七次。即用冬瓜汁为圆，梧子大。每服三四十圆，以冬瓜

---

[345]《卷四·虚热》：原本无，据叶本补。
[346]消：叶天士作"瘄"。

汁煎大麦仁汤送下。寻常消渴[347]，只一服。

金疮痈疽打扑诸疮破伤风

地黄散

治金疮止血，除疼痛，避风，续筋骨，生肌肉。

地黄苗　地菘[348]　青蒿　苍耳苗　赤芍药各五两，入水取汁　石灰三升　生艾汁三两

上五月五日[349]、七月七日[350]午时修合。以前药汁拌石灰阴干，再入黄丹三两，更杵罗细。凡有金疮伤折出血，用药封裹，勿令动着，十日瘥，不肿不脓。

刘寄奴散

敛金疮口，止疼痛。

刘寄奴一味为末，掺金疮口，裹。

宋高祖刘裕微[351]时，伐荻，见大蛇长数丈，射之，伤。明日复至，闻有杵臼声，往观之，见青衣童子数人于榛[352]中捣药。问其故，答曰：我王为刘寄奴所射，合药敷之。帝曰：吾[353]神何不杀之。答曰：刘寄奴，王者，不死，不可杀。帝叱[354]之皆散，遂收药而返。每遇金疮，敷之良验。寄奴，高祖小字也。此药非只治金疮，治汤火疮至妙。《经验方》云：刘寄奴为末，先以糯米浆用鸡翎扫伤着处，后掺药末在上，并不痛，亦无痕。大凡伤着，急用盐末掺之，护肉不坏，然后药敷之。

芸苔散

治从高堕下坠损，恶血在骨节间，疼痛。

荆芥穗　藕节各二两，阴干　芸苔子　川芒硝　马齿苋各一两，阴干

上细末，用苏枋木半两，酒一大盏，煎至七分，调下二钱服，不拘时候。

---

[347]消：原本无，据叶本补。
[348]菘：叶天士作"菘"。
[349]日：原本无，据叶本补。
[350]日：许本校：叶本作"七日"。
[351]微：未发达，地位低。
[352]榛：许本校：植物名，为桦木科落叶乔木。似应做"榛林"。
[353]吾：许本校：王本作"王"，叶本作"五"。
[354]叱：叶天士校：原作"此"，误。

梦龟散

治腕折伤筋损骨，疼痛不可忍。

生地黄一斤切　藏瓜姜糟一斤　生姜四两，切[355]

上都炒令匀热，以布裹罨[356]伤折处，冷则易之。曾有人伤折，宜用生龟。寻捕一龟将杀之。患人忽梦见龟告言曰：勿相害，吾有奇方可疗，于梦中遂授此方。

水仙散

治打扑坠损，恶血攻心，闷乱疼痛。

未展荷叶阴干一味为末，食前以童子热小便一小盏，调下三钱，以利下恶物为度。一方用大干荷叶五片，烧令烟尽，细研作一服，如上服之。

槟榔散

长肉，止痛，生肌。

槟榔　黄连去须　木香各等分

上为细末，薄贴疮上，神效。

治打扑伤损，及一切痈肿未破，令内消方

生地黄研如泥成膏　木香细末

上以地黄膏，随肿大小摊于纸上，掺木香末一层，又再摊地黄贴肿上，不过三五度即愈。

元祐中，宋人许元公纳[357]省试卷，过兴国寺桥，值微雨，地滑坠马，右臂臼脱。路中一人云：急与接入臼中，血渍臼中即难治也。仆者如其说。神已昏亦不觉痛也，遂僦[358]卧轿舁[359]至景德。须臾，亲旧集议所医者，或云非录事巷田马骑不能了此疾。急鞭马召至，则已日暮矣。田秉烛视其面色，云尚可治，此疾料理费力，先议所酬，方敢用药。此公去省试只旬日，又是右臂，正妨作字，今须作两等商量。如旬日内安痊如旧，不妨就试，作一等价；如至期未能就试，即减数别作一等价；悉如其说。遂用药封其肿黯处，至[360]中夜方省，达旦已痛止矣。翌日至，悉去其封药，损处已白，其瘀血青黯已移在臂臼之上。如是数日易之，其

---

[355] 生姜：叶天士无。
[356] 罨：敷，掩覆。一种外治方法。
[357] 纳：叶天士作"赴"。
[358] 僦：音 jiù，租赁。
[359] 舁：音 yú。
[360] 至：叶天士校：原作"云"，诸本同，据《普济本事方》改。

肿黯直至肩背，于是用药下之，泻黑血一二升，三五日如旧，臂亦不痛，遂得赴试。可谓妙医矣。元公云：若在外方遭此厄，微³⁶¹田生，吾终作折臂鬼矣。故知堕损手足臼脱，急须挼³⁶²入，不尔终成芦节也。

宣和中有一国医，忽承快行宣押，就一佛刹，医内人，限目今³⁶³便行。鞭马至，则寂未有人。须臾，卧轿中扶下一内人，又一快行送至奉旨，取军令状，限日下安痊。医诊视之，已昏死矣。问其从人，皆不知病之由，惶恐无地。良久有二三老内人至，下轿环而泣之，方得其实。云：因蹴秋千自空而下坠死。医者云：打扑伤损自属外科，欲申明，又恐后时参差不测。再视之，微觉有气。忽忆药箧中有苏合香圆，急取半两，于火上焙去脑麝，用酒半升，研化灌之。至三更方呻吟，五更下恶血数升，调理数日得痊。予谓正当下苏合香圆。盖从高坠下，必挟惊悸，血气错乱。此药非特逐瘀血，而又醒气，医偶用之遂见功。此药居家不可缺，如气厥、鬼邪、殗殜³⁶⁴、传尸、心痛、时疾之类皆治，《良方》载甚详，须自合为佳尔。见第一卷。

王蘧³⁶⁵《发背方》序云：元祐三年，夏四月，官京师，疽发于背。召国医治之，逾月势益甚。得徐州萧县人张生，以艾火加疮上灸之，自旦及暮，凡一百五十壮，知痛乃已。明日镊去黑痂，脓血尽渍，肤理皆红，亦不复痛，始别以药敷³⁶⁶之，日一易焉，易时旋剪去黑烂恶肉，月许，疮乃平。是岁秋夏间，京师士大夫病疽者七人，余独生。此虽司命³⁶⁷事，然固有料理，不知其方，遂至不幸者。以人意论之，可为慨然。于是撰次前后所得方，摸版以施，庶几古人济众之意。绍圣三年三月日题。

柞木散

治诸般痈肿³⁶⁸发背。

柞木叶四两，干　干荷叶　金罂根萱草也　甘草节　地榆各一两

上同锉，捣为煮散，每服半两，水二碗，煎至一碗。分两服，早晚各一，并滓再煎一服。脓血者自干，未成者自消。忌饮食毒。

361微：无。
362挼：音ruó，揉搓。
363目今：当前。
364殗殜：谓病情不十分严重。
365王蘧：宋官吏，编有《发背方》，《宋史·文艺志》作《痈疽方》。
366敷：叶天士校：原作"附"，诸本同，据《普济本事方》改。
367司命：叶天士校：诸本同，《普济本事方》作"幸运"。
368痈肿：许本校：叶本作"痈疽"。

敛疮内消方

黄明胶一两，水半升煮化[369]，入黄丹一两，再煮三五沸，又放温冷。以鸡毛扫在疮口上。如未成，即涂肿处，自消。

拔毒七宝散

治痈疽止痛。

干荷叶心当中如钱片，不计多少，为粗末。每用三匙，水二碗，慢火煎至一碗半，放温，淋洗，揩干，以太白膏敷。

沈遇明一方

荷叶[370]一两，藁本半两，为末，如前用。

太白膏

寒水石水飞过，用腊月猪脂调成膏，随疮大小，用薄纸摊贴之。

国老膏

横纹甘草一斤，擘开椎碎，用水一斗，浸两宿，夏浸一宿，挼细夹绢滤去滓，入银石器内，漫火熬成膏，分作三服，每发以温酒半升调下。更量年齿老少，分作数服。

黄芪散

令发背自溃。

绵黄芪_{细者，洗，焙，一两}　甘草_{炙，半两}　皂角刺_{择红紫者，锉，麸炒黄，一两}

上细末，每服一大钱，酒一盏，乳香一块，煎七分去滓，温服[371]。加当归、赤芍药各半两尤效速。

生犀散

托里排脓。

皂角刺不计多少，粗大紫色者

上藏瓶中，盐泥固济，炭火烧过存性，放冷，出碾为细末。每服一钱，薄酒微温调下，暑月用陈米饮下。

---

[369] 煮化：原本作"消了"，据叶本改。
[370] 荷叶：叶天士作"干荷叶"。
[371] 温服：叶天士作"食远时温服"。

黄芪圆

清心内固。

绵黄芪_{蜜炙}　人参_{去芦，各一两}[372]

上细末，入真生龙脑一钱，研细，用生藕汁和圆绿豆大，每服三十圆，温熟水下。加至四十圆，日三服。

内托散

治一切疮毒。

绿豆粉_{一两，细研}　通明乳香_{一分，慢火于银石器中炒，手指搅，使干可捻，急倾[373]出在纸上，用扇扇冷，便研令极细用}

上同研匀，凡一切恶疮，难名痈肿，每用二钱至三钱，食后临卧浓煎甘草汤调下。如打扑及诸般内损，用温酒调下，食后空心服。少即内消，大损则败血从大便出矣。

治发背痈疽方

车螯壳[374]一两个，泥固济，火煅为末，栝蒌一枚，灯心五十茎，蜜一大匙[375]，用酒一升，煎下三味，微熟。调末二大钱服，不过二服。止痛去毒。

治痈疽已有疮眼，未出脓，痛不可忍。用此药纴。即脓出方[376]

巴豆一个，去皮膜不去心油，盐豉十四个，口中含去皮令软，同研烂，入真麝少许。如难圆，入少稀糊捏作饼子，或如鼠粪尖或圆子。临时看疮口纴之，只以纸捻子送入药，便不用纸捻子。须臾必痛，忍之，良久脓出。

治发背方

草决明生用_{一升，捣碎}　生甘草_{一两，亦碎}

水三升，煮取一升，温分二服。大抵血滞则生疮，肝为宿血之脏，而决明和肝气，不损元气也。

玉真散

治破伤风及打扑伤损。

---

[372]一两：叶天士作"半两"。
[373]倾：叶天士校：原作"溃"，据《普济本事方》改。
[374]车螯壳：始载于《本草拾遗》，为海产软体动物车螯之壳。
[375]栝蒌一枚……蜜一大匙：叶天士作"另以瓜蒌一枚，灯心五十茎，再加甘草节二钱"。
[376]方：许本校：原本无，据文例补。

天南星_{汤洗}[377]_{七次}　防风_{去钗股，各等分}

上细末，如破伤风[378]以药敷贴疮口，然后以温酒调下一钱。如牙关急紧，角弓反张，用药二钱，童子小便调下。或因斗伤相打，内有伤损之人，以药二钱。温酒调下，打伤至死，但心头微温，以童子小便调下二钱，并三服，可救二人性命。

（刘　宁　张世霞）

---

[377]汤洗：叶天士作"滚汤泡洗"。
[378]风：原本无，据叶本补。

卷第七

诸虫飞尸鬼疰

制诸虫方

白芜荑　槟榔各一两

上为细末，蒸饼圆如梧子大，每服十五圆至二十圆，温[379]汤下。

去劳热方

制虫解劳，悦泽肌肤。

槟榔一两半　干漆烧令烟尽，半两　龙胆[380]一两

上为细末，炼蜜圆如梧子大，每服十圆至十五圆，熟水[381]下。

治寸白虫方

黑铅灰抄[382]四钱一服，先吃猪肉脯少许，一时来，却用砂糖浓水半盏调灰，五更服，虫尽下，白粥将息一日。《良方》疗寸白，用锡沙[383]、芜荑、槟榔者，极佳。

予宣和中，每觉心中多嘈杂，意谓饮作，又疑是虫。漫依《良方》所说，服之。翌日下虫二条，一长二尺五寸，头扁阔尾尖锐。每寸作一节，斑斑如锦纹，一条皆寸断矣。《千金》谓劳则生热。热则生虫。心虫曰蛔，脾虫寸白，肾虫如寸截丝缕，肝虫如烂杏，肺虫如蚕。五虫皆能杀人，惟肺虫为急。肺虫居肺叶之内，蚀人肺系，故成瘵疾，咯血声嘶，药所不到，治之为难。有人说《道藏》中载诸虫头皆向下行，唯是初一至初五以前头上行，故用药者多取月朏[384]以前。盖谓是也。

---

[379]温：叶天士前加"空心"。
[380]龙胆：叶天士作"龙胆草"。
[381]熟水：叶天士前加"空心"。
[382]抄：许本校：四库本、王本作"炒"。
[383]锡沙：叶天士校：周本作"锡灰"。
[384]朏：音 fěi，阴历初三。

《良方》疗寸白虫方

锡沙作银泥者，无，即以黄丹代，油和如梧子大　芜荑仁　槟榔二物等分，为末

上煎石榴根浓汁半升，下散三钱、圆五枚，中夜服，旦日取下。

治飞尸者，游走皮肤，穿脏腑，每发刺痛，变作无常。遁尸者，附骨入肉，攻凿血脉，每发不可得近。见尸丧者，闻哀哭便发。风尸者，淫濯四肢，不知痛之所在，每发昏沉，得风雪便作。沉尸者，缠骨结脏，冲心胁，每发绞切，遇寒冷便作。注尸者，举身沉重，精神错杂，常觉昏[385]，每发[386]节气致变，辄成大恶。皆宜用此方。

忍冬叶锉数斛，煮取浓汁，稠煎之，服如鸡子大一枚，日三。太一神精丹、苏合香圆。治此疾第一。

雄朱散

因丧[387]惊忧，悲哀烦恼，感尸气而成诸变动不已，似冷似热，风气触则发。

雄黄水飞　朱砂水飞　桔梗炒　羌活去芦　当归洗，去芦，薄切，焙干，秤　升麻　川乌炮，去皮尖　芍药[388]　犀角镑　龙齿研　鬼箭削取羽，炒　川芎洗　白僵蚕去丝嘴，炒　陈皮去白　山栀子去皮　南星炮　木香　虎胫骨[389]醋炙　紫苏子炒　莽草　枳壳去穰，麸炒黄　白术　黄芩去皮，各一分　麻黄半两，去根节　蜈蚣二条，去头、足，酒炙　槟榔二个　全蝎炒，一分[390]

上为细末，每服二钱，酒调下，日三服。

顷在徽城日，尝修合神精丹一料。庚申年予家一妇人梦中见二苍头[391]，一在前，一在后，手中持[392]一物。前者云：到也未？后应云：到也。击一下，爆然有声，遂魇，觉[393]后心一点痛不可忍，昏闷一时许。予忽忆神精丹有此一证，取三粒令服之，遂至府过厅，少顷归，已无病矣。云服药竟，痛止神醒，今如常矣。自后相识稍有邪气，与一二服无不应验。方在《千金》中，治中风之要药，但近世少得曾青、磁石，为难合尔。精神丹在《千金》方十二卷中。

人平居无疾苦，忽如死人，身不动摇，默默不知人，目闭不能开，口噤不能

---

[385]昏：许本校：王本、叶本作"昏废"。
[386]发：许本校：王本、叶本、四库本无。
[387]丧：叶天士作"死丧"。
[388]芍药：叶天士作"赤芍药"。
[389]虎胫骨：叶天士作"虎头骨"。
[390]炒，一分：叶天士作"一条，炙"。
[391]苍头：以青布巾裹头的士卒。
[392]持：叶天士作"各持"。
[393]觉：醒。

言，或微知人，恶闻人声，但如眩冒，移时方寤。此由已[394]汗过多，血少，气并于血，阳独上而不下，气壅塞而不行，故身如死。气过血还，阴阳复通，故移时方寤。名曰郁冒，亦名血厥，妇人多有之。宜白薇汤、仓公散。

白薇汤

白薇　当归洗，去芦，薄切，焙干，秤，各一两　人参去芦，半两　甘草一分，炙

上粗末，每服五钱，水二盏，煎至一盏，去滓温服。

仓公散

瓜蒂　藜芦　雄黄水飞　矾石[395]煅

上各等分，细末，少许吹入鼻中。

腹 胁 疼 痛

枳实散

治男子两胁疼痛。

枳实一两，麸炒，去瓤　白芍药炒黄　雀脑芎[396]　人参去芦，各半两

上细末，姜枣汤调下二钱，酒亦得，食前，日三服。

葛根汤

治胁肋下痛，不美食。

葛根半两　桔梗炒　防风去钗股　白芍药　甘草炙　诃子去核　川芎洗　白术　枳壳各一两[397]，去瓤，麸炒黄

上粗末，每服四钱，水一盏半，姜枣同煎至七分，去滓。温服，日四五服。

枳壳煮散

治悲哀烦恼伤肝气，至两胁骨疼，筋脉紧急，腰脚重滞，两股筋急，两胁牵痛，四肢不能举，渐至脊膂挛急。此药大治胁痛。

枳壳去瓤，麸炒黄　细辛去叶　桔梗炒　防风去钗股　川芎各四两　葛根一两半　甘草二两，炙

---

[394]己：叶天士作"自"。叶天士校：周本无。
[395]矾石：叶天士作"礜石"。
[396]雀脑芎：即川芎。
[397]一两：叶天士校：诸本俱作"一分"。

上粗末，每服四钱，水一盏半，姜三片，煎至七分，去滓，空心食前温服。

薏苡仁圆

治胁痛如前，兼去手足枯悴[398]。

薏苡仁一两　石斛用细者，去根，净洗，细锉，三分　附子半两，炮，去皮脐　牛膝酒浸，水洗，焙干　生干地黄各三分　柏子仁研　人参去芦　枳壳去穰，麸炒黄　细辛去叶　川芎洗　当归洗，去芦，焙干，各半两　甘草炙[399]

上细末，炼蜜圆如梧子大，每服三四十圆，酒吞下，空心食前，日三服。圆子可食前，煮散可食后，相兼服为佳。

桂枝散

治因惊伤肝胁，骨里疼痛不已。

枳壳一两，小者，去穰，麸炒黄　桂枝去皮，半两，不见火

上细末，每服二钱，姜枣汤调下[400]。

芎葛汤

治胁下疼痛不可忍，兼治脚弱。

川芎洗　干葛　桂枝去皮，不见火　细辛去叶　枳壳去穰，麸炒黄　人参去芦　芍药　麻黄去节　防风去钗股，各半两　甘草一分，炙

上粗末，每服五钱，水二盏，生姜三片，同煎至七分，去滓，温服，日三服。有汗避风。

沈存中[401]《良方》载：顷在建康，医者王琪[402]言：诸气唯膀胱气、胁下痛最难治，谓神保圆能治之。熙宁中病项筋痛，诸医皆作风治之，数月不瘥，乃流入背脊，久之又注右臂，挛痛甚苦。忆琪语有此一证，乃合服之，一服而瘥，再发，又一服瘥。

神保圆

木香　胡椒各二钱半　干蝎十个，去毒　巴豆十个，去皮心，研

上为细末，汤释蒸饼圆麻子大，朱砂为衣，每服三粒。心膈痛，柿蒂灯心汤下；腹痛，柿蒂煨姜煎汤下；血痛，炒姜醋汤下；肺气甚者，白矾蛤粉各三分、

398悴：叶天士作"瘁"。
399甘草炙：许本校：叶本作"甘草、川椒仁各一分"。
400姜枣汤调下：叶天士后加"食远时服"。
401沈存中：宋代著名科学家沈括，字存中。
402琪：叶天士校：周本作"琪"。

黄丹一分同研为散，煎桑根白皮糯米饮调下三钱，小喘只用桑皮糯米饮下；肾气胁下痛，茴香酒下；大便不通，蜜汤调槟榔末一钱下；气噎，木香汤下；宿食不消，茶酒浆饮任下。

止头冷方

治胁下风气作块，寒疝发作[403]连少腹痛凑心。其积属肝，在右[404]胁下。故病发则右边手足头面昏痛，不思食。

干葛一两　麻黄三分，去节　侧子一个，炮，去皮脐　川芎洗　防风去钗股　枳壳麸炒，去穰　芍药　桂枝去粗皮，不见火　羌活去芦，洗　甘草炙　当归洗，去芦，薄切，焙干，各四钱[405]

上粗末，每服四钱，水一盏半，姜三片，同煎至七分，去滓，通口服，日三四服。有汗避风。

杂 病

雄黄治疮痍尚矣。《周礼·疡医》云[406]：凡疗疡以五毒攻之。郑康成注云：今医方合五毒之药，用黄垫[407]置石胆、丹砂、雄黄、礜石[408]、磁石其中，烧之三日三夜，其烟上著[409]，以鸡羽取之以注疮，恶肉破骨则尽出。杨大年尝笔记其事：有族人杨嵋[410]，年少时有疡生于颊[411]，连齿辅车，外肿若覆瓯，内溃出脓血不辍，吐之痛楚难忍，疗之百方弥年不瘥。人语之，依郑法制药成，注之疮中。少顷朽骨连两齿溃出，遂愈，后便安宁。信古方攻病之速也。黄垫即瓦合也。

崔元亮《海上方》：治一切心痛，无问新久，以生地黄一味，随人所食多少捣取汁，搜面作馎饦[412]，或作冷淘，良久当利出虫长一尺许，头似壁宫，后不复患。刘禹锡《传信方》：贞元十年，通事舍人崔抗女，患心痛垂气绝。遂作地黄冷淘食之。便吐一物，可[413]方一寸以来，如虾蟆状，无目足等，微似有口，盖为此物所食，自此顿愈。面中忌用盐。

唐硖州王及郎中充西路安抚使判官，乘骡入骆谷。及宿有痔疾，因此大作。

其状如胡瓜贯于肠头，热如糖灰火。至驿僵仆，主驿吏云：此病某曾患来，须灸即瘥。用槐枝浓煎汤，先洗痔，便以艾炷灸其上，连灸三五壮，忽觉一道热气入肠中，因大转泻，先血后秽，一时至痛楚，泻后遂失胡瓜，登骡而驰。

服桑枝法。桑枝一小升，细切炒香，以水三大升，煎取二升，一日服尽。无时。《图经》云：桑枝性平，不冷不热，可以常服。疗体中风痒干燥，脚气风气，四肢拘挛，上气眼晕，肺气咳[414]嗽，消食利小便。久服轻身，聪明耳目，令人光泽。兼疗口干。《仙经》云：一切仙药不得桑煎不服。出《抱朴子》。政和间予尝病两臂痛，服诸药不效，依此作数剂，臂痛即愈。

治目方用黄连多矣，而羊肝圆尤奇异。用黄连末一两，白羊子肝一具，去膜，同于砂盆内研令极细。众手为圆，如梧子大，每服以温水下三十圆，连作五剂。但是诸眼目疾及障翳青盲，皆治。忌猪肉冷水。唐崔承元居官时治一死囚，出活之，囚后数年以病目[415]致死。一旦，崔为内障所苦，丧明逾年，后夜半叹息独坐，忽闻阶除[416]窸窣之声。崔问为谁？徐曰：是昔年蒙活之囚，今故报恩至此。遂以此方告，言讫而没。崔依此方合服，不数月，眼复明。

江左[417]尝有商人左膊上有疮如人面，亦无他苦，商人戏滴酒口中，其面亦赤色[418]，以物食之，亦能食，多则觉膊内肉胀起。或不食之，则一臂痹。有善医者，教其历试诸药，不拘[419]草木之类悉试之，无所苦。至贝母，其疮乃聚眉闭口。商人喜曰，此药可治也。因以小苇筒毁其口灌之，数日成痂遂愈，然不知何疾也。

唐郑相公云：予为南海节度使，七十[420]有五。越地卑湿，伤于内外，众疾俱作，阳气衰绝。乳石补益之药，百端不应[421]。元和七年，有诃陵国舶主李摩诃献此方，经七八日而觉应验。自尔常服，其功神验。十年二月罢郡归京，录方传之。其方用破故纸十两，拣洗为末，用胡桃肉去皮二十两，研如泥，即入前末，更以好炼蜜和匀如饴，盛瓷器中，每日[422]以温酒化药一匙服之，不饮酒，温熟水化之。弥久则延年益气，悦心明目，补添筋骨。但禁食芸苔、羊血。番人呼为补骨脂圆。

江陵府节度使进豨莶圆方云：臣有弟䜣[423]，年三十一，中风，床枕五年，百

---

[414]咳：叶天士无。
[415]目：叶天士校：周本作"自"。
[416]阶除：台阶。
[417]江左：长江下游以东地区，即今江苏省一带。
[418]色：许本校：原本无，据王本、叶本补。
[419]拘：许本校：原本作"以"，据王本、叶本改。
[420]七十：叶天士前加"时年"。
[421]百端不应：叶天士作"日投终不应"。
[422]每日：许本校：原本作"旦日"，据叶本、王本改。
[423]䜣：叶天士校：周本及坊本作"訢"。

医不瘥。有道人钟针者，因睹此患曰：可饵豨莶圆必愈。其药多[424]生沃壤，五月间采收、洗去土，摘其叶及枝嫩头，九蒸九曝，不必太燥，但取蒸[425]为度，取为末，炼蜜圆如梧子大。空心温酒或米饮下二十圆至三十圆，所患忽加不得忧，至四十[426]圆，必复如故。至五十服[427]，当复丁壮。奉敕宣付医院详录。又知益州张咏进表云：臣因葺[428]龙兴观，掘得一碑，内说修养气术并药方二件。依方差人访问采觅，其草颇有异，金棱紫线[429]素根紫荄，对节而生，蜀号火杴[430]，茎叶颇同苍耳。谁知至贱之中，乃有殊常之效。臣自吃至百服，眼目轻明。服至千服，髭鬓乌黑，筋力轻健，效验多端。臣本州有都押衙罗守一，曾因中风坠马，失音不语，臣与十服，其病立瘥。又和尚知严[431]，年七十，患偏风口眼㖞斜，时时吐涎，臣与十服，亦便瘥。今合一百剂，差职员史元奏进。唐柳柳州[432]纂《救死三方》云：元和十二年二月，得脚气，夜半痞绝，胁有块大如石，且死，咽塞[433]不知人三日[434]，家人号哭。荥阳郑洵美传杉木汤方，服后半食顷，大下三次，气通块散。用杉木节一大升[435]，橘叶一升，无叶以皮代之，大腹槟榔七个，连[436]子碎之，童子小便三大升，共煮取一升半，分二服。若一服得快利，停后服。以前三死[437]皆死矣，会有教者，皆得不死。恐他人不幸有类余病，故传焉。

崔给事顷在泽潞，与李抱真作判官，李相方以球杖按球子，其军将以杖相格，乘势不能止，因伤李相拇指，并爪甲擘破。遽索金疮药裹之，强坐频索酒，饮至数杯，已过量，而面色愈青，忍痛不止。有军吏言[438]取葱新折者，便入煻灰火煨，乘热剥皮擘开，其间有涕，取罨损处，仍多煨取，续续易热者，凡三易之，面色却赤，斯须云已不痛，凡十数度易，用热葱并涕裹缠，遂毕席笑语。

驴尿治反胃。《外台》载：昔幼年曾经患此疾，每食饼及羹粥等，须臾吐出。贞观中许奉御兄弟及柴蒋等，时称名医，奉敕令治，罄竭其术，竟不能疗。渐至

424多：叶天士校：周本及坊本多作"久"。
425蒸：叶天士作"熟"。
426十：叶天士校：坊本作"千"。
427五十服：叶天士校：坊本作"五千圆"。
428葺：音qí，重叠，复合。叶本校：周本及坊本作"换"。
429紫线：叶天士校：坊本作银线。
430杴：音xiān，同锨。
431知严：叶天士作"智岩"。
432柳柳州：唐代文学家柳宗元，因参与王叔文集团革新，失败后被贬为柳州刺史。
433咽塞：许本校：四库本、王本、叶本均作"困塞"。
434三日：叶天士校：周本无。
435一大升：叶天士作"六升"。
436连：叶天士校：周本作"合"。
437死：许本校：诸本同，疑为"日"之误。
438言：叶天士校：周本作"官"。

赢惫，死在朝夕。忽有一卫[439]士云：服驴小便极验。且服二合，后食惟吐一半。哺时又服二合，人定时食粥，吐即便定。迄至今日午时奏知，大内[440]中五六人患反胃，同服，一时俱瘥。此药稍有毒，服时不可过多，盛取须[441]热服二合。病深七日以来，服之良验。

葛洪云：鬼疰者，是五尸之一疰，又挟[442]诸鬼邪为害。其病变动，乃有三十六种至九十九种，大略使人寒热淋沥，沉沉默默，不知所苦，无处不恶。累年积月，渐就沉滞，以至于死，传与旁人，及至灭门。觉如是候者，急治獭肝一具，阴干，杵细末，水服方寸匕，日三服，未知再服。《肘后》出此方神良。宣和间，天庆观一法师行考讼极精严。时一妇人投状，述患人有祟所附。须臾召至，附语云：非我为祸，别是一鬼，亦因病人命衰为祟尔。渠今已成形，在患人肺中为虫，食其肺系，故令吐血声嘶。师掠之云：此虫还有畏忌否？久而无语。再掠之，良久，云：容某说，惟畏獭爪屑为末，以酒服之则去矣。患家如其言得愈。此乃予目所见也。究其患亦相似。獭爪者，殆獭肝之类欤。

卷　　外

椒红圆

治妇人血气不调，脏腑怯弱，风冷邪气，乘虚客搏，脐腹冷疼，胁肋时胀，面色萎黄，肌体羸瘦，怠情嗜卧，不思饮食。常服补虚损，暖下脏，逐痼冷，进饮食。

沉香　莪术　诃子煨，去核　椒红微炒，出汗　当归微炒　附子炮，去尖、脐、皮　白术各一两　麝香一分，别研　丁香　肉豆蔻炮　良姜切，麻油炒，各半两

上细末，入麝香匀，酒煮面糊，圆如梧桐子大，每服十圆，温酒吞下，空心食前。

胜红圆

莪术　三棱　陈皮去白　青皮去白　缩砂炒　香附子忌铁　干姜炮　丁皮去粗皮　厚朴姜制，炒，各等分

上细末。煮麸糊为圆，如梧桐子大，每服五十圆，生姜紫苏汤送下，不拘时候。

（黄金花　赵雨薇）

---

[439]卫：叶天士作"术"。
[440]大内：皇宫的总称。
[441]须：叶天士校：周本作"及"。
[442]挟：叶天士校：周本作"状"。

卷 第 八

伤寒时疫（上）

桂枝汤

治太阳中风，阳脉浮，阴脉弱，发热汗出恶寒[443]，鼻鸣干呕。今伤风古方谓之中风[444]

桂枝去皮，不见火　芍药各一两半　甘草一两，炙

上粗末，抄五钱，水一盏半，生姜三片，枣一个，同煎至八分，去滓温服。若二三月病温，宜阳旦汤。

麻黄汤

治太阳病头痛发热，身疼恶风，无汗而喘。

麻黄去节，百沸汤煮[445]去黄汁，焙干，一两半，　杏仁[446]三十五枚，去皮尖　桂枝去皮，不见火，一两　甘草半两，炙

上粗末，每服五钱，水一盏半，煎至八分，去滓温服。

加减法：[447]伤寒热病，药性须凉，不可大温。夏至后麻黄汤须加知母半两、石膏一两、黄芩一分。盖麻黄性热，夏月服之，有发黄斑出之失。唯冬及春，与病人素虚寒者，乃用正方，不有加减。

仲景论治伤寒一则桂枝，二则麻黄，三则大[448]青龙。桂枝治中风；麻黄治伤寒；大青龙治中风见寒脉，伤寒见风脉。三者如鼎立，人皆能言之，而不晓前人处方用药之意，故医者多不用，无足怪也。且脉浮而缓者，中风也，故啬啬恶寒，淅淅恶风，翕翕发热，仲景以桂枝对之。浮紧而涩者，伤寒也，故头痛发热，身疼腰痛，骨节疼痛，恶寒无汗而喘，仲景以麻黄对之。至于中风，脉浮紧，伤寒

---

[443]寒：许本校：叶本作"风"。
[444]今伤风古方谓之中风：叶天士校：诸本无。
[445]煮：许本校：原本作"泡"，据王本、叶本改。
[446]杏仁：许本校：四库本、王本、叶本无。
[447]加减法：许本校：诸本无此段。
[448]大：许本校：诸本无，下同。

脉浮缓，仲景皆以大青龙对之，何也？余尝深究此三者，若证候与脉相对，用之无不应手而愈，何以言之？风伤卫，卫、气也。寒伤荣，荣、血也。荣行脉中，卫行脉外。风伤卫则风邪干[449]阳气，阳气不固，发越而为汗，是以自汗而表虚，故仲景用桂枝以发其邪，芍药以和其血。盖中风则病在脉之外，其病稍轻，虽同曰发汗，特解肌之药耳，故仲景于桂枝证云：令遍身**漐漐**，微似有汗者佳，不可如水淋漓，病必不除。是知中风不可大发汗，汗过则反动荣血，邪气乘虚而袭之，故病不除也。寒伤荣则寒邪入阴血，而荣行脉中者也。寒邪居脉中，非特荣受病，邪自内作，则并与卫气犯之，久则浸淫及骨，是以汗不出而热，齿干以烦冤。仲景以麻黄发其汗，又以桂枝、甘草助其发散，欲涤除内外之邪。荣卫之病尔，大抵二药皆发汗，以桂枝则发其卫之邪，麻黄并荣卫治之，亦自有深浅也。何以验之？仲景桂枝第十九证云：病常自汗出者，此为荣气和。荣气和者，外不谐，以卫气不共荣气和谐故尔。以荣行脉中，卫行脉外，复发其汗，荣卫和则愈，宜桂枝汤。又第四十七证云：发热汗出者，此为荣弱卫强，故使汗出。欲散邪风者，宜桂枝汤，是知中风汗出者，荣和而卫不和。又第一卷云：寸口脉浮而紧。浮则为风，紧则为寒，风则伤卫，寒则伤荣，荣卫俱病，骨节烦疼，当发其汗。是知伤寒浮紧者，荣卫俱病也。麻黄汤中并用桂枝，此仲景之意也。至于大青龙虽治伤风见寒脉，伤寒见风脉之病，然仲景云：汗出恶风者，不可服之，服之厥逆，便有筋惕肉眴之证，故大青龙一证[450]尤难用，须是形证谛当，然后可行。故王寔[451]大夫证治，只用桂枝麻黄各半汤，盖审[452]之也。

大青龙汤[453]

麻黄三两, 去节, 汤泡, 去黄汁, 焙干, 秤　桂枝去皮, 不见火, 一两　杏仁二十枚, 去皮、尖　大枣五枚　生姜一两半, 切碎　甘草一两, 炙　石膏如半鸡子大, 碎

上锉如麻豆大，每服五钱，水一盏半，煮至八分，去滓温服，取汗为度，若汗周身润，止后服。未周身润，可停待相次服尽。不欲汗多，恐亡阳故也。若汗多不止，用温粉扑之。

---

[449]干：叶天士校：周本作"中"。
[450]证：叶天士作"汤"。
[451]王寔：宋医学家，字仲弓，为名医庞安常高足，著有《伤寒证治》。
[452]审：许本校：叶本作"慎"。
[453]大青龙汤：许本校：四库本、王本、叶本无。

温粉方[454]

白术　藁本去苗，净洗　川芎　白芷不见火

上细末，每服一两，入米粉三两和匀，粉扑周身以止汗。无藁本亦得。若汗已出，尽剂服必汗多亡阳，厥逆恶风，烦躁不得眠也。

桂枝加附子汤

桂枝去皮，不见火　芍药各一两半　甘草一两，炙　附子半两，炮，去皮脐

上粗末，抄五钱，水一盏半，生姜三片，枣十个，同煎至八分，去滓温服。

有一士人，得太阳病[455]，因发汗，汗不止，恶风，小便涩，足挛曲而不伸。予诊其脉浮而大，浮为风，大为虚。予曰：在仲景方中有两证大[456]同而小异，一则小便难，一则小便数，用药稍瘥，有千里之失。仲景第七证云：太阳病发汗，遂漏不止，其人恶风小便难，四肢微急，难以屈伸者，桂枝加附子汤。第十六证云：伤寒脉浮，自汗出，小便数，心烦微恶寒，脚挛急，反以[457]桂枝汤欲攻其表，此误也。得之便厥，咽中干，烦躁吐逆。一则漏风小便难[458]，一则自汗小便数，或恶风，或恶寒，病各不同也。予用第七证桂枝加附子汤，三啜而汗止。复佐以甘草芍药汤，足便得伸。其第十六证治法见本方。

桂枝加厚朴杏子汤

桂枝去皮，不见火　芍药各一两　甘草六钱三字，炙　厚朴六钱三字去粗皮，姜汁炙　杏仁去皮尖，十七个

上锉如麻豆大，抄[459]五大[460]钱，水一盏半，生姜五片，肥枣二个，擘破，煎至八分，去滓温服，覆取微汗。

戊申正月，有一武臣为寇所执，置舟中艎板下，数日得脱，乘饥恣食，良久解衣扪虱，次日遂作伤寒，自汗而膈[461]不利。一医作伤食而下之，一医作解衣中邪而汗之，杂治数日，渐觉昏困，上喘息高。医者怆惶失措。予诊之曰：太阳病下之表未解，微喘者，桂枝加厚朴杏子汤，此仲景之法也。指令医者急治药，一啜喘定，再啜漐漐微汗，至晚身凉而脉已和矣。医曰：某平生不曾用仲景方，不知

454温粉方：许本校：四库本、王本、叶本无。
455病：许本校：原本作"证"，据四库本、王本改。
456大：叶天士校：原作"夫"，据《普济本事方》改。
457以：许本校：原本作"与"，据四库本、王本改。
458难：叶天士校：周本作"涩"。
459抄：叶天士作"每服"。
460大：许本校：原本无，据四库本、王本补。
461膈：叶天士作"胸膈"。

其神捷如此。予曰：仲景之法，岂诳后人也哉。人自寡学，无以发明耳。

大柴胡汤

柴胡二两，去苗洗　黄芩去皮　芍药各三两　半夏六钱二[462]字，汤浸七次　枳实二枚，去穰，麸炒　大黄半两，伊尹汤液论大柴胡同姜枣共八味，今监本无，脱之也

上粗末，抄五大[463]钱[464]，水一盏半，生姜五片，肥枣一个，擘破，煎至八分，去滓温服，以利为度，未利再服。

尝记有人病伤寒，心烦喜呕[465]，往来[466]寒热。医以小柴胡与之，不除。予曰：脉洪大而实，热结在里，小柴胡安能去之？仲景云：伤寒十余日，热结在里，复往来寒热者，与大柴胡汤。三服而病除。大黄荡涤蕴热，伤寒中要药。王叔和云：若不用大黄，恐不[467]名大柴胡。大黄须是[468]酒洗生用为有力。昔后周姚僧垣[469]，名医也。帝因发热，欲服大黄药。僧垣曰：大黄乃是快药，至尊年高，不可轻用。帝不从，服之遂致[470]不起。及元帝有疾，诸医皆谓至尊至贵不可轻服，宣用平药。僧垣曰：脉洪而实，必有宿食，不用大黄，必无差理。元帝从之，果下宿食乃愈。合用与不合用，必心下明了[471]谛当，然后可。又记有人患伤寒，身热目痛鼻干，不得卧，大便不通尺寸脉俱大，已数日。一夕汗出，予谓速以大柴胡下之。医骇曰：阳明自汗，津液已漏，法当行蜜兑，何苦须用大黄药。予谓曰：子只知抱稳，若用大柴胡，此仲景不传之妙，公安能知之？予力争，竟用大柴胡，二服而愈。仲景论阳明之病，多汗者急下之，人多谓已是自汗，若更下之，岂不表里俱虚？又如论少阴证云：少阴病一二日，口干燥者，急下之。人多谓病发于阴，得之日浅，但见干燥，若更下之，岂不阴气愈盛？举斯二者，则其他疑惑处，不可胜数。此仲景之书，世人罕读也，予以为不然[472]。仲景称急下之者，亦犹急当救表，急当救里。凡称急者，有三处。谓才觉汗多，未至津液干燥，便速下之，则为径捷，免致用蜜兑也。若胸中识得了了，方可无疑。若未能了了，误用之，反不若蜜兑为稳也。

---

[462]二：叶天士校：周本作"三"。

[463]大：许本校：原本无，据四库本、王本补。

[464]抄五大钱：叶天士作"每服五钱"。

[465]心烦喜呕：叶天士作"必先喜呕"。

[466]往来：叶天士作"后来"。

[467]恐不：叶天士作"何以"。

[468]须是：叶天士作"不须"。

[469]姚僧垣：叶天士校：垣，当作"恒"。南北朝北周医家，字法卫，吴兴武康人，撰有《集验方》。

[470]致：许本校：原本作"至"，据王本改。

[471]了：原本无，据叶本补。

[472]不然：叶天士校：原本作"下然"，据《普济本事方》改。

又记一乡人伤寒身热，大便不通，烦渴郁冒。医者用巴豆药下之。虽得溏利，病宛然如旧。予视之，阳明热结在里，非大柴胡、承气等不可。巴豆只去积，安能荡涤邪热蕴毒邪？急进大柴胡等三服，得汗而解。尝谓仲景百一十三方，为圆者有五：理中、陷胸、抵当、乌梅、麻仁。是以理中、陷胸、抵当皆大如[473]弹子，煮化而服，与汤散无异。至于麻仁治脾约[474]，乌梅治湿䘌，皆用小圆以达下部。其他逐邪毒，攻[475]坚癖，导瘀血，润燥屎之类，皆凭汤剂，未闻用巴豆小圆药以下邪气也。既下而病不除，不免重以大黄、朴硝下之，安能无损也哉？

白虎加苍术汤

治湿温多汗。

知母六两　甘草炙，二合[476]　石膏一斤[477]　苍术三两，米泔浸　粳米三两

上锉如麻豆大，每服四大钱，水一盏半，煎至八分，去滓，取六分清汁，温服。

癸丑年，故人王彦龙作毗陵推[478]官，季夏得疾。胸项多汗，两足逆冷，谵语。医者不晓，杂进药已经旬日。予诊之，其脉关前濡，关后数。

予曰：当作湿温治。盖先受暑后受湿，暑湿相抟[479]，是名湿温。先以白虎加人参汤，次以白虎加苍术汤，头痛渐退，足渐温，汗渐止，三日愈。此病名贼邪，误用药有死之理，有医难曰：何名贼邪？予曰：《难经》论五邪，有实邪、虚邪、正邪、微邪、贼邪。从后来者为虚邪，从前来者为实邪，从所不胜来者为贼邪，从所胜来者为微邪，自病者为正邪。又曰：假令心病中暑为正邪，中湿得之为贼邪。今心先受暑而湿邪胜之，水克火，从所不胜，斯谓之贼邪，此五邪之中最逆也。《难经》又云：湿温之脉，阳濡而弱，阴小而急。濡弱见于阳部，湿气抟暑也，小急见于阴部，暑气蒸湿也，故《经》曰暑湿相抟，名曰湿温，是谓贼邪也。不特此也，予素有停饮之疾，每至暑月，两足汗漐漐未尝干。每服此药二三盏，即便愈。

黄芪建中加当归汤

黄芪蜜炙　当归洗，去芦，薄切，焙干，秤，各一两半　白芍药三两　桂一两一分，去粗皮，不见火　甘草一两，炙

---

[473] 如：叶天士无。
[474] 脾约：古病名。出自《伤寒论》。即胃中津液缺乏，脾不能为胃行其津液而引起的大便秘结。
[475] 攻：叶天士校：周本作"破"。
[476] 合：许本校：四库本、王本作"两"。
[477] 一斤：叶天士前加"生"。
[478] 推：许本校：原本作"仓"，据王本改。推官，官名。
[479] 抟：许本校：四库本、王本作"搏"。下同。

上粗末，每服五钱，生姜三片，枣一个，水一盏半，同煎至八分，去滓，取七分清汁，日三服，夜二服，尺脉尚迟，再作一剂。

昔有乡人丘生者病伤寒。予为诊视，发热头疼烦渴，脉虽浮数而无力，尺以下迟而弱。予曰：虽属麻黄证，而尺迟弱。仲景云：尺中迟者，荣气不足，血气微少，未可发汗。予于建中汤加当归、黄芪令饮，翌日脉尚尔，其家煎迫，日夜督发汗药，言几不逊矣。予忍之，但只用建中调荣而已。至五日尺部方应，遂投麻黄汤。啜第二服，发狂，须臾稍定，略睡已得[480]汗矣。信知此事是难是难[481]。仲景虽云不避晨夜，即宜便治。医者亦须顾其表里虚实，待其时日，若不循次第，暂时得安，亏损五脏，以促寿限，何足贵也。《南史》记范云初为梁武帝属官，武帝将有九锡之命，在[482]旦夕矣。云忽感伤寒之疾恐不得预庆事，召徐文伯[483]诊视，以实恳之曰：可便得愈乎？文伯曰：便瘥甚易，政[484]恐二年后不复起矣。云曰：朝闻道夕死犹可，况二年乎。文伯以火烧地布桃叶[485]，设席置云于上。顷刻汗解，扑[486]以温粉，翌日果愈，云甚喜。文伯曰：不足喜也。后二年果卒。夫取汗先期，尚促寿限，况不顾表里，不待时日，便欲速效乎？每见病家不耐，病未三四日，昼夜促汗，医者随情顺意，鲜不败事。故予书此为医者之戒。

蜜兑法

蜜四两，铜器中文武火煎之稍凝如饴状，搅之勿令焦，候可圆，即取出捻作梃，如指许长二寸，当热时急作，令头锐，纳谷道中，以手急抱定。欲大便时乃去之，未利再作。

有一士人家病者二人，皆旬日矣。一则身热发汗，大便不通，小便如经[487]，神昏多睡，诊其脉长大而虚[488]。予用承气汤[489]下之而愈。一则阳明自汗，大便不通，小便利，津液少口干燥，其脉亦大而虚。予作蜜兑三易之，下燥屎，得溏利而解。其家问曰：皆阳明大便不通，何治之异？予曰：二症虽相似，然自汗小便利者，不可荡涤五脏，为无津液也，然则伤寒大证相似，余[490]证稍有不同，要在

---

[480] 得：叶天士校：原作"中"，据《普济本事方》改。
[481] 难是难：叶天士作"大难事"。
[482] 在：许本校：原本作"有"，据王本、四库本改。
[483] 徐文伯：南北朝齐医家，字德秀，撰有《徐文伯药方》等书。
[484] 政：只。
[485] 布桃叶：叶天士校：周本作"桃柏叶"。
[486] 扑：叶天士作"裹"。
[487] 经：叶天士作"涩"。
[488] 虚：许本校：四库本同，王本、叶本作"虚"。
[489] 承气汤：叶天士作"小承气汤"。
[490] 余：叶天士作"两"。

变通仔细斟酌。正如格局看命，虽年、月、日、时皆同，而贵贱穷通不相侔者。于一时之中，又有浅深，故治法不可不谨。

破阴丹

治阴中伏阳。

硫黄舶上者 水银各一两 陈皮去白 青皮去白，各半两，末

上先将硫黄铫子内熔，次下水银，用铁杖子打匀，令无星，倾入黑茶盏内，研细，入二味匀研，用厚面[491]糊圆如桐子大，每服三十圆。如烦躁，冷盐汤下。如阴证，冷艾汤下。

顷年[492]乡人李信道得疾，六脉沉不见，深按至骨，则沉紧[493]有力。头疼身温烦躁，指末皆冷，中满恶心。更两医矣，医者不识，只供调气药。予因诊视曰：此阴中伏阳也。仲景法中无此证，世人患此者多，若用热药以助之，则为阴邪隔绝，不能导引真阳，反生客热；用冷药，则所伏真火愈见消铄；须用破散阴气、导达真火之药，使火升水降，然后得汗而解。予授此药二百粒，作一服，冷盐汤下，不半时烦躁狂热，手足躁[494]扰，其家大惊。予曰：此俗所谓换阳也，无恐[495]须臾稍定，略睡已得汗，自昏达旦方止，身凉而病除。

小柴胡加地黄汤

治妇人室女伤寒发热，或发寒热，经水适来或适断，昼则明了，夜则谵[496]语，如见鬼状。亦治产后恶露方来，忽尔断绝。

柴胡一两一分，去苗，洗净 人参去芦 半夏汤洗七次 黄芩去皮 甘草炙 生干地黄各半两

上粗末，每服五钱，水二盏，生姜五片，枣二枚，同煎至八分，去滓温服。

辛亥中寓居毗陵，学官王仲礼，其妹病伤寒发寒热，遇夜则如有鬼物所凭，六七日忽昏塞，涎响如引锯，牙关紧急，瞑目不知人，疾势极危，召予视。予曰：得病之初，曾值月经来否？其家云：月经方来，病作而经遂止，得一二日，发寒热，昼虽静，夜则有鬼祟。从昨日来，涎生不省人事。予曰：此热入血室证也。仲景云：妇人中风，发热恶寒，经水适来，昼则明了，暮则谵语，如见鬼状，发

---

[491]面：叶天士校：周本作"麸"。
[492]顷年：近年。
[493]沉紧：叶天士作"若"，周本作"弦紧"。
[494]躁：叶天士校：周本作"燥"。
[495]无恐：许本校：原本无，据叶本补。
[496]谵：叶天士校：周本作"严"。

作有时，此名热入血室。医者不晓，以刚剂与之，遂致胸膈不利，涎潮上脘[497]，喘急息高，昏冒不知人。当先化其涎，后除其热。予急以一呷散投之，两时顷涎下得睡，省人事，次授以小柴胡加地黄汤，三服而热除，不汗而自解矣。一呷散附卷末。

又记一妇人患热入血室证，医者不识，用补血调气药，涵养[498]数日[499]，遂成血结胸，或劝用前药。予曰：小柴胡用已迟，不可行也。无已，则有一焉。刺期门穴斯可矣。但予不能针，请善针者治之，如言而愈。或问曰：热入血室，何为而成结胸也？予曰：邪气传入经络，与正气相搏，上下流行，或遇经水适来适断，邪气乘虚而入血室。血为邪迫，上入肝经，肝受邪则谵语而见鬼。复入膻中，则血结于胸也。何以言之？妇人平居，水当养于木，血当养于肝也。方未受孕则下行之以为月水，既妊娠则中蓄之以养胎，及已产则上壅之以为乳，皆血也。今邪逐血并归肝经，聚于膻中，结于乳下，故手触之则痛，非汤剂可及，故当刺期门也。《活人书》海蛤散治血结胸。今具于后。[500]

期门二穴，直两乳第二肋间，是穴肝经、脾经、阴维之会。妇人伤寒，过经不解，当针期门。使经不传，可针四分。又治胸中烦热，奔豚上下，霍乱泄利，腹坚硬，喘不得卧，胁下积气，产后余疾，饮食不下，胸胁支满，心中切痛，可灸五壮。

海蛤散

妇人伤寒血结胸膈，揉而痛不可抚近。

海蛤　滑石　甘草炙，各一两　芒硝半两

上为末，每服二钱，鸡子清调下。

小肠通利，则胸膈血散；膻中血聚，则小肠壅。小肠壅则膻中血不流行，宜此方。若小便血数行，更宜桂枝红花汤，发其汗则愈。《活人书》云此方疑非仲景方，然其言颇有理，姑存之。桂枝红花汤只桂枝汤中加红花一捻。

真武汤

治太阳病汗过不解，头眩筋惕肉𥆧。

茯苓去皮　芍药各三分[501]　附子一枚，炮，去皮脐，用四之一　白术半两

[497]脘：叶天士校：周本作"管"。
[498]涵养：叶天士作"迁延"。
[499]涵养数日：许本校：原本无，据叶本补。
[500]今具于后：许本校：原本无，据王本、叶本补。
[501]分：叶天士校：周本作"两"。

上粗末，抄[502]五钱，生姜五片，水一盏半，煎八分，去滓温服。若小便利者去茯苓，下利者去芍药加干姜二分；呕者去附子加生姜二两，咳者加五味子六钱一字、细辛一分、干姜一分。日三服。

乡里有姓京者，以鬻绳为业。子年三十，初得病身微汗，脉弱恶风。医以麻黄药与之，汗遂不止，发热心多惊悸，夜不得眠，谵语不识人，筋惕肉瞤，振振动摇。医者又进惊风药。予曰：此强汗之过也。仲景云：脉微弱汗出恶风者，不可服大青龙汤。服之则筋惕肉瞤，此为逆也，唯真武汤可救。进此三服，佐以清心圆，竹叶汤送下，数日愈。

清心圆

退余热，生津液，止烦渴。

地骨皮去心 黄芩去皮 麦门冬用水浸去心 青黛 车前子 乌梅肉 蒲黄炒 香附子炒，去毛，各等分

上为末，炼蜜圆如弹子，非时含化一圆，或熟水化服。

竹叶石膏汤

治大病后虚羸少气，呕逆欲吐。

石膏四两，杵碎 半夏七钱半，汤洗七次 人参半两，去芦 麦门冬二两，用水浸去心 淡竹叶半把 甘草半两，炙

上锉如麻豆大，每服五钱，水一盏半，粳米一百余粒，煮至八分，米熟汤成，去滓温服。呕者加生姜一两半。

白虎加人参汤

石膏四两，杵碎，绵裹 知母一两半 甘草二两半，炙 粳米一合半 人参半两，去芦

上锉如麻豆大，每服五钱，水一盏半，煮至八分，米熟为度，去滓温服。《局方》云：食后服此药，立夏后、立秋前可服，春时及立秋后并亡血虚家并不可服

有人病初呕吐，俄为医者下之，已七八日，而内外发热。予诊之曰：当用白虎加人参汤。或曰既吐复下，且重虚矣，白虎可用乎？予曰：仲景云：若吐下后七八日不解，热结在里，表里俱热者，白虎加人参汤，此正相当也。盖始吐者，热在胃脘而脉实；今虚而大，三投汤而愈。仲景既称伤寒若吐下后七八日不解，热结在里，表里俱热者，白虎加人参汤主之。又云：伤寒脉浮，发热无汗，其表

---

[502]抄：叶天士作"每服"。

不解，不可与白虎汤。又云：伤寒脉浮滑，此以表有热里有寒，白虎汤主之。国朝林亿[503]校正谓仲景于此表里自瘥矣，予谓不然。大抵白虎能治[504]伤寒中暍，表里发热。故前后二证，或云表里俱热，或云表热里寒，皆可服之。中一证脉浮无汗，其表不解，全是麻黄与葛根证，安可行白虎也？林亿见所称表里不同，便谓之差互，是亦不思之过也。

肉豆蔻汤

治伤寒汗后吃噫。

肉豆蔻一个　石莲肉去心，炒　茴香各一分，炒　丁香半分，不见火　枇杷叶五片，拭去毛，炙[505]　人参半两，去芦

上锉细，用水四盏，生姜十片，煎二盏，去滓，空心温服，分二服。

良姜汤

橘皮去白　良姜切，炒　桂枝去皮，不见火　当归洗，去芦，薄切，焙干，秤，各一分　麻黄去节，百沸汤泡，去黄汁，焙干，半两[506]　槟榔三个别末　甘草一分，炙　杏仁二十枚，去皮、尖

上粗末，用水四盏，姜十片，枣三枚，同煎至二盏，去滓，下槟榔末，再[507]煎三沸，通口服一盏。未已，再作一剂。

庞老云：伤寒吃噫不止，是阴阳气[508]升降欲作汗，升之不上，降之不下，故胃气上逆，为吃噫无休止。宜此方。

吃噫又方

枳壳半两，去穰，麸炒黄　木香一钱

上细末，每服一钱，白汤调下，未知，再与服[509]。

滑石圆[510]

治伤寒衄血。

滑石末[511]，不拘多少，饭圆如桐子大，每服十[512]圆，微嚼破，新水咽下立止，

[503]林亿：宋代医家、官吏，曾校订刊行《素问》《难经》等唐以前大量医籍。
[504]治：许本校：王本作"除"。
[505]炙：叶天士校：诸本俱作"尖"。
[506]两：叶天士作"分"。
[507]再：许本校：王本、叶本作"更"。
[508]气：叶天士作"二气"。
[509]服：许本校：原本无，据叶本补。
[510]圆：叶天士校：周本作"汤"。
[511]滑石末：许本校：叶本作"滑石飞净为末"。
[512]十：叶天士作"二十"。

只用药末一大钱，饭少许同嚼下亦得。老幼皆可服。

汤晦叔云：鼻衄者当汗不汗所致，其血紫[513]黑时，不以多少，勿得止。宜[514]服温和药以调其荣卫。才见鲜血，急以此药止之。

桂枝汤

方在前。

有人病发热恶寒自汗，脉浮而微弱，三服此汤而愈。此方在仲景一百十三方内独冠其首，今人全不用，何[515]哉？仲景云：太阳中风，阳浮而阴弱，阳浮者热自发，阴弱者汗自出，啬啬恶寒，淅淅恶风，翕翕发热，宜桂枝汤。此脉与证，仲景说得甚分明，只后人看不透，所以不敢用。仲景云：假令寸口脉微，名曰阳不足，阴气上入阳中则洒淅恶寒也。尺脉弱，名曰阴不足，阳气下陷入阴中则发热也。此谓元受病者而[516]然也。又曰：阳微则恶寒，阴弱则发热。医发其汗，使阳气微，又大下之，令阴气弱，此谓医所病而然也。大抵阴不足阳往从之，故内陷而发热，阳不足阴往乘之，故阴上入阳中则恶寒。举此二端，明白人[517]何惮而不行桂枝哉？

茵陈蒿汤

治胃中有热有湿有宿谷，相抟发黄。

茵陈蒿嫩者，一两半　大黄三分，以湿纸裹，甑上蒸　栀子小者十枚，去皮

上粗末，每服一钱，水一盏半，煎至八分去滓，调五苓散二钱服，以知为度。

五苓散

治伤寒温热病表里未解，头痛发热，口燥咽干，烦渴饮水，或水入即吐，或小便不利，及汗出表解烦渴不止者宜服。又治霍乱吐泻，燥渴引饮。

猪苓去黑皮，一两半　泽泻二两半　白术一两半　白茯苓去皮，一两半　桂一两，去粗皮，不见火

上件各事持捣为散，拌匀，每服三钱，白汤调下，不计时候，服讫多饮热汤，汗出即愈。又治瘀热在里，身发黄疸，浓煎茵陈蒿汤下，食前服。疸病发渴及中暑引饮，亦可用水调服。《局方》云：小儿加白术末少许服之，若发虚加黄芪、人参末服之。

---

[513]紫：许本校：原本作"青"，据王本、叶本改。

[514]宜：叶天士校：原作"且"，今据《普济本事方》改。

[515]何：原本作"苦"，据叶本改。

[516]而：许本校：原本无，据王本、叶本补。

[517]人：原本作"如此"，据叶本改。

瓜蒂散

治头中寒湿，发黄疸。

瓜蒂二七个　赤小豆　秫米各二七粒

上细末，水法圆[518]如豆大，一枚许纳鼻中，缩鼻，令入，当出黄水，切不可吹入[519]。

庚戌年避地维扬界，有一家[520]病伤寒七八日，身体洞黄，鼻目皆痛，两髀及项颈[521]腰脊强急，大便涩，小便如金。予曰：脉紧且数，脾元受湿，暑热蕴蓄于太阳之经，宿谷相抟，郁蒸而不得散，故使头面有汗，至颈以下无之。若鼻中气冷，寸口近掌无脉则不疗。急用茵陈汤调五苓散与之，数服瘥。

又记一人病身体痛，面黄喘满，头痛，自能饮食，大小便如经。予诊之，脉大而虚，鼻塞且烦。予曰：非湿热宿谷相抟，此乃头中寒湿，茵陈五苓不可行也。仲景云：湿家病身疼痛，发热面黄而喘，头痛鼻塞而烦，其脉大，能自饮食，中和无病，病在头中寒湿，故鼻塞。纳药鼻中则愈。仲景无药方。此方见《外台·删繁》。证云：治天行热毒[522]，通贯脏腑，沉鼓[523]骨髓之间，或[524]为黄疸，宜瓜蒂散。即此方也。

又记一舟梢病伤寒发黄，鼻内酸痛，身与目如金，小便赤而数，大便如经[525]。或者欲用茵陈五苓。予曰：非其治也，小便利大便如常，则知病不在脏腑。今眼睛疼，鼻颏痛，是病在清道中。清道者，华盖肺之经也。若下大黄，则必腹胀为逆，亦用瓜蒂散。先含水，次搐之，鼻中黄水尽，乃愈。

一呷散

即《九龠[526]卫生方》驱风妙应散。疗危恶诸风，角弓反张，失音不语，牙关紧急，涎潮发搐，目瞪直视，精神昏塞。呷：迄甲切，吸呷也。

大天南星不拘多少

上选腊辰日，以河水露星宿下浸四十九日，浸毕取出，用米泔水洗去滑，焙干为细末。每服大人用一钱，小儿一字，并生姜薄荷汤调服。如牙关紧急，口紧不开，即斡开口，先以此药末揩牙，须臾口开，即温温[527]灌之。

（尚佳丽　王益寿）

---

[518]圆：许本校：叶本作"捏成圆"。
[519]入：叶天士作"深入"。
[520]家：许本校：叶本作"人"。
[521]项颈：叶天士校：周本作"头项"。
[522]毒：叶天士校：原作"盖"，迳改。
[523]沉鼓：沉伏。
[524]或：叶天士作"成"。
[525]经：正常。叶天士作"金"。
[526]龠：音 yuè。
[527]温温：柔和貌。

卷 第 九

伤寒时疫（下）

治结胸灸法

阴毒伤寒，关格不通、腹胀喘促、四肢逆冷亦依此灸之，气通可治。

巴豆十四枚　黄连七寸，和皮用

上捣细，用津唾和成膏，填入脐心，以艾灸其上。腹中有声，其病去矣。不拘壮数，病去为度。才灸了，便以温汤浸手帕拭之，恐生疮也。

鹊石散

治伤寒发狂，或弃衣奔走，逾墙上屋。

黄连去须　寒水石各等分

上细末，每服二钱，浓煎甘草汤，放冷调服。

桂枝麻黄各半汤

方在前。

尝记一亲戚病伤寒，身热头疼无汗，大便不通已四五日。予讯问之，见医者治大黄、朴硝等欲下之。予曰：子姑少待。予为视之，脉浮缓，卧密室中，自称其恶风。予曰：表证如此。虽大便不通数日，腹又不胀，别无所苦，何遽便下？大抵仲景法须表证罢方可下。不尔，邪乘虚入，不为结胸，必为热利也。予作桂枝麻黄各半汤，继以小柴胡，漐漐汗出，大便亦通而解。仲景云：凡伤寒之病，多从风寒得之，始表中风寒，入里则不消矣。拟欲攻之，当先解表，乃可下之。若表已解，而内不消，大满大实坚，有燥屎自可徐[528]下之，虽四五日，不能为祸也。若不宜下而便攻之，内虚热[529]入，协热遂利，烦躁诸变，不可胜数。轻者困笃，重者必死矣。元本正文重叠难晓，予删正，此段其理甚明大抵风寒入里不消，必有燥屎，或大便坚秘。须是脉不浮，不恶风，表证罢乃可下。大便不通，虽四五日不能为害。

---

[528]徐：许本校：原本作"除"，据王本、叶本改。
[529]热：许本校：叶本作"邪"。

若不顾表而便下，遂为协热利也。

抵当圆

治瘀血。

水蛭五枚，炙　虻虫五枚，去翅、足，炒　桃仁六枚，去皮、尖　大黄去皮、湿纸裹，甑上蒸，三分

上为末，炼蜜和作一圆，以水一盏，煎至七分，顿服。晬时[530]当下血，不下，再作之。

有人病伤寒七八日，脉微而沉，身黄发狂，小腹胀满，脐下冷，小便利。予曰：仲景云太阳病身黄，脉沉结，小腹硬，小便不利者，为无血也。小便自利，其人如狂者，血证谛也。投以抵当圆下黑血数升，狂止得汗解。《经》云：血在上则忘，在下则狂。太阳膀胱随经而蓄于膀胱，故脐下膨胀。由阑门渗入大肠，若大便黑者，此其症也。

大肠小肠会为阑门。《难经》七冲门：唇为飞门，齿为户门，会厌为吸门，胃为贲门，太仓下口为幽门，大肠小肠会为阑门，下极为魄门。

破阴丹

方在前。

有人初得病，四肢逆冷，脐下筑[531]痛，身疼如被杖，盖阴症也。急服金液、破阴、来复丹等，其脉遂沉而滑。沉者阴也，滑者阳也，病虽阴而见阳脉，有可生之理。仲景所谓阴病见阳脉者生也。仍[532]灸气海、丹田百壮，手足温阳回[533]，得汗而解。或问滑脉之状，如何便有生理？予曰：仲景云：翕奄沉名曰滑。何谓也？沉为纯阴，翕为正阳，阴阳和合故令脉滑。古人论滑脉，虽云往来前却流利度[534]转，替替然与数相似。仲景三语便足也。此三字极难晓，翕：合也，言张而复合也，故曰翕，为正阳。沉：言忽降而下也，故曰沉，为纯阴。方翕而合，俄降而下。奄：谓奄忽之间。仲景论滑脉可谓谛当矣，然其言皆有法，故读者难晓。

金液丹

硫黄十两，先飞炼去沙石，秤，研为细末，用磁合子盛，以水和赤石脂封口，

---

[530]晬时：一周时。晬，音zuì。周本作"睡"。
[531]筑：叶天士校：周本作"重"。
[532]仍：叶天士作"乃"。
[533]阳回：叶天士"回阳"。
[534]度：许本校：叶本作"旋"。

以盐泥固济燃干。地下先埋一小罐子，盛水令满，安合子在上，用泥固济了，慢火养七日七夜，候足，加顶火一煅，候冷取出。研极细为末，药末一两用蒸饼，一两汤浸，握去水脉，圆如梧桐子大。每服三十圆，多至百圆，空心温米饮下。此药固真气、暖丹田，坚筋骨、壮阳道，除久寒痼冷，补劳伤虚损。治男子腰肾久冷，心腹积聚，胁下冷癖，腹中诸虫，失精遗溺，形羸力劣，脚膝疼弱，冷风顽痹，上气衄血，咳逆寒热，霍乱转筋，虚滑下痢。又治痔瘘湿䘌生疮，下血不止，及妇人血结寒热，阴蚀疽痔。又治伤寒阴证，身冷脉微，手足厥逆，或吐或利，或自汗不止，或小便不禁。不拘圆数，宜并服之。得身热脉出为度。

来复丹[535]

本方不用玄精石，其效尤速。

硝石一两，同硫黄细末入定镑内，微火漫炒，柳篦子不住手搅，令阴阳气相入，不可火太过，恐伤药力，再研极细，各二炁[536]末　舶上硫黄一两，透明不夹石者　五灵脂二两，须择五台山者，用水澄去砂石，日干，净研　太阴玄精石一两，研细，水飞　陈橘皮二两，去白　青橘皮二两，去白

上用五灵脂、二橘皮为细末，次入玄精石末及前二炁末拌匀，以好滴醋打糊圆如豌豆大，每服三十粒，空心粥饮下。甚者五十粒。小儿三五粒，新生婴儿一粒。小儿慢惊风或吐利不止，变成虚风搐搦者，非风也，胃气欲绝故也。用五粒研碎米饮送下，老人伏热迷闷，紫苏汤下，妇人产后，血逆上抢闷绝，并恶露不止，及赤白带下，并用醋汤下。此药治荣卫不交养，心肾不升降，上实下虚，气闷痰厥，心腹冷痛，脏腑虚滑。不问男女老幼危急之证，但有胃气，无不获安。补损扶虚，救阴助阳，为效殊胜。常服和阴阳益神，散腰肾阴湿，止腹胁冷疼，立见神效。应诸疾不辨阴阳证者，并宜服之。中暑昏乱、烦躁、垂死，急用新汲水调五苓散下五十粒，立活。

气海[537]

气海一穴，道家名曰丹田，在脐下一寸五分，任脉气所发。治脐下冷气上冲，心下气结成块，妇人月事不调，崩中带下，因产恶露不止，绕脐痛。针入八分，灸可百壮。此男子生气之海也。脏气虚惫，真气不足，一切气疾，悉可灸之。阴证伤寒，不限壮数，更于关元穴灸之，以手和暖为度。关元穴在第二卷。

---

[535]来复丹：许本校：四库本、王本、叶本无。
[536]炁：音 qì，同"气"。
[537]气海：许本校：四库本、王本、叶本无。

补脾汤

治伤寒汗后，脾胃伤冷物，胸膈不快，寻常血气不和。宜服补脾汤。

人参去芦　干姜炮　白术　甘草炙　陈皮去白　青皮去白等分

上细末，每服三钱，水一盏，煎数沸，热服，入盐点亦得。

又记有人患伤寒得汗数日，忽身热自汗，脉弦数，心不得宁，真劳复也。予诊曰：劳心之所致，神之所舍，未复其初，而又劳伤其神，荣卫失度。当补其子，益其脾，解发[538]其劳，庶几得愈。授以补脾汤，佐以小柴胡，得解。或者难曰：虚则补其母，今补其子何也？予曰：子不知虚劳之异乎？《难经》曰：虚则补其母，实则泻其子。此虚当补其母，人所共知也。《千金》曰：心劳甚者，补脾气以益之。脾旺则感于心矣。此劳则当补其子，人所未闻也。盖母生我者也，子继我而助我者也。方治其虚，则补其生者。《锦[539]囊》所谓本骸[540]得气，遗体受荫同义。方治其劳，则补其助我者，荀子所谓未有子富而父贫同义。此治虚与劳所以异也。

白虎汤

治中暍。

知母一两半　甘草半两，炙　石膏四两，碎，绵裹　粳米一合半

上锉如麻豆大，每服五钱，水一盏，煮至八分，去滓温服。

有人头疼身热，心烦躁渴，诊其脉大而虚。予授以白虎汤数服愈。仲景云：脉虚身热，得之伤暑。又云：其脉弦细芤迟何也？《素问》云：寒伤形，热伤气。盖伤气不伤形，则气消而脉虚弱，所谓弦细芤迟者，皆虚脉也，仲景以弦为阴，朱肱[541]亦曰：中暑[542]脉微弱，则皆虚脉可知。

麻黄汤

方在前。

有人病伤寒，身热头痛。予诊之曰：邪在表，此表实证也，当汗之以麻黄汤。或人问曰：伤寒大抵因虚，故邪得以入之，今邪在表，何以云表实也？予曰：古人称邪之所凑，其气必虚；留而不去，其病则实。盖邪之入人也，始因虚，及邪居中，则反为实矣。大抵调治伤寒，先要明表里虚实。能明此四字，则仲景三百

---

[538] 发：叶天士无。
[539] 锦：叶天士作"青"。
[540] 骸：许本校：原本作"体"，据王本、叶本改。
[541] 朱肱：宋代医学家，著有《伤寒百问》等书。
[542] 中暑：叶天士校：周本作"仲景"。

九十七法，可坐而定也。何以言之？有表实，有表虚，有里实，有里虚，有表里俱实，有表里俱虚。予于表里虚实歌中，常论其事矣。仲景麻黄汤之类，为表实而设也；桂枝汤之类，为表虚而设也；里实则承气之类是也；里虚则四逆之类是也；表里俱实，所谓阳盛阴虚，下之则愈也；表里俱虚，所谓阳虚阴盛，汗之则愈也。尝读《华佗传》：有府吏倪寻李延共止，俱头痛身热，所苦正同。佗曰：寻当下之，延当发汗。或难其异。佗曰：寻内实，延外实[543]，故治之异。

小柴胡汤

柴胡二两，去苗，净洗　黄芩去皮　人参去芦　甘草各三分，炙　半夏六钱一字，汤洗[544]七次

上粗末，每服五钱，水一盏半，生姜五片，枣二个，同煎至八分，去滓温服[545]，日三服。若胸中烦而不呕者，去半夏、人参，加栝蒌实四分之一以一枚为率。若渴，去半夏，加人参合前成一两一钱，栝蒌根一两。若腹中痛者，去黄芩，加芍药三分。若胁下痞硬，去大枣，加牡蛎一两。若心下悸、小便不利，去黄芩，加茯苓一两。若不渴，外有微热者，去人参，加桂三分，温覆微汗愈。若咳者，去人参、大枣、生姜，加五味子六钱一字，干姜二分。记有人患伤寒五六日，头汗出，自颈[546]以下无汗，手足冷，心下痞闷，大便秘结，或者见四肢冷，又汗出满闷，以为阴证。予诊其脉沉而紧。予曰：此症诚可疑，然大便结，非虚结也，安得为阴？脉虽沉紧为少阴证，然[547]多是自利，未有秘结者。知此症[548]半在里半在表，投以小柴胡得愈。仲景称伤寒五六日头汗出，微恶寒，手足冷，心下满，口不欲食，大便硬，脉细者，此为阳微结，必有表复有里，脉沉亦有里也。汗出为阳微，假令纯阴结，不得复有外证，悉入在里。此为半在外半在里也，脉虽沉紧不得为少阴。所以然者，阴不得有汗，今头汗出，故知非少阴也，可与小柴胡汤。设不了了者，得屎而解。此疾症候同，故得屎而解也。有人难曰：仲景云：病人脉阴阳俱紧反汗出者，亡阳也，此属少阴。今云阴不得有汗何也？今头汗出者，故知非少阴，何以头汗出，便知非少阴证？予曰：此一段正是仲景议论处，意谓四肢冷，脉沉紧，腹满，全似少阴。然大便硬，头汗出，不得为少阴。盖头者三阳同聚，若三阴，至胸而还，有头汗出，自是阳虚。故曰汗出为阳微，是阴不得有汗也。

543寻内实，延外实：叶天士校：周本作"寻外实，延内实"。
544洗：叶天士作"泡"。
545服：许本校：原本无，据叶本补。
546颈：叶天士校：周本作"头"。
547然：许本校：原本无，据王本、叶本补。
548知此症：许本校：原本作"予谓此正"，据四库本、王本改。

若少阴，头有汗则死矣，故仲景《平脉法》云：心者火也，名少阴，其头无汗者可治，有汗者死。盖心为手少阴，肾为足少阴，相与为上下，唯以意逆者，斯可得之。

麻黄汤

治太阳阳明合病。方在前

有人病伤寒脉浮而长，喘而胸满，身热头痛，腰脊强，鼻干不得卧。予曰：太阳阳明合病证。仲景法中有三证，下利者葛根汤，不下利呕逆者加半夏，喘而胸满者麻黄汤也，治以麻黄得解。有人问伤寒传入之序，自太阳、阳明、少阳、太阴、少阴、厥阴，所传有次第，何哉？予曰：仲景本论无说，古今亦无言者，惟庞安常谓阳主生，故太阳水传足阳明土，土传足少阳木，为微邪。阴主杀，故足少阳木传足太阴土，土传足少阴水，水传足厥阴木，为贼邪。予以为不然。足少阴水传足厥阴木，安得为贼邪？盖牵强附会，失之穿凿。胡不观《素问·阴阳离合论》云：太阳根起于至阴，结于命门，名曰阴中之阳。阳明根起于厉兑，名曰阴中之阳。少阳根起于窍阴，名曰阴中之少阳。太阴根起于隐白，名曰阴中之太[549]阴。少阴根起于涌泉，名曰阴中之少阴。厥阴根起于大敦，阴之绝阳，名曰阴之绝阴。其次序正与此合。大抵伤寒始因中风寒，得之于阴，是以只传足经者。皆阴中之阳，阴中之阴也，不特此也，以六气在天者考之，厥阴为初之气，少阴为二之气，太阴为三之气，少阳为四之气，阳明为五之气，太阳为终之气。此顺也。逆而言之，太阳而后阳明，阳明而后少阳，少阳而后太阴，太阴而后少阴，少阴而后厥阴。伤寒为病，逆而非顺，故以是为序也。

小承气汤

大黄一两，去皮　厚朴半两，去皮，姜汁涂炙　枳实二片，去穰，麸炒

上三味，锉如麻豆大，每服三钱，水一盏，煮至三分，去滓温服，以利为度。初服须更衣者止后服，未利再服。洗当先炒厚朴、枳实三大钱匕，水一盏半煮至一盏，又入大黄二钱，再煮一沸，去滓，热服

有人病伤寒八九日，身热无汗，时时谵语，时因下利[550]，大便不通三日矣。非烦非躁[551]，非寒非痛，终夜不得卧，但心中无晓会处，或时发一声，如叹息之状。医者不晓是何症。予诊之曰：此懊憹怫郁，二证俱作也。胃中有燥屎，宜承

---

[549]太：许本校：原本无，据王本、叶本补。
[550]利：叶天士作"后"。
[551]躁：叶天士校：周本作"燥"。

气汤，下燥屎，二十余枚，得利而解。仲景云：阳明病下之，心下懊憹微烦，胃中有燥屎者可攻之。又云：病者小便不利，大便乍难乍易，时有微热，怫郁不得卧者，有燥屎也。承气汤主之。《素问》云：胃不和则卧不安，此夜所以不得眠也。仲景云：胃中燥，大便坚[552]者，必谵语，此所以有时谵语也。非躁非烦，非寒非痛，所谓心中懊憹也。声如叹息而时发一声，所谓外气怫郁也。燥屎得除，大便通利，胃中安和，故其病悉去也。

又有人病伤寒，大便不利，日晡[553]发潮热，手循衣缝两手撮空，直视喘急，更数医矣，见之皆走。予曰：此诚恶候，得之者十中九死。仲景虽有证而无治法，但云脉弦者生，涩者死。已经吐下，难于用药，漫且救之。若大便得通而脉弦者，庶可治也。与小承气汤一服，而大便利，诸疾渐退，脉且微弦，半月愈。或人问曰：下之而脉弦者生，此何意也？予曰：《金匮玉函[554]》云：循衣妄撮，怵惕不安，微喘直视，脉弦者生，涩者死，微者但发热谵语。承气汤主之。予尝观钱仲阳《小儿直诀》[555]云：手寻衣领及捻物者，肝热也。此证在《玉函》列于阳明部，盖阳明胃也。肝有热邪，淫于胃经，故以承气泻之。且[556]得弦脉，则肝平而胃不受克，此所以有生之理。读《仲景论》不能博通诸医书，以发明其隐奥，专守一书者，吾未见其能也。

又记有人病伤寒下利，身热神昏多困，谵语不得眠，或者见下利，便以谵语为郑声，为阴虚证。予曰：此小承气证。众骇然曰：下利而服小承气，仲景之法乎？予曰：此仲景之法也。仲景云：下利而谵语者，有燥屎也，属小承气汤而得解。予尝读《素问》云：微者逆之，甚者从之，逆者正治，从者反治，从少从多，观其事也。帝曰：何谓反治？岐伯曰：塞因塞用，通因通用。王冰注云：大热内结，注泻不止，热宜寒疗，结复未除，以寒下之，结散利止，此通因通用也。正合于此，又何疑焉[557]。

葛根汤

治项背强。

葛根一两　麻黄三分，去节　桂枝去皮，不见火　甘草炙　芍药各半两

---

[552] 坚：叶天士校：周本作"难"，他本作"艰"。
[553] 日晡：午后四时左右。
[554] 金匮玉函：叶天士作"金匮玉函经"。
[555] 《小儿直诀》：为宋代名医钱乙所著《小儿药证直诀》之简称。
[556] 且：许本校：叶本作"能"。
[557] 又何疑焉：许本校：原本无，据王本补。

上粗[558]末，每服五钱，水一盏半，煎至八分，去滓温服，覆汗为度。

有人患伤寒无汗恶风，项既屈而且强。予曰：项强几几，葛根汤证。或人问曰：何谓几几？予曰：几几者，如足疾屈而强也。谢复古[559]谓病人羸弱，须凭几而起，误也。盖仲景论中极有难晓处，如振振欲擗地，心中懊恼，外邪怫郁，郁冒不仁，膈内拒痛。如此之类甚多。

始得阴毒候

熙宁中邠守宋迪，因其犹子[560]感伤寒之初，不能辨其病症，见其烦渴而汗多，以凉药解治之，至于再三，遂成阴毒，六日卒。迪痛悼之，遂著阴毒形症诀[561]三篇。

阴毒本因肾气虚寒，因欲事[562]或食冷物后伤风。内既伏阴，外又感寒，或先感外寒而伏内阴，内外皆阴，则阳气不守，遂发头痛，腰重腹痛，眼睛疼，身体倦怠而不甚热，四肢逆冷，额上及手背冷汗不止，或多烦渴。精神恍惚，如有所失，三二日间或可起行，不甚觉重。诊之则六脉俱沉细而疾，尺部短小，寸口或大。六脉俱浮大或沉，取之大而不甚疾者，非阴证也。若服凉药过多，则渴转甚，躁转急。由此病症者，急服还阳退阴二药即安。惟补虚和气而已，宜服正元散、退阴散、五胜散。阴证不宜发汗，如气大[563]脉大、身热而未瘥，用药出汗无妨。

正元散

治伤寒。如觉风[564]寒吹著四肢，头目百骨节疼痛，急煎此药服。如人行五里，再服，或连进三服。出汗立瘥。若患阴毒伤寒，入退阴散半钱同煎。或伤冷伤食，头昏气满，及心腹诸疾，服之无有不见效。

麻黄去节，秤　陈皮去白　大黄生　甘草炙　干姜炮　肉桂去粗皮，不见火　芍药　附子炮[565]，去皮脐　茱萸拣净，汤泡十次，焙　半夏汤洗七次，各等分

上麻黄加一半，茱萸减一半，同为末，每服一大钱，水一盏，生姜三片，枣一个，煎至七分，热呷。如出汗以衣被盖覆，切须候汗干方去衣被。如是阴毒，不可用麻黄，免更出汗。秋末至春初，大黄减半。

---

[558]粗：叶天士校：周本作"细"。
[559]谢复古：宋代人，官翰林学士。撰有《难经注》。
[560]犹子：侄子。
[561]诀：叶天士校：周本作"论"。
[562]欲事：房事。
[563]大：许本校：原本作"正"，讹，据王本、叶本改。叶天士作"口"。
[564]风：许本校：原本作"伤"，据王本改。
[565]炮：叶天士校：周本无。

退阴散

治阴毒伤寒，手足逆冷，脉沉细，头痛腰重。连进三服。小小伤冷[566]，每服一字[567]。入正元散内同煎，入盐一捻。阴毒伤寒咳逆，煎一服细细热呷便止。

川乌_{炮去皮脐}　干姜_{炮，各等分}

上为粗末，炒令转色，放冷再捣为细末，每服一钱，水一盏，盐一捻，煎半盏，去滓温服。

五胜散

治伤寒头痛壮热，骨节疼痛，昏沉困倦，咳嗽鼻塞，不思饮食。兼治伤寒夹冷气并慢阴毒神效方。

白术　甘草_炙　五味子_拣　石膏_{各四两}　干姜_{三两半，炮}

上为末，每服二钱，水八分，入盐少许，同煎至六分，通口服。如冷气相夹入姜枣煎。或治阴毒病，入艾少许同煎。

阴毒渐深候

积阴感于下，则微阳消于上，故其候沉重，四肢逆冷，腹痛转甚，或咽喉不利，或心下胀满，结硬躁渴，虚汗不止，或时狂言，指甲面色青黑，六脉沉细，而一息七至以来。有此证者，速宜于气海或关元二穴，灸二三百壮，以手足和暖为度[568]。仍宜[569]服金液丹、来苏丹、玉女散、还阳散、退阴散。

玉女散

治阴毒气上攻腹痛。四肢逆冷恶候并治之。

川乌去皮脐，冷水浸七日[570]后，薄切曝干，纸袋盛。有患者，取碾末一大钱，入盐一小钱，水一盏半，煎至七分，通口服压下，阴毒所往[571]如猪血相似，未已，良久再进一服。

还阳散

治阴毒面色青，四肢逆冷，心躁腹痛。

用硫黄末，新汲水调下二钱，良久，或寒一起，或热一起，更看紧慢再服，

---

[566]冷：叶天士作"寒冷"。
[567]字：叶天士校：周本作"匙"。
[568]度：许本校：原本作"效"，据王本改。
[569]仍宜：许本校：原本无，据叶本补。
[570]日：叶天士校：周本作"次"。
[571]往：许本校：叶本作"注"。

汗出瘥。

阴毒沉困候

沉困之候与前渐深之候皆同，而更加困重。六脉附骨取之方有，按之即无，一息八至以上，或不可数也。至此，则药饵难为功矣，但于脐中灼艾如半枣大，三百壮以来手足不和暖者，不可治也。偶复和暖，则以前硫黄及热药助之。若阴气消[572]阳气来，即渐减热药而和治之，以取瘥矣。

辨少阴脉紧证

记有人患伤寒六七日，心烦昏睡多吐，小便白色，自汗。予诊之，寸口尺中俱紧。予曰：寒中少阴之经[573]，是以脉紧。仲景云：病人脉紧而汗出者，亡阳也，属少阴，法当咽痛而复下利。盖谓此也。有难之曰：《脉诀》紧脉属七表，仲景以紧脉属少阴，紧脉属阳耶？属阴耶？予曰：仲景云：寸口[574]脉俱紧者，清邪中于上焦，浊邪中于下焦。又云：阴阳俱紧者，口中气出，唇口干燥，蜷卧足冷，鼻中涕出，舌上滑胎，勿妄治也。又云：紧则为寒。又云：诸紧为寒。又云：曾为人所难，紧脉从何而来？师云：假令已[575]汗若吐，以肺里寒，故令脉紧。假令咳者，坐饮冷水，故令脉紧。假令下利以胃虚[576]，故令脉紧。又云：寸口脉微尺脉紧，其人虚损多汗。由是观之，则寒邪之气，入人经络所致，皆虚寒之脉也。其在阳经则浮而紧，在阴经则沉而紧。故仲景云：浮紧者名为伤寒。又曰阳明脉浮而紧者，必潮热。此在阳则浮而紧也，在阴则沉而紧。故仲景云：寸口脉微尺脉紧，其人虚损多汗，则阴常在，绝不见阳。又云：少阴脉紧，至七八日自下利，脉暴微，手足反温，脉紧反去者，此欲解也，此在阴则沉而紧也。仲景云：浮为在表，沉为在里，数为在腑，迟为在脏。欲知表里脏腑，先以浮沉迟数为定，然后兼于[577]脉而别阴阳也。故论伤寒当以仲景脉法为准。伤寒必本仲景，犹兵家之本孙吴，葬书[578]之本郭氏，三[579]命[580]之本珞琭，壬课之本心镜。舍之而之他，是犹舍规矩而求方圆，舍律吕而合五音，必乘谬矣。予尝作《伤寒歌百篇》，其首篇曰：伤寒脉证总论篇第一，皆本仲景，今谩录于后。

---

[572]消：许本校：原本作"散"，据王本改。
[573]经：叶天士作"络"。
[574]口：叶天士校：周本作"尺"。
[575]已：叶天士校：坊本作"亡"。
[576]胃虚：叶天士校：诸本同，而仲景书作胃中虚冷。
[577]于：许本校：叶本作"诊"。
[578]葬书：言墓穴吉凶、墓地风水选择的书。
[579]三：叶天士校：周本作"星"。
[580]三命：旧时星命术士以人的出生年、月、日所属干支为三命。

浮大[581]数动滑阳脉，阴病见阳生可得，沉涩弦微弱属阴，阳病见阴终死厄。

仲景云：脉大浮数动滑，此名阳也。脉沉涩弱弦微，此名阴也。

阴病见阳脉者生，阳病见阴脉者死，阴阳交互最难明，轻重斟量当别白。

脉虽有阴阳，须看轻重，以分表里。

轻手脉浮为在表，表实浮而兼有力，但浮无力表中虚，自汗恶风常淅淅。

伤寒先要辨表里虚实，此四者为急。仲景以[582]浮为在表，沉为在里。然表证有虚有实。浮而有力者，表实也，故无汗不恶风。浮而无力者，表虚也，故自汗恶风。

重手脉沉为在里，里实脉沉来亦实，重手无力大而虚，此是里虚宜审的。

里证亦有虚实。脉沉而有力者，里实也，故腹满大便不通。沉而无力者，里虚也，或泄利，或阴证之类。以上八句，辨表里虚实尽矣。

风则虚浮寒牢坚，水停[583]水蓄必沉潜。动则为痛数为热，支饮应须脉急弦。太过之脉为可怪，不及之脉亦如然。

仲景云：风则虚浮，寒则牢坚，沉潜水滀，支饮急弦，动则为痛，数则热烦，太过可怪，不及亦然。邪不空见，中必有奸。

荣卫太盛名高章，高章相搏名曰纲。荣卫微时名惵卑，惵卑相搏损名扬[584]。荣卫既和名缓迟，缓迟名沉此最良。九种脉中辨疾症[585]，长沙之诀妙难量。

仲景云：寸口卫气盛，名曰高，荣气盛名曰章，高章相搏，名曰纲；卫气弱名曰惵，荣气弱名曰卑，惵卑相搏，名曰损；卫气和名曰缓，荣气和名曰迟，缓迟相搏，名曰沉。大抵仲景论伤寒症候，自是一家。

瞥瞥有如羹上肥，此脉定知阳气微。萦萦来如蛛丝细，却是体中阴气衰。脉如泻漆之绝者，病人亡血更何疑。

仲景云：脉瞥瞥如羹上肥者，阳气微也。脉萦萦如蛛丝细者，阳气衰也。脉绵绵如泻漆之绝者，亡血也。阳气衰，《千金》作阴气衰。

阳结蔼蔼如车盖，阴结循竿亦象之。

仲景云：蔼蔼如车盖者，阳结也。累累如循竿[586]者，阴结也。

阳盛则促来一止，阴盛则结缓而迟。

---

[581]浮大：许本校：原本作"大浮"，据王本、叶本改。
[582]以：许本校：原本无，据王本补。
[583]停：叶天士校：周本作"淳"。
[584]扬：叶天士校：周本作"彰"。
[585]疾症：叶天士校：周本作"虚实"。
[586]竿：叶天士作"长竿"。

此谓促结二脉也。仲景云：脉来缓，时一止名曰结；脉来数，时一止名曰促。阳盛则促，阴盛则结。

纵横逆顺宜审察，残贼灾怪要须知。

仲景云：脉有相乘，有纵有横，有逆有顺，何谓也？曰水行乘火，金行乘木，名曰纵；火行乘水，木行乘金，名曰横；水行乘金，火行乘木，名曰逆；金行乘水，木行乘火，名曰顺也。又问曰：脉有残贼，何谓也？师曰：脉有弦紧浮滑沉涩。此六者名残贼，能为诸脉作病也。又问曰：脉有灾怪何谓也？答曰：旧时服药，今乃发作为灾怪。

脉静人病内虚故，人安脉病曰行尸。

仲景云：脉病，人不病曰行尸，以无主[587]气，卒[588]仆不知人。人病，脉不病名曰内虚，以无谷神，虽困无苦。

右手气口当主气，主血人迎左其位。气口紧盛食必伤，人迎紧盛寒邪炽。

左为人迎，右为气口。人迎紧盛伤于寒，气口紧盛伤于食。

数为在腑迟为脏，浮为在表沉在里。

仲景云：浮为在表，沉为在里，数为在腑，迟为在脏。

脉浮而缓风伤卫，浮紧坚涩寒伤荣，脉微大忌令人吐，欲下犹防虚且细。

仲景云：脉微不可吐，虚细不可下。

沉微气弱汗为难，三者要须当[589]审记。

孙用和[590]云：阴虚脉沉微而气弱者，不可汗。汗下吐三候脉有不可行者，切当审之。

阳加于阴有汗证，左手沉微却应未。

《素问》云：阳加于阴谓之[591]汗。

趺阳胃脉定死生。

仲景云[592]趺阳脉者，凡十有一[593]。

太溪肾脉为根蒂。

伤寒必诊太溪趺阳者，谓人以肾脉胃脉为主。仲景讥世人握手不及足者以此。

脉来六至或七至，邪气渐深须用意。浮大昼加病属阳，沉细夜加分阴位。九

---

[587] 主：叶天士作"生"。
[588] 卒：叶天士校：周本无。
[589] 当：许本校：叶本作"常"。
[590] 孙用和：宋代医家，著有《传家秘宝方》《孙尚药方》等。
[591] 谓之：叶天士作"为有"。
[592] 云：许本校：原本作"论"，据叶本、王本改。
[593] 凡十有一：许本校：原本作"十有八九"，据王本、叶本改。

至以上来短促，状若涌泉无入气。更加悬绝渐无根，命绝天真当死矣。

孙用和云：脉及六至七至以上，浮大昼加病，沉细，夜加病。更及八至，精气消，神气乱，必有散脱精神之候，须切急为治疗。又加之九至十至，虽和扁亦难治。如八至九至，加以悬绝，悬绝者无根也，如泉之涌，脉无入气，天真绝[594]而必死矣。

病人三部脉调匀，大小浮沉迟数类，此是阴阳气已和，勿药自然应有喜。

仲景云：寸口关上尺中三处，大小浮沉迟数同等，虽有寒热不解，此脉已和，为必愈。发热恶寒近似伤寒者，有五种。脉浮而数，其人发热而恶寒者，伤寒之候也。脉浮而紧，其人发热恶寒，或有痛处，是欲为痈疽[595]也。脉浮按之反涩，其人发热而恶寒，或膈实而呕吐，此是伤食也。脉浮而滑，其人发热而背寒，或头眩而呕吐，此是风痰之证也。脉浮而弦，其人发热而恶[596]寒，或思饮[597]食，此是欲作疟证也。能辨其脉，又验其证，斯无误也。

来苏丹

定喘治久嗽。

雄黄　雌黄　砒霜等分

上为粗末，入瓷罐子内盛，勿令满，上以新瓷盏盖头，赤石脂水调泥合缝，候透干以炭火簇罐子，盏内盛清水半盏，水耗再添水，自早至晚后住火，经宿取出，药在盏底结成，取下药研细，枣肉或蒸饼圆如麻子大，非时，温汤下三圆，加至五圆，仍忌热物少时。

（孙羽中　赵嘉琳）

---

[594]绝：许本校：叶本作"尽"。
[595]疽：叶天士校：周本作"脓"。
[596]恶：叶天士作"背"。
[597]饮：叶天士校：周本作"凡"。

卷 第 十

妇 人 诸 疾

四物汤

治妇人荣卫气虚挟风冷，胸胁膨胀，腹中疠痛，经水愆期，或多或少，崩伤漏下，腰腿痛重，面色青黄，嗜卧无力，安胎止痛，补虚益血。

当归去芦，洗，薄切，焙干，秤　芎䓖　熟干地黄酒洒，九蒸九曝，焙，秤　白芍药各等分

上粗末，每服四钱，水一盏，煎至八分，去滓温服，不拘时候。

滑胎枳壳散

甘草一两，炙　商州枳壳二两，去穰，麸炒黄

上细末，每服二钱，百沸汤点服，空心食前，日三服。凡怀孕六七月以上即服，令儿易生。初生胎小微黑，百日以后，肉渐变白。此虽孙真人滑胎易产方，然抑阳降气，为众方之冠。

内补圆

治妊娠冲任脉虚，补血安胎。

熟干地黄酒洒，九蒸九曝，焙，秤，二两　当归去芦，洗，切，焙干，微炒，一两

上细末，炼蜜和圆如桐子大，每服三四十圆，温酒下。

以上三方，诸集皆载之，在人用之如何尔。大率妇人妊娠，唯在抑阳助阴。《素问》云：阴搏阳别，谓之有子。盖关前为阳，关后为阴。尺中之脉，按之搏手而不绝者，妊子也。妇人平居阳气微盛无害，及其妊子，则方闭经隧以养胎。若阳盛搏之，则经脉妄行，胎乃不固。《素问》所谓阴虚阳搏谓之崩也。抑阳助阴之方甚多，然胎前药惟恶群队，若阴阳交杂，别生他病。唯是枳壳散所以抑阳，四物汤所以助阴故尔。但枳壳散差寒，若单服之，恐有胎寒腹痛之疾，当以内补圆佐之，则阳不至强，阴不至弱，阴阳调匀，有益胎嗣。此前人未尝论及也。

木香圆

治妇人有孕伤食。

木香二钱匕[598]　京三棱能落胎，不可用，用前胡五钱　人参去芦　白茯苓去皮，各三钱匕[599]

上细末，面糊圆如绿豆大，每服三十圆熟水下。

白术散

治妊娠气不和调，饮食伤[600]。

白术炒　干紫苏各一两　白芷微炒，三分　人参三分，去芦　川芎洗　诃子皮　青皮去白，各半两　甘草一分，炙

上细末，每服二钱，水一盏，姜三片，煎七分，不拘时候温服。

《经》云：饮食自倍，肠胃乃伤。又云：阴之所生，过[601]在五味。阴之五宫，伤在五味。若妊子饮食不节，生冷毒物，恣性食啖，必致脾胃之疾。故妊娠伤食，难得妥药，唯此二方最稳捷。

紫苏饮

治妊娠胎气不和，怀胎近上，胀满疼痛，谓之子悬。兼治临产惊恐，气结连日不产。

大腹皮　人参去芦　川芎洗　陈橘皮去白　白芍药各半两　当归洗，去芦，薄切，三钱　紫苏茎叶一两　甘草一钱，炙

上各[602]细锉，分作三服，每服[603]用水一盏半，生姜四片，葱白七寸，煎至七分，去渣空心服。

曾有妇人累日产不下，服遍催生药不验。予曰：此必坐草[604]太早，心怀恐惧，气结而然，非不顺也。《素问》云：恐则气下。盖恐则精怯，怯则上焦闭，闭则气还，还则下焦胀，气乃不行矣。得此药一服便产。及[605]妇人六七月子悬者，予用此数数有验，不十服胎便近下[606]。

---

598 二钱匕：叶天士校：周本作"二钱七分"。
599 三钱匕：叶天士校：周本作"三钱七分"。
600 伤：许本校：原本作"少"，据王本、叶本改。
601 过：叶天士作"本"。
602 各：许本校：叶本作"药"。
603 服：叶天士校：原作"的"，迳改。
604 坐草：妇女临产。
605 及：叶天士校：周本后加"后有"。
606 近下：叶天士校：周本作"安"。

下死胎方

桂末二钱，麝香当门子一个同研，暖酒服，须臾如手推下。此不用水银[607]等。此药不损血气。赵和叔传。

紫石英圆

治妇人病多是月经乍多乍少，或前或后，时发疼痛，医者一例[608]呼为经病，不曾说得是阴胜阳，是阳胜阴，所以服药少得有效。盖阴气乘阳，则胞寒气冷，血不运行，经所谓天寒地冻，水凝成冰，故令乍少，而在月后。若阳气乘阴，则血流散溢，经所谓天暑地热，经水沸溢，故令乍多，而在月前。当和其阴阳，调其血气，使不相乘，以平为福。

紫石英　禹余粮烧，醋淬　人参去芦　龙骨　川乌头炮，去皮尖　桂心不见火　杜仲去皮，锉如豆，炒令黑　桑寄生　五味子拣　远志去心　泽泻　当归去芦，洗，薄切，焙干，秤　石斛去根，净洗，细锉，酒焙　苁蓉酒浸水洗，焙干　干姜炮，各一两　川椒去目并合口，微炒，地上出汗　牡蛎盐泥固济干，火烧通赤，去泥用　甘草炙，各半两

上为末，炼蜜圆如桐子大，米饮下三十圆至五十圆，空心食前。

通经圆

治妇人室女月候不通，疼痛，或成血瘕。

桂心不见火　青皮去白　大黄炮[609]　干姜炮　川椒去目并合口，微炒，地上出汗　蓬莪术　川乌炮，去皮、尖　干漆炒，令烟出　当归洗，去芦，薄切，焙干，称　桃仁去皮、尖，炒，各等分

上[610]细末，将四钱[611]用米醋熬成膏，和余六钱末成剂，臼中治之，圆如桐子大，阴[612]干。每服二十圆，用淡醋汤送下。加至三十圆，温酒亦得，空心食前服。

徽州医巫张横[613]，顷年缘[614]事在推勘院，有王医者，以医职直宿，日夜与之稔熟，口传此方，渠甚秘之，予后得此方，以治妇人疾不可胜数，且欲广行，不敢自秘。寻常气血凝滞疼痛，数服便效。

有一师尼患恶风体倦，乍寒乍热，面赤心烦，或时自汗。是时疫气大行，医见其寒热，作伤寒治之，以大小柴胡汤杂进数日，病剧。予诊视曰：三部无寒邪

---

607 水银：《本草经》：味辛，寒，有毒。堕胎，除热。
608 一例：一概。
609 炮：叶天士作"酒炒"。
610 上：许本校：叶本作"上为"。
611 钱：许本校：原本作"分"，据王本、叶本改。
612 阴：许本校：叶本作"晒"。
613 张横：叶天士作"张扩"。
614 缘：叶天士作"录"。

脉，但厥阴脉弦长而上出鱼际，宣服抑阴等药。予制此地黄圆。

地黄圆

生干地黄二两　柴胡去苗，净洗　秦艽净洗，去芦　黄芩各半两　赤芍药一两

上细末，炼蜜圆如桐子大，每服三十圆，乌梅汤吞下，不拘时候，日三服。

昔齐[615]褚澄[616]疗尼师寡妇别制方，盖有谓也。此二种鳏居独阴无阳，欲心动而多不遂，是以阴阳交争，乍寒乍热，全类温疟，久则为劳。尝读《史记·仓公传》，载济北王侍人韩女，病腰背痛寒热，众医皆以为寒热也。仓公曰：病得之欲男子不可得也，何以知其欲男子而不可得？诊其脉，肝脉弦出寸口[617]，是以知之。盖男子以精为主，妇人以血为主。男子精盛则思室[618]，妇人血盛则怀胎，夫肝摄血者也。厥阴弦出寸口，又上鱼际，则阴血盛可知。故知褚澄之言，信有谓矣。

地黄圆

治妇人月经不调，每行数日不止，兼有白带，渐渐瘦悴[619]，饮食少味，累年无子。

熟干地黄一两一分　山茱萸连核用　白芜荑　白芍药锉，微炒　代赭石醋淬煅五六次，各一两　干姜炮　厚朴去粗皮，生姜汁炙　白僵蚕各三分，去丝嘴，炒

上细末，炼蜜圆如桐子大，每服四五十圆，空心酒下，日三服。

此庞老方。凡妇人有白带，是第一等病，令人不产育，宜速治之。昔扁鹊过邯郸，闻贵妇人多有此病，所以专为带下医也。

琥珀散

治妇人月经壅滞，每发心腹脐间[620]疞痛不可忍。及治产后恶露不快，血上抢[621]心，迷闷不省，气绝欲死。

京三棱制　蓬莪术锉　赤芍药　刘寄奴去梗　牡丹皮去心　官桂不见火　熟干地黄　菊花去萼　真蒲黄　当归干，秤，各一两，细锉

上前五味，用乌豆一升，生姜半斤切片，米醋四升，同煮豆烂为度。焙干，入后五味同为末。每服二钱，温酒调下，空心食前服。一方不用菊花、蒲黄，用乌药、延胡索，亦佳。此予家之秘方也。若是寻常血气痛，只一服。产后血冲心，

[615]齐：许本校：原本作"宋"，据叶本改。
[616]褚澄：南北朝齐医家，撰有《杂药方》《褚氏遗书》等。
[617]口：许本校：原本作"部"，据王本、叶本改，下同。
[618]室：内室，妇人。
[619]悴：叶天士校：周本作"瘁"。
[620]间：叶天士校：周本无。
[621]抢：叶天士校：周本作"怆"。

二服便下。常服尤佳。予前后救人，急切不少。此药易合，宜多合以救人。

桃仁煎

治妇人血瘕血积，经候不通。

桃仁去皮、尖，麸炒黄　　大黄湿纸裹甑上蒸　　川朴硝各一两　　虻虫半两，炒黑

上四味末之，以醇醋二升半，银石器中慢火煎取一升五合，先下大黄、桃仁、虻虫三味，不住手搅，可取欲圆[622]下川朴硝，更不住手搅。良久出之，圆如桐子大。前一日不用吃晚食，五更初用温酒吞下五圆，日午取下如赤豆汁鸡肝虾蟆衣，未下再作[623]，血鲜红即止，续以调气血药补之。

此出《千金方》。顷年在毗陵，有一贵人妻，患小便不通，脐腹胀不可忍，众医皆作淋治，如八正散之类，数种治皆不退[624]，痛愈甚。予诊之曰：此血瘕也，非瞑眩药不可去。予用此药，五更初服，至日午，痛大作不可忍，遂卧，少顷下血块如拳者数枚，小便如黑汁者一二升，痛止得愈。此药治病的切[625]，然猛烈太峻，气血虚弱者，更宜斟酌与之。

佛手散

治妇人妊孕五七月，因事筑磕著胎，或子死腹中，恶露下，疼痛不止，口噤欲绝，用此药探之，若不损则痛止，子母俱安。若胎损立便逐下，此药催生神妙。

当归六两，洗，去芦，薄切，焙干，秤　　川芎四两，洗

上粗末，每服二钱，水一小盏，煎令泣泣[626]欲干，投酒一大盏，止一沸，去滓温服，口噤灌之，如人行五七里再进。不过二三服便生。《和剂局方》云[627]：此药治伤[628]胎去血多，崩中去血多，金疮去血多，拔齿去血多，昏晕欲倒者，用[629]水煎服。

治崩中下血方

黄芩为细末，每服一钱，烧秤锤淬酒调下。崩中多是用止血药、补血药，此治阳[630]乘阴，前所谓天暑地热，经水沸溢者。

---

[622]欲圆：许本校：叶本作"圆时"。
[623]作：许本校：叶本作"服"。
[624]退：许本校：叶本作"应"。
[625]的切：的确切合。
[626]泣泣：许本校：当作"涩涩"，涩滞不流貌。
[627]云：许本校：原本无，据全书体例补。
[628]伤：叶天士校：原本作"阳"，据《普济本事方》改。
[629]用：许本校：叶本作"去酒"。
[630]阳：叶天士作"阳气"。

治下血不止，或成五色崩漏方

香附子春去皮毛，中断之，略炒为末。每服二钱，用清米饮调下。此方徐朝奉传。其内人有是疾，服遍药不效，后获此方遂愈，须久服为佳。亦治产后腹痛，大是妇人仙药。常服和[631]血调气。

愈风散

治产后中风口噤，牙关紧急，手足瘈疭。

荆芥穗轻焙过，一两

为细末，每服二钱，温酒调下。

《经验》《产宝》皆有此方。陈选方中用举卿、古拜二味，盖切脚隐语以秘之也。此药委有奇效神圣之功，大抵产室但无风为佳，不可衣被、帐褥太暖，太暖即汗出，汗出则腠理开，易于中风，便致昏冒。曾记有一妇人，产后遮护太密，阁内更生火，睡久即醒，则昏昏如醉，不省人事，其家惊惶。医用此药，佐以交加散，嘱云服之必睡，睡中必以左手搔头，觉必醒矣。果如其言。

交加散

治妇人荣卫不通，经脉不调，腹中撮痛，气多血少，结聚为瘕，产后中风。

生地黄五两，研，取汁　生姜五两，研，取汁

上交互用汁浸一夕，各炒黄，渍汁尽为度，末之。寻常腹痛酒调下三钱，产后尤不可缺。

治妇人诸般淋方[632]

苦杖[633]根，俗呼为杜牛膝，多取净洗，碎之，以一合用水五盏，煎一盏，去滓，用麝香乳香少许，研调下。

鄞县武尉耿梦得，其内人患砂石淋者，十三年矣，每溺[634]痛楚不可忍，溺器中小便下砂石，剥剥有声，百方不效。偶得此方啜之，一夕而愈，目所见也。

半夏散

治妇人产后晕绝[635]，败血冲心，昏闷不省人事。

---

[631]和：原本作"资"，王本作"益"，据叶本改。
[632]治妇人诸般淋方：许本校：原本无，据目录补。
[633]苦杖：虎杖。
[634]溺：回旋的流水，此指小便。叶本作"发"。
[635]产后晕绝：许本校：原本作"血运血迷"，据叶本、王本改。

半夏末，如豆大许，以竹管吹入鼻中立醒。

蒲黄散

治产后出血太多，虚烦发渴。

真蒲黄末二钱，米饮调下，渴躁甚，新汲水下。

治妊娠时气身大热，令子不落，护胎方

伏龙肝为末，水调涂脐下二寸。干则易，差即止。又方取井中泥涂心下，干则易。

又方

浮萍干　川朴硝　蛤粉　大黄碎，微炒　蓝根[636]各一两

上为末，水调封脐上。安胎解烦热，极妙。

芎䓖散

妇人患头风者，十居其半，每发必掉眩，如在舟车上，盖因血虚肝有风邪袭之尔。《素问》云：徇蒙招摇，目眩耳聋，上虚下实，过在足少阳厥阴，甚则归肝，盖谓此也。予尝处此方以授人，比他药捷而效速。

川芎一两，洗　当归三分，洗，去芦，薄切，焙干，秤　羌活洗，去芦　旋覆花　细辛华阴者，去叶　蔓荆子拣　石膏生　藁本去苗，净洗　荆芥穗　半夏曲炒　防风去钗股　熟地黄酒洒，九蒸九曝，焙干　甘草各半两，炙

上为末，每服二钱，水一大盏，姜五片，同煎至七分，去滓温服，不拘时候。

妇人产后有三种疾，郁冒则多汗，多汗则大便秘，故难于用药。唯麻子苏子粥，最佳且稳。

麻子苏子粥

紫苏子、大麻子二味各半合，净洗研极细，用水再研，取汁一盏，分二次煮粥啜之。

此粥不唯产后可服，大抵老人、诸虚人风秘，皆得力。尝有一贵人，母年八十四，忽尔腹满头疼，恶心不下食。召[637]医者数人议，皆供补脾进食，治风清利头目药。数日，疾愈甚，全不入食，其家忧惧，恳予辨之。予诊之曰：药皆误矣。

636 蓝根：许本校：叶本作"板蓝根"。
637 召：叶天士校：原作"占"，据《普济本事方》改。

此疾只[638]是老人风秘,脏腑壅滞,聚于膈中,则腹胀恶心不喜食;又上至于巅,则头痛神不清也。若得脏腑流畅,诸疾悉去矣。予令作此粥。两啜而气泄,先下结屎如胡椒者十余,后渐得通利,不用药而自愈。

当归散

治妇人天癸已过期,经脉不匀,或三四月不行,或一月再至,腰腹疼痛。《素问》云七[639]损八益。谓女子七七数尽而经脉不依时者,血有余也,不可止之,但令得依时不腰痛为善。

当归洗,去芦,薄切,焙干,秤　川芎洗　白芍药　黄芩去皮,各锉、炒,各一两　白术半两　山茱萸一两半,连核用

上细末,每服二钱,酒调下,空心食前,日三服。如冷,去黄芩加桂一两。

甘麦[640]大枣汤

治妇人脏燥。

甘草三两,炙　小麦一升　大枣十个

上哎咀,以水六升,煮三升,去滓温分三服。亦补脾气。乡里有一妇人数欠伸,无故悲泣不止,或谓之有祟,祈禳请祷备至,终不应。予忽忆《金匮》有一症云:妇人脏燥悲伤欲哭,象如神灵所作,数欠伸者,甘麦大枣汤。予急令治此药,尽剂而愈。古人识病制方,种种妙绝如此,试而后知。

鹿屑汤

治妊娠热病,胎死腹中。

鹿角屑一两,水一碗,葱白五茎,豆豉半合,同煎至六分,去滓,温,分二服。

治妇人生产数日不下,及胞衣死胎不下者方

用蓖麻子七粒去壳,研如泥,涂足心,才下便急洗去。此崔元亮《海上方》,人但未知耳。政和中一乡人内子[641],产二日不下。予令漫试之,一涂俄顷便下。自后常用极验。

---

638 只:叶天士校:诸本作"正"。
639 七:叶天士校:原本作"十",据《普济本事方》改。
640 甘麦:许本校:原本无,据王本及《金匮要略》补。
641 内子:妻子。

小儿病

凡候小儿脉，当以大指按三部。一息六七至为平和，十至为发热，五至为内寒。脉紧为风痫，沉缓为伤食，促急为虚惊，弦急为气不和，沉细为冷，浮为风，大小不匀为恶候为鬼祟，浮大数为风为热，伏结为物聚，单细为疳劳。腹痛多喘呕而脉洪者，为有虫。浮[642]而迟潮热者，胃寒也，温之则愈。予尝作歌以记之。歌曰：小儿脉紧风痫候，沉缓伤食多吐呕。弦急因知气不和，急促虚惊神不守。冷则沉细风则浮，牢实大便应秘久。腹痛之候紧而弦，脉乱不治安可救。变蒸之时脉必变，不治自然无过谬。单细疳劳洪有虫，大小不匀为恶候。脉浮而迟有潮热，此必胃寒来内[643]寇。泻利浮大不可医，仔细斟量宜审究。凡婴儿未可脉辨者，俗医多看虎口中纹颜色，与四肢冷热验之，亦有可取。予亦以二歌记之。虎口色歌曰：紫风[644]红伤寒，青惊白色疳。黑时因中恶，黄即困脾端。冷热证歌曰：鼻冷定知是疱疹[645]，耳冷应知风热症。通身皆热是伤寒，上热下冷伤食病。若能以色脉参佐验之，所得亦过半矣。

睡惊圆

治小儿一切惊疳[646]、食积、风痫之证。

使君子五十个，烧存性　香墨枣大一块　金银箔各五片[647]　腻粉二钱[648]

上先将使君子、香[649]墨二味研细，次入金银箔于乳钵内同研，次入腻粉并麝香少许，研令极细匀，稀糊圆如桐子大，阴干。每服一圆，薄荷汤磨下。一岁以下半圆，一名青金丹。乡里有一士人家，货此药日得数千钱，已百余年矣。

麦门冬散

治小儿呕吐，脉数有热。

麦门冬用水泡去心，焙　半夏曲炙　人参去芦　茯苓去皮，各三钱　甘草一分，炙

上为细末，每服二钱，水一盏，姜三片，煎五分，去滓温，日二三服。

---

[642]浮：叶天士作"沉"。
[643]内：叶天士校：周本作"作"。
[644]风：许本校：叶本作"热"。
[645]疱疹：许本校：叶本作"痘症"。
[646]疳：叶天士作"肝"。
[647]五片：叶天士校：诸本皆作"五分"。
[648]钱：叶天士作"分"。
[649]香：许本校：原本无，据王本及上下文义补。

白术散

治小儿呕吐，脉迟细有寒。

白术 人参_{去芦，各二钱}[650] 半夏曲_{炙，三钱} 茯苓_{去皮} 干姜_炮 甘草_{炙，各一钱}

上为细末，每服二钱，水一盏，姜三片，枣一枚，煎至七分，去滓温，日二三服。

调中圆

治小儿久伤脾胃，腹胀。

干姜_炮 橘红 白术 茯苓_{去皮} 木香 缩砂仁 官桂_{去粗皮，不见火} 良姜_{各等分}

上为细末，稀糊圆如麻子大，每服二三十圆，食后温水下。

芎朴圆

治小儿疳瘦，泻白水，腹膨胀。

芎䓖 厚朴_{去粗皮，生姜汁炙，各一两} 白术_{半两}

上细末，炼蜜圆如小弹子大，每服一圆，米饮化下。三岁以下半圆。

消积圆

治小儿食积，口中气温，面黄白，多睡，大便黄赤臭。

缩砂_{十二个} 丁香_{九个，不见火} 乌梅肉_{三个} 巴豆_{一个，去皮、膜、油}

上细末，面[651]糊圆如黍米大。三岁以上五六圆，三岁以下二三圆。温水下，无时。

大凡小儿身温壮，非变蒸之候，大便白而酸臭，为胃有蓄冷，宜圆药消下，后服温胃药。若身温壮，大便赤而酸臭，为胃有蓄热，亦宜圆药消下，后服凉胃药。无不愈。

捻金散

治小儿麻豆疮欲出，浑身壮热，情绪不乐，不思饮食。服此可以内消，仍令疮无瘢痕。

紫草茸 升麻 糯米_{各半两} 甘草_{一分，炙}

上粗末，每服四钱，水一盏，煎至六分，去滓温服，并滓再作一服。此疗疮疹奇方。

---

[650]二钱：叶天士校：周本作"二钱五分"。
[651]面：许本校：原本无，据王本、叶本补。

扁银圆

治小儿急慢惊风积瘤。

青黛三大钱　水银一皂子大[652]，同黑铅炒，结成砂子　寒食面　黄明胶炒令焦，为末，各二钱　轻粉炒，五钱　雄黄水飞　粉霜[653]　朱砂各一钱，水飞　巴豆二十一个，去皮、膜、油　脑麝少许

上都研细匀，滴水为[654]圆，如麻子大，捏扁曝干，瓷盒盛之。小儿[655]一岁一圆，随意加减。煎枣子汤送下，不得化破。

治小儿有阳痫、阴痫、慢脾风三证，皆搐搦上视。阳痫者，俗所谓急惊也；阴痫者，俗所谓慢惊也。皆可随证治之。惟慢脾风因吐泻脾胃受风为难治，难得药。近世多用生附子及青州白圆子、金液丹，今用之如醒脾圆，皆要药也。

青州白圆子

天南星三两　半夏七两　白附子二两　川乌半两，生，去皮脐

上四味，生捣为末，生绢袋盛，井花水摆。如有未出者，更以手揉令出尽。放瓷盆中以清水浸，日晒夜露，逐日换水搅。春五日、夏三日、秋七日、冬十日，去水晒干再研匀，煎糯米粉作清粥，圆如绿豆大。瘫痪风温酒下三十圆，日三服，服至三日后，入浴当有汗，便能舒展，服经三五日，呵欠是应。常服十粒，永无风痰膈壅之患。小儿薄荷汤化下三二圆。

醒脾圆

治小儿慢脾风，因吐利后虚困昏睡，欲生风痫。

厚朴去粗皮，姜汁炙　白术　天麻去芦　舶上硫黄各半两　全蝎去毒　防风去钗股　人参去芦　官桂去粗皮，不见火，各一分

上为末，酒浸蒸饼和圆，如鸡头大，每服一圆，捶碎，温米饮下。

又方

全蝎二[656]个，青薄荷叶裹煨　白术指面大二块　麻黄长五寸十五条，去节

上细末，二岁以下服[657]一字，三岁以上服半钱，薄荷汤下，量[658]大小加减服。

652大：叶天士校：原脱，据《普济本事方》补。
653粉霜：又名白雪、水银霜、白粉霜，为轻粉之精制品。辛温有毒，有攻毒、利水、通便之功。
654为：许本校：原本无，据王本、叶本补。
655小儿：许本校：原本无，据王本、叶本补。
656二：叶天士校：诸本作"一"。
657服：许本校：原本无，据叶本及上下文义补。
658量：叶天士作"量儿"。

人参散

治脾风多困。

人参去芦　冬瓜仁各半两　天南星一两，切片，用浆水、姜汁煮，略存性

上细末，每服一钱，水半盏，煎二三分，温服。

蝎梢圆

治小儿胎虚气弱，吐利生风，昏困嗜卧，或时潮搐。

全蝎微炒　白附子煨制，各半两　通明硫黄一两　半夏一两，切片，姜汁制，焙干

上细末，姜汁糊圆如麻子大，每服三十粒，荆芥汤下，更看儿[659]之大小加减服。

龙齿[660]散

治小儿拗哭[661]。

羌活去芦　龙齿　蝉壳去头、足　钩藤有钩子者　茯苓去皮　人参去芦，各等分

上为末，每服一大钱，水一大盏煎至六分，去滓温服，不拘时候[662]。

《普济本事方》治药制度惣例

菟丝子：酒浸曝焙干，用纸条子同碾，即便为末。

半夏：沸汤浸至温，洗去滑，换汤洗七遍，薄切焙。

乳香：挂窗孔中风干研，或用人指甲研，或以乳钵坐水盆中研。

天雄、附子：灰火炮裂，去皮脐用。

乌头：灰火炮裂，去皮尖用。

牡蛎：盐泥固济干，火烧通赤，去泥用。

鹿茸：酥炙黄，燎去毛。

诸角：镑治为细末，方入药。

苁蓉、牛膝：水洗酒浸，焙干用。

破故纸、蛇床子、茴香：炒令香。

桂：去粗皮，取心用，不见火。

葶苈：苦者隔纸炒香。

天麦二门冬：略用水浥去心。

桃、杏、郁李仁：皆去皮尖，微炒。

杜仲：去皮锉如豆，炒令黑。

桑螵蛸：涂酥慢火炙令香。

大黄：以湿纸裹，甑上蒸。

枳壳：去穰细切，麸炒黄。

厚朴：去粗皮，生姜汁制炒。

椒：去目并合口，微火炒，地上出汗。

前胡、柴胡、藁本：皆去苗净洗。

诸花：皆去萼及梗。

牡丹、地骨皮：去心。

阿胶：碎之，蛤粉炒成珠子。

石苇、枇杷叶：温水浸，刷去毛，焙。

蛇蜕、蝉蜕：洗去土，炙。蝉去头、足。

露蜂房：炙过用，或炒过亦得。

巴豆：去皮、心、膜，细研，新瓦上出油。

蛇黄：炭火煅通赤，醋淬三五度。

酸枣仁：微炒去皮，研。

石斛：去根净洗，细锉酒炒。

当归：洗去芦，薄切，焙干后秤。

花蛇、乌蛇肉：酒浸去皮、骨，炙。

真珠母：未钻真珠也，研如粉。

吴茱萸：汤浸七次，焙。

香附子：麸炒舂去毛。

芫青、斑蝥：去头足翅。

败龟、虎骨：并酥炙。

僵蚕：去丝嘴炒。

干漆：炒至大烟出。

防风：去钗股者。

皂角：去皮弦，炙用。

茵芋：去梗，锉炒用。

木鳖子：去壳研。

虎睛：酒浸，切，焙。

威灵仙：去苗洗。

紫苏子：淘洗晒干。

续断：推去筋，洗锉焙。

黄连：去须用。

甘草：炙。

泽泻：净洗，酒浸一宿，炙干。不浸亦得。

干姜：炮。

蜈蚣：去头足。

蝎：去毒。

水蛭：炒焦。

柏子仁：研。

茯神：去木去皮。

细辛：去苗，洗。

神曲：碎炒。

青皮：去白。

茯苓、黄芩：去皮。

甘松：洗土净。

独活：须黄色如鬼眼者，去芦，洗，焙，秤。

羌活、升麻：去芦，洗，焙秤。

诸石：皆细研水飞。

木香：气味辛辣特甚者可用。近世蜀人采云南根以乱真。其性大寒，利大小便。《本草》谓之土青木香，类证谓之独行根。又云：土青木香，不堪入药。凡医书云青木香者，皆当用木香。

远志：去心，洗锉炒黄色。或用甘草煮三四沸，去芦骨或生姜汁炒。

人参：去芦。

龙骨、龙齿：用粘舌者。

香白芷：不见火。

麻黄：去根节。

白藓皮：去心，洗，焙，秤。

秦艽：去土去苗，洗，焙，秤。

竹沥：用新笙竹烧取之。

卷柏：去根洗。

五灵脂：如鼠屎者，水淘去沙石，日干取末。

石菖蒲：去须。

骨碎补：洗去毛。

百草霜：用烧草锅底墨。

熟干地黄：酒洒，九蒸九曝，焙干，秤。

木通：削去粗皮，先碾为细末秤，方可入药。

鳖甲：锉成小片，先以淡醋煮去裙膜洗净，再以酸醋炙黄秤。

天南星：须大者，忌用虎掌。

藿香、木香、丁香、诸香药、官桂、香白芷之类，皆不可见火，如荆芥、薄荷、紫苏亦然。三物或急用，并须纸七八重裹焙。

（孙羽中　潘伟娟）